糖尿病足诊治病例

图文精解

主编　张会峰

上海科学技术文献出版社

Shanghai Scientific and Technological Literature Press

图书在版编目（CIP）数据

糖尿病足诊治病例图文精解 / 张会峰主编 . -- 上海：
上海科学技术文献出版社，2023
ISBN 978-7-5439-8714-2

Ⅰ . ①糖… Ⅱ . ①张… Ⅲ . ①糖尿病足—诊疗—图解
Ⅳ . ① R587.2-64

中国版本图书馆 CIP 数据核字（2022）第 235992 号

策划编辑：张　树
责任编辑：应丽春
封面设计：李　楠

糖尿病足诊治病例图文精解

TANGNIAOBINGZU ZHENZHI BINGLI TUWEN JINGJIE

主　　编：张会峰
出版发行：上海科学技术文献出版社
地　　址：上海市长乐路 746 号
邮政编码：200040
经　　销：全国新华书店
印　　刷：朗翔印刷（天津）有限公司
开　　本：787mm×1092mm　1/16
印　　张：27.5
版　　次：2023 年 1 月第 1 版　2023 年 1 月第 1 次印刷
书　　号：ISBN 978-7-5439-8714-2
定　　价：328.00 元

http://www.sstlp.com

《糖尿病足诊治病例图文精解》
编委会名单

高　磊　首都医科大学附属北京世纪坛医院

刘伯语　新乡医学院第三附属医院

肖　黎　空军特色医学中心

蔡卫霞　信阳职业技术学院附属医院

吕丽芳　河南省人民医院

庄卫生　河南省人民医院

李海芹　河南省人民医院

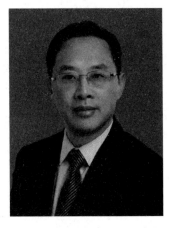

张会峰，男，医学博士，主任医师，硕士生导师，河南省人民医院内分泌科糖尿病足亚专科主任。

兼任河南省医学会内分泌专业青年委员会主任委员，河南省医学会内分泌专业委员会常务委员，中华医学会糖尿病专业委员会糖尿病足学组委员。《中华糖尿病杂志》审稿专家，《中华足踝外科电子杂志》编委。

曾在国内外（日本京都医疗中心、美国乔斯林糖尿病中心）多家知名医院学习内分泌及糖尿病足相关知识。获得省市科技进步奖数项，开展国际、国内、省内领先新业务新技术数项，获得医院新业务新技术奖数项。在北京中调法治网举办的中国影响力年度人物评选活动中荣获"2022中国医疗行业影响力人物"。

从2014年至今，每年主办一届"河南省糖尿病足论坛"，获得业界一致好评，大大促进了河南省糖尿病足诊疗水平。2018年，领导的河南省人民医院糖尿病足亚专科被健康时报网推荐为全国最具影响力十二家糖尿病足诊疗中心之一。

从事糖尿病足防治临床工作及研究20年，经常放弃节假日和休息时间，极大热情地投入到工作中，与本院手足显微外科、血管外科等相关专科紧密合作，并亲自参与每位患者外科手术方案的制订和操作，积累了大量疑难糖尿病足的诊疗经验和临床资料。不断探索和研究糖尿病足诊疗新业务、新技术，成功诊治大量外院转诊过来的不能愈合的糖尿病足患者。每年有数十名各地医师和护师申请来参观学习及进修糖尿病足诊治。

糖尿病足是糖尿病的主要慢性并发症之一，往往发生于病程长、病情长期未得到控制的患者，治疗困难，医疗花费巨大，预后差。国外的数据报告，有25%～30%的糖尿病患者会在其一生中发生糖尿病足溃疡，在世界范围内，每20秒就有一位糖尿病患者被截肢。我国的数据显示，在大城市三甲医院中，糖尿病是造成慢性创面患者住院的首要原因，也是造成非创伤性截肢的首要因素。糖尿病足造成患者及其家庭乃至全社会的经济负担是沉重的。尤其需要强调的是，每一例糖尿病足患者的背后都是一个家庭甚至多个家庭。严重的慢性糖尿病足溃疡，尤其是截肢，所造成的个人身心痛苦和给家庭带来的沉重负担，是难以忍受的，也是常人难以想象的。作为接诊过许多糖尿病足患者及长期从事糖尿病临床的专科医生，对此我有深刻的体会，每每见到病情发展到不得不截肢阶段的患者，往往有刻骨铭心的痛苦。

所幸，糖尿病足诊断容易，治疗困难，但预防确实有效。有效的预防措施已经使美国和欧洲的许多国家糖尿病足的截肢率下降了50%以上。糖尿病足的预防取决于及早地发现和纠正糖尿病足的危险因素，减低截肢的关键是多学科协作和科学规范地对糖尿病足病患者实施全身治疗及局部处理。大约85%的下肢坏疽起因于足的溃疡。降低足溃疡的发生，及时地处理好足溃疡，就能降低截肢率。全球有18个国家有专门培训足病师（Podiatrist）的学院，足病师专门处理各式各样的足的问题，包括了足部的矫形和局部清创等手术，其作用类似于专科医师或技师。我国则缺乏培训这类专门人才的学院，但近20年来，国内糖尿病、创面修复和护理等专业的学术团体和有关专家已经高度重视这方面技术人才的培养，我国糖尿病足及其相关专业的发展取得了前所未有的进步。

尽管如此，与发达国家相比，我国仍然存在着巨大差距。我们在临床上见过不少糖尿病患者，足或下肢的一个表浅的溃疡，因处治不当而继发严重感染，有的在缺血基础上合并严重感染，最后酿成大祸，造成截肢，更不用说花费了高昂的医疗费用，患者遭受了极大的痛苦。在这本张会峰教授主编的《糖尿病足诊治病例图文精解》中就有不少这样的病例。应张会峰教授所邀请，我有幸通读了该书的校样，在阅读了所有的43个案例（不包括德国足病师陈梦老师介绍的10例）后，我更深切体会到糖尿病足的早防早治和规范诊治的重要性。这部分病例中相当一部分患者足溃疡的起因是可以预防或避免的，相当一部分足溃疡如果在早期能得到规范的诊治，完全有可能愈合，不至于发展到如此严重的以至于截肢的程度。但就这部分病例的年龄而言，45例患者中，年过70岁的有5例；大于60岁12例；大于50岁17例；大于40岁8例；大于30岁，3例。年龄最大的84岁，最小的30岁。通常认为，60岁以下的病例，往往下肢缺血还不是太严重，往往是严重感染为主。该书中的绝大多数病例都是严重感染的患者，从出现足溃疡到感染，从感染加重到转诊到有糖尿病足病专家团队的医院诊治，耽误的时间太长，如此不仅仅是增加了医疗费用，更是丧失了溃疡及早愈合和保肢的时机。国际指南强调，对于严重感染的糖尿病足溃疡，时间就是肢体，时间就是生命。这是必须牢记的。

仔细阅读这些病例就会发现，几乎所有的这些病例都有共同的特点，就是从患有糖尿病起，就没有认真地控制好血糖以及心血管等危险因素，有的甚至发展到了严重的糖尿病足溃疡合并感染阶段，糖化血红蛋白非常高，甚至超过10%、12%、13%；多例患者在50岁左右已经有过急性心肌梗死和接受过冠脉手术；更有甚者，即使有过心肌梗死或严重的心血管病变，依然还在吸烟，还有严重的血脂异常和高血糖。所有这些，都令人痛心和遗憾，这既反映了这些患者的愚昧无知和个性执拗，更说明我们基层糖尿病教育管理的不到位，这是我们糖尿病医务工作者的失职。降低包括糖尿病足在内的糖尿病并发症，必须从管控好糖尿病及其心血管危险因素开始，必须加强全过程的糖尿病管理。

从本书中，我十分欣喜地看到，我国糖尿病足的防治工作已经取得了巨大的成绩。有多例严重糖尿病足溃疡、严重足感染、严重足组织破坏或坏死的患者，最后经过多学科合作和采用包括血小板凝胶、载抗生素骨水泥、负压吸引、蛆虫清创、皮瓣移植等技术的治疗，最后保住了下肢和足，取得了难以想象的成果，这是非常了不起的。尽管有些新技术并没有得到学术界充分的认可，也没有被国内外糖尿病足临床指南所推荐，但是我们应该牢记，实践是检验真理的唯一标准，总是先有实践，才有对实践的总结和提升到循证医学的高度。当然，开展新技术一定要有科学的依据，出发点和落脚点都是为了解决患者的疾苦；要遵循医疗的法规和伦理的要求。对于一些尚未普遍开展的新技术，更要掌握好适应证。

这里需要特别指出的是，该书中有特别严重的病例，采用各种西医治疗手段已经无法使严重的足溃疡愈合，甚至无法保肢的情况下，采用了中西医结合的治疗方法，最后达到了溃疡愈合的效果。尽管这方面的病例还不多，但这给难愈性足溃疡的治疗和保肢指明了进一步实践的努力方向，给患者带来了希望。

本书还体现了糖尿病足的全过程管理，从糖尿病足的预防，尤其是邀请了德国足病师陈梦老师专门写了这部分并介绍了来自德国的实践和病例，到临床糖尿病足的诊治以及足溃疡愈合后的管理（如陈梦老师和邓武权团队所介绍患者溃疡愈合后的减压措施，包括特殊的鞋具应用及其效果），还有特别需要强调指出的就是，糖尿病足的住院期间的治疗只是关键的一部分或一个阶段。由于医院管理的要求和医疗费用需要，相当一部分糖尿病足患者经过住院的关键性处治后，到门诊甚至在医务人员指导下居家换药，最后达到了溃疡的愈合。这既符合国家的医疗医保政策，又节省了医疗资源和患者的医疗费用，更方便了患者及其家庭。

糖尿病足是一种特别的糖尿病慢性并发症，利用病史描述、临床和实验室检查，结合彩色照片、X线摄片、CT、核磁等影像检查结果，可以给专家基本的诊断印象，以利于包括远程会诊在内的指导帮助。通过阅读本书，可以进一步加深这方面的认识，提高专业知识。学会阅读典型的和疑难的病例分析，以提高临床解决问题的能力。一个案例就是一篇专业的文献，就是指导临床实践的教材。结合文献阅读，撰写案例的过程，更是学习和提高自己专业水平的过程，从而反馈于临床实践，为患者造福。本书所有的病例都来自于真实的临床实践，所有的病例分析都来自于实践又从理论的高度总结实践，从而达到新的高度。

该书是一本注重解决临床实际问题的糖尿病足专科参考书，值得每一个关注足病变的糖尿病专科及相关专科医务人员认真阅读。该书的编者来自于国内 10 余家有影响力的糖尿病足中心的专家学者，既有丰富的临床实践经验，又有国内外学术交流和进修的经历与学术视野。该书主编张会峰教授是主任医师、河南省人民医院内分泌科糖尿病足亚专科主任，曾在国内外多家知名医院学习内分泌及糖尿病足相关知识。作为中青年专家，张会峰教授对患者满腔热忱，对工作充满热情，对技术精益求精，勇于并善于在临床实践中应用新技术，并认真积极地总结经验。我相信，该书的出版必然会进一步提高包括主编、副主编和编委在内的所有专家的学术影响力，并造福于广大糖尿病足专业人员，尤其是基层医务人员。

由于这是国内出版的第一本以糖尿病足病例讲解和分析，结合阅读文献，总结经验教训与体会的专科书，因此必然存在着某些不足。一是每个病例都有详细的患病过程和有关检查的介绍，如此就重点要点不突出。在我所阅读过的国外糖尿病足病图谱、手册及有关皮肤病图谱手册中，这是绝无仅有的特例。就单个病例而言，总结得很细致，既有糖尿病的基础治疗，又有糖尿病多种并发症和并存疾病的诊治，然后是足病方面的诊治和结合文献的解读。但整本书通读，就有许多重复。二是全书编写的体例不规范，每个病例文字介绍或长或短，有的关于糖尿病足的定义分型分级及其有关因素介绍重复之处或不一致之处颇多，后面都有参考文献，有的参考文献多达数十篇（最多的达 60 篇）。由于每个病例各自引用文献，有的重复繁琐，浪费了篇幅。三是对于有些新技术的开展和介绍不够规范，应用的指征没有充分强调。四是照片拍摄得不够标准和规范，虽经过编辑修整，但不足之处仍显而易见。

尽管存在不足，但该书从细微之处着手，结合病例介绍和分析，配以大量生动的图片照片，告诉我们如何科学规范地处理糖尿病足问题，有教训有经验有体会，尤其难能可贵，这是来自临床一线工作多年并注意积累经验和资料收集的汇智之作。值得我们细细阅读，更值得我们认真思考，如何加强糖尿病患者的教育管理、更加科学规范地开展糖尿病足防治工作，造福于广大的糖尿病患者。

我十分感谢张会峰教授邀请我为该书作序，也十分珍惜有这么一个难得的学习机会，从通读该书的过程中，我获益良多。在此，我感谢所有提供病例和参与编写的作者的努力。作为医生，我们还要感谢我们所有的患者，在诊治患者的过程中，我们得到了学习实践和提高。

许樟荣

2022 年 11 月 3 日于北京

序言作者简介

许樟荣，战略支援部队特色医学中心糖尿病中心主任医师，教授，享受国务院政府特殊津贴。中华医学会糖尿病学分会糖尿病足与周围血管病学组顾问，国际糖尿病足工作组亚太区原共同主席，国际糖尿病足工作组临床指南编写委员会成员。

糖尿病足是指因糖尿病血管病变和（或）神经病变和感染等原因，导致糖尿病患者足或下肢组织破坏的一种病变。在糖尿病并发症中，糖尿病足的致残率非常高，严重影响患者的生活及生存质量。随着糖尿病足患者日益增多，糖尿病足的诊治方案也更复杂，牵涉内分泌科、手足显微外科、血管外科、创面修复科、护理等相关专业。各地不同医院、不同科室对该病的诊治水平参差不齐，临床上很多患者得不到及时正确的诊断和治疗。

为了提高临床医务人员对糖尿病足诊疗过程、诊疗经验的全面认知，以及拓宽对糖尿病足的诊断思路，提高专业技术水平，笔者收集了各类糖尿病足的典型病例，整理汇总，编纂成书，以供大家学习。

《糖尿病足诊治病例图文精解》一书供稿专家来自国内多家知名医院的内分泌科、手足显微外科、血管外科、创面修复科等。本书收集的43份典型病例，其中笔者亲自诊疗的22份病例，跟笔者学习的进修医生和研究生参与了笔者提供病例的编写。国内糖尿病足预防工作刚起步，较发达国家还有一定差距，本书还特邀在德国工作的陈梦足病师撰写这部分内容。

本书收集的病例涉及骨水泥诱导膜技术治疗糖尿病足、中药治疗难治性胫前溃疡、负压联合中药治疗高龄难治性糖尿病足、混合因素糖尿病足趾溃疡的治疗、蛆虫生物清创治疗难治型2型糖尿病足感染、ECMO局部灌注游离皮瓣修复糖尿病足创面、自体创缘取皮点状植皮治疗糖尿病足等。大多数病例均从病历摘要、诊疗经过、疾病介绍及专家点评等方面对病例进行深入讨论，并总结诊断思路及经验体会。值得注意的是，临床中我们会遇到糖尿病患者足部有些创面并不是糖尿病足，而是某些肿瘤、免疫疾病及药源性等因素所致。这部分病例也需要从事糖尿病足工作的医护人员高度重视。为此，我正在主编下一部专著《特殊糖尿病足部及下肢创面病例图文精解》，收集糖尿病患者足部及下肢特殊创面的病例，希望各位关注。

全书所有病例真实完整，图文相辅，循序渐进，深入剖析，对容易漏诊误诊的地方进行分析、讨论和总结，思路严谨，对提高糖尿病足的诊疗水平很有帮助，对各级医院不同资历的相关领域的医护人员均具有一定的参考价值及指导意义。

本书筹备编写时间有限，在各位编者的辛勤劳作下顺利完成，在此对他们的鼎力支持表示衷心感谢！对给予本书宝贵意见及建议的专家表示诚挚谢意！特别感谢许樟荣教授百忙中为本专著书写序言！特别感谢冉兴无教授和王江宁教授为本书做出的贡献！本书存在错误和疏漏之处，请读者们批评指正。

张会峰

2022 年 9 月

|目录|

载抗生素骨水泥治疗高龄难治性糖尿病足

一、病历摘要

患者男性，84 岁，以"发现血糖升高 15 年，间歇性跛行 6 年，右足破溃 50 天"为主诉，于 2020 年 6 月 22 日第 1 次入我院。初步诊断为 2 型糖尿病、糖尿病足 Wagner 4 级（TEXAS 3 级 D 期）、糖尿病周围神经病变、糖尿病下肢血管病、下肢动脉闭塞症介入术后、高血压病 3 级（极高危）、冠心病。

现病史：15 年前查空腹血糖 13.5mmol/L，于当地医院诊断为 2 型糖尿病，长期给予皮下注射诺和灵 30R 治疗。6 年前开始出现双下肢间歇性跛行，未诊治。50 天前无明显诱因出现右足第 3 趾远端趾间关节内侧水疱，后挠破后感染、溃烂，至当地医院行下肢动脉 CTA，提示：双下肢动脉闭塞，行"右下肢膝下球囊扩张术"。术后给予清创及负压吸引治疗。后右足第 2 趾外侧及第 3 趾内侧发黑坏死，足部疼痛、发凉均未明显改善，遂至我院治疗。

既往史：高血压 20 余年，冠心病 10 年。

体格检查：体温 36.3℃，脉搏 84 次 / 分，呼吸 21 次 / 分，血压 154/98mmHg。神志清，精神差，双下肢无水肿，双侧足背动脉、胫后动脉搏动未触及。右足疼痛明显，左足皮肤完整，皮温稍低。右足皮温低，第 2 趾外侧及第 3 趾内侧溃烂、发黑，周围皮肤红肿，创面上附有中药粉末（病例 1 图 1）。

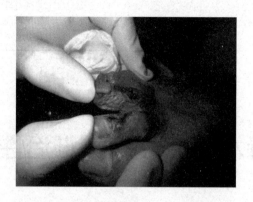

病例 1 图 1　首次入院创面情况（2020 年 6 月 23 日）

二、诊疗经过

入院后检查，血常规＋ CRP：白细胞 6.52×10^9/L，中性粒细胞 4.95×10^9/L，红细胞 3.59×10^{12}/L，血红蛋白 117.0g/L，CRP 20.37mg/L。血沉 58mm/h。肝功能：白蛋白 36.4g/L。肾功能：肾小球滤过率 63.74ml/min。空腹血糖 4.80mmol/L。血脂、心肌酶谱、尿常规、甲功三项、空腹血糖等未见明显异常。心电图：窦性心律，下壁导联异常 Q 波，多数导联 ST-T 异常，QRS 电轴左偏，顺钟向转位。外院查下肢动脉 CTA 示双下肢动脉闭塞，行球囊扩张术，术后创面无好转，我科建议先行下肢动脉介入手术改善血供，再行外科手术切除坏死足趾，患者及家属拒绝。遂给予抗感染、局部清创换药等对症治疗，创面感染控制后于 2020 年 7 月 2 日出院。在家自行换药治疗（病例 1 图 2）。

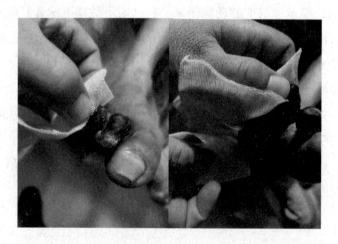

病例 1 图 2　院外创面情况（2020 年 10 月 12 日）

第二次入院：

一、病历摘要

患者以"间断口干、多饮、多尿15年，右足破溃变黑9个月，加重1个月"为主诉，于2021年3月14日第2次入我院，患者出院后逐渐右足发黑范围扩大，1个月前无明显诱因出现右足前掌红肿，右足第2～5趾发黑，跖趾关节可见分泌物，伴明显疼痛，外院全身应用抗生素及局部换药治疗效果差，再次就诊于我科。

体格检查：体温36.7℃，脉搏78次/分，呼吸19次/分，血压177/91mmHg。因乘坐轮椅入院身高体重未测得。右足前掌足背及足底红肿，第2～5趾坏疽，跖趾关节可见分泌物及渗出，可闻及臭味。左足皮肤完整，无水肿。双侧足背动脉搏动未触及，双侧皮温低（病例1图3）。

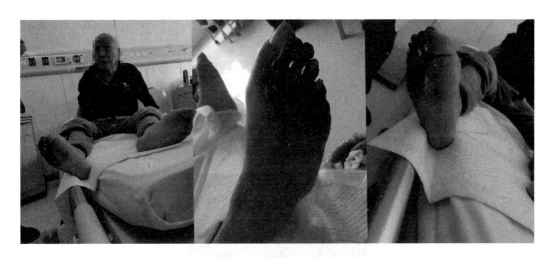

病例1图3　第二次入院创面情况（2021年3月14日）

二、诊疗经过

入院检查：肾功能、电解质、血脂、心肌酶、凝血功能、尿常规、甲功、甲状腺超声、肝胆胰脾超声等未见明显异常。糖化血红蛋白5.7%，白细胞8.27×10⁹/L，中性粒细胞6.06×10⁹/L，红细胞3.45×10¹²/L，血红蛋白114.0g/L，C-反应蛋白18.30mg/L，血沉92mm/h，白蛋白35.1g/L，B型钠尿肽前体测定2710ng/L，25羟基维生素D 10.78ng/mL，尿微量白蛋白28.09mg/L，尿微量白蛋白/肌酐41.93mg/g。心电图示：窦性心律，陈旧性下壁心肌梗死图形，左前分支阻滞。胸部CT示：双肺慢性炎症，心脏增大，心包少量积液。心脏超声：左心大；二尖瓣、主动脉瓣轻度反流；左室松弛功能减退。肾输尿管膀胱前列腺超声：前列腺体积大并回声不均。膀胱残余尿量测定：排尿后膀胱残余尿量 109ml。踝肱指数（ABI）：左侧 1.63，右侧 0.72。骨密度（双能 X 线吸收仪检测）：骨质疏松。感觉阈值：四肢末梢神经极重度感觉减退。双下肢 CTA：①腹主动脉下段、双侧髂总动脉、髂内动脉多发软硬斑，管腔轻 - 中度狭窄；②双侧股深、股浅动脉、腘动脉、胫腓干多发钙斑及混合斑，管腔轻 - 中度狭窄；③双侧胫前动脉、腓动脉及胫后动脉软硬斑，断续显影，中 - 重度狭窄；左侧胫后动脉远段闭塞可能；④双侧足背动脉软硬斑，断续显影，局部中重度狭窄（病例 1 图 4）。细菌培养：2021 年 3 月 17 日分泌物培养显示大肠埃希氏菌感染，该菌株 EBSL 阴性，对头孢唑林、氨苄西林、哌拉西林、氨苄西林舒巴坦、复方磺胺、环丙沙星、左氧氟沙星耐药，对替加环素、比阿培南、亚胺培南、美罗培南、庆大霉素、头孢哌酮舒巴坦、哌拉西林他唑巴坦等敏感。给予哌拉西林他唑巴坦控制感染，余治疗予以控制血糖、改善循环、营养神经等对症治疗。2021 年 3 月 23 日行"右下肢动脉斑块旋切＋球囊扩张术"，2021 年 3 月 29 日行"经跖骨远端截趾术＋载抗生素骨水泥安装术"（病例 1 图 5），并留取骨组织，骨组织培养仍显示大肠埃希氏菌感染，继续原抗感染方案，患者于 2021 年 3 月 20 日突发心梗，请心内科急会诊，考虑诊断为冠心病、急性前壁心肌梗死、陈旧性下壁心肌梗死、慢性心衰急性失代偿，给予扩冠、抗凝等对症治疗后，病情稳定，于 2021 年 4 月 12 日清创换药后出院（病例 1 图 6），院外继续予以换药治疗。

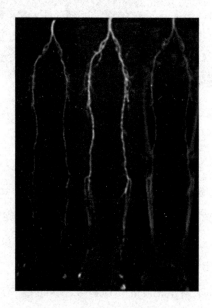

病例 1 图 4　下肢动脉 CTA（2021 年 3 月 16 日）

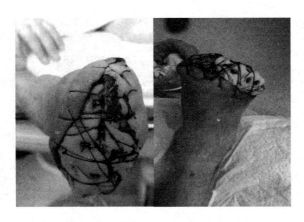

病例1图5 第一次置入骨水泥安装术后（2021年3月30日）

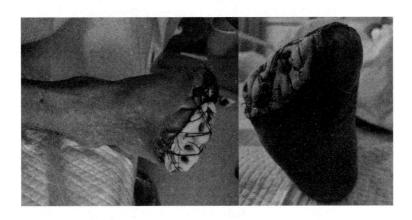

病例1图6 出院换药照片（2021年4月12日）

第三次入院：

一、病历摘要

患者以"创面边缘发黑4天"为主诉于2021年4月19日第3次入我院。体格检查：右足第1～5趾缺如，创面骨水泥覆盖良好，创面边缘内侧发黑、有少量渗液。

二、诊疗经过

2021年4月22日拆除骨水泥见创面生长良好，给予简单清创后继续置入载万古霉素骨水泥（病例1图7），并留取创面组织，其细菌培养提示大肠埃希菌感染，调整抗生素为头孢克洛，继续抗感染治疗，病情稳定后于2021年4月24日换药后出院（病例1图8），院外继续换药治疗。

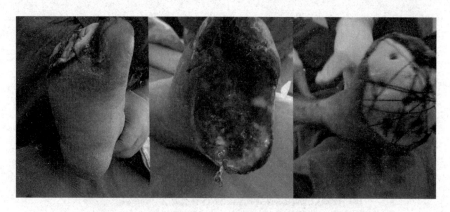

病例 1 图 7　第二次置入骨水泥术中（2021 年 4 月 23 日）

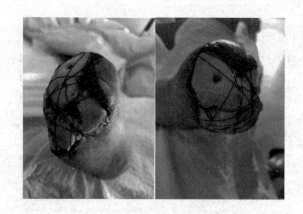

病例 1 图 8　出院换药照片（2021 年 4 月 24 日）

　　2021 年 6 月 30 日于我院门诊取下骨水泥，发现约 80% 的创面面积已经上皮化（病例 1 图 9），院外继续定期换药，1 个月后创面完全愈合（病例 1 图 10），恢复行走能力（病例 1 图 11）。

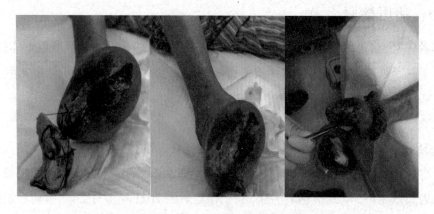

病例 1 图 9　创面上皮化（2021 年 6 月 30 日）

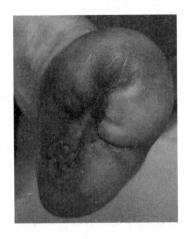

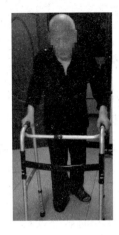

病例 1 图 10 创面完全愈合　　　　病例 1 图 11 恢复行走能力

三、疾病介绍

随着社会的发展和人口的增多，我国糖尿病的患病率逐年增加，由 20 世纪 80 年代初的 0.67% 增长到 2018 年的 12.8%，现有 1.3 亿糖尿病患者，还有 3.5 亿的糖尿病前期人群。与之相伴的还有糖尿病足患者数量的持续增加，美国每年在慢性糖尿病创面愈合治疗方面的费用已超过 250 亿。而中国作为糖尿病患者第一大国，住院糖尿病患者的糖尿病足发病率为 1.6% ~ 6.4%，城市治疗 2 型糖尿病及其并发症的年直接医疗费用也高达 187.5 亿元，占卫生总费用的 3.94%，若任由其发展这将成为严重的社会问题。目前糖尿病足创面的相关措施包括清创、创面修复等。清创包括物理清创、自溶性清创、酶学清创、生物清创等。创面修复包括辅料的应用、生物组织工程皮肤替代物的选择应用、自体富血小板凝胶、创面生物制剂（细胞因子）选择、高压氧治疗、干细胞治疗等。减压治疗包括鞋袜减压治疗、支具减压治疗、外科减压治疗等。糖尿病足轻度感染时，通常门诊采用口服抗生素、减压和标准的伤口护理的方式治疗；但是中重度感染时，往往需要住院治疗，通常在改善血供的前提下进行全身抗感染治疗联合局部彻底清创，并应用敷料或 VSD 材料等。随着近年来科技的发展，上述治疗措施已取得了巨大的进展，在临床上具有很好的疗效。但是其换药次数多、长期口服或静脉输注抗生素往往带来抗生素耐药及药物不良反应、住院时间长、住院花费高等问题，给临床医疗造成了经济负担，同时也会使患者及其家属产生焦虑、抑郁情绪加重，影响治疗效果和生活质量。因此，一种方便、简洁、住院时间短、花费少的治疗方案显得极其重要，而载抗生素骨水泥恰恰符合上述要求。载抗生素骨水泥作为新型的生物材料，可局部释放高浓度抗生素，降低全身毒性风险，达到预防和治疗感染的目的，在治疗 DFI 创面上也取得了满意的治疗效果。

四、病例点评

本文中的高龄糖尿病足患者存在严重的冠心病、下肢动脉闭塞症、足感染及骨髓炎，在当地医院各种治疗不能有效缓解患足疼痛、控制创面感染，患者备受病痛折磨。基于患者患肢缺血严重、高龄、基础疾病多，皮瓣移植难以实施，常见的负压吸引治疗需要多次治疗，耗时长，花费大。通过与患者及家属沟通，在清创后应用抗生素骨水泥治疗，短期住院后，居家护理康复。第 1 次安装骨水泥一段时间后因缝线断裂脱落，第 2 次安装骨水泥时诱导膜基本形成，简单清创周边感染坏死组织后迅速完成抗生素骨水泥安装，经过 4 ~ 5 个月的治疗，创面完全修复，超出了我们的预期效果。本例病例的成功，提示长期应用抗生素骨水泥对一些其他常规方法无法修复的创面或许有较好的效果。对某些糖尿病足创面修复，数次序贯应用抗生素骨水泥或许是一种更简捷、更有效、成本效果比更优的治疗选择，可取代如皮瓣移植、植皮等常规修复方法。下面简单介绍载抗生素骨水泥的发展及作用机制。

随着近年来在糖尿病慢性创面修复领域的研究不断进展，载抗生素骨水泥的应用也越来越多见。糖尿病足的常规治疗方法主要是在全身应用抗生素控制感染、改善下肢血供等全身治疗的基础上，对患足进行彻底清创、定期换药，加之局部使用特殊敷料、负压吸引治疗等促进创面愈合。当创面较大时，还需要进行植皮或皮瓣移植手术修复创面。由于需要频繁换药，且为开放性创面，故有较大的感染风险。若愈合时间较长，长期应用抗生素还易致细菌耐药和加重全身器官的负担。与一般骨科创面不同的是，糖尿病足多为足部局部的骨坏死或尚未波及骨骼的感染性创面，较少有大段长骨缺损的情况发生。因此骨水泥的局部持久的抗生素释放可以有效地控制创面感染进展，减少或替代抗生素的全身应用，并且由于骨水泥的填塞，换药次数和感染风险也大幅度减少。这对往往合并多种基础疾病的糖尿病足患者而言，是一种可优先考虑的治疗方案。

载抗生素聚甲基丙烯酸甲酯（PMMA）骨水泥是一种将局部高浓度抗生素输送至感染部位的方法。在骨科领域常用于治疗开放性骨折、骨髓炎和感染的全关节假体，因其同时具有局部注入抗生素和维持内部稳定的优点而得到广泛应用。其中缓慢释放的抗生素，发挥持久的局部抗感染作用，对感染引起的骨缺损具有显著优势，在有效填塞创面死腔的同时，还可以在骨水泥周围形成生物诱导膜，加速愈合。诱导膜由 Masquelet 在 1986 年发现，并于 2000 年在公开发表的一篇文章中引入了诱导膜的概念。

诱导膜独特的生物学和结构特性使骨愈合几乎不受骨缺陷程度的影响，是目前治疗大段骨缺损的有效方法之一。标准流程为两期手术，一期手术彻底清除死骨和坏死组织，将含抗生素的骨水泥填充清创后遗留的死腔；二期手术时取出骨水泥，在诱导膜内植骨可以形成新生有活性的骨。成熟的诱导膜和骨膜相类似，是一层富含血运的纤维样结构。内侧为滑膜样上皮细胞，内含大量微血管和上皮细胞，外层为成纤维细胞层，由成纤维细胞、肌成纤维细胞、胶原和丰富的微血管组成。它可作为生物反应器，分泌多种细胞因子，包括血管内皮生长因子（VEGF）、转化生长因子 –β1（TGF–β1）、成纤维细胞生长因子（FGF–2）、骨形态蛋白 –2（BMP–2）等，还可以促进Ⅰ型胶原蛋白（Col–1）的表达，进行血管重建，以加速创面愈合。在糖尿病状态下，创面真皮胶原遭到损害，导致Ⅰ型、Ⅲ型胶原的分泌量持续较正常降低，最终影响到创面愈合。Ⅰ、Ⅲ型胶原蛋白具有较高的抗张强度，由成纤维细胞和肌成纤维细胞分泌，参与形成肉芽组织，是参与创面修复的重要细胞外基质成分。而诱导膜中Ⅰ型胶原蛋白的表达增多，解决了这一分泌不足的问题。综上所述，诱导膜具有丰富的微血管，能分泌多种对创面再上皮化具有促进作用的生长因子和细胞因子。研究发现诱导膜的生物活性与骨水泥填塞时间和部位有十分密切的联系，而且在皮下、肌层、骨生长区形成的诱导膜的细胞成分、生长因子及膜的厚度方面有差异，并且诱导膜在 4 周时活性最高。

载抗生素骨水泥治疗 DFI 创面的效果明显，节约医疗资源，是一种很有优势和前景的治疗方法。近年来载抗生素骨水泥在糖尿病足方面的临床随机对照研究较少，对其诱导膜成分的研究鲜见报道，需要高质量的循证医学证据证实该疗法的疗效。

（张会峰　牛瑞芳 河南省人民医院）

（赵晨兵　郑州大学在读硕士研究生）

参考文献

[1]Boulton AJ, Vileikyte L, Ragnarson–Tennvall G, et al.The global burden of diabetic foot disease[J]. Lancet，2005，366（9498）：1719–1724.

[2] 中华医学会糖尿病学分会，中华医学会感染病学会分会，中华医学会组织修复与再生分会.中国糖尿病足防治指南（2019 版）（Ⅲ）[J].中华糖尿病杂志,2019,11（4）：238–247.

[3] 中华医学会糖尿病学分会，中华医学会感染病学会分会，中华医学会组织修复

与再生分会.中国糖尿病足防治指南（2019版）（Ⅱ）[J].中华糖尿病杂志,2019,11（3）: 161-189.

[4]Masquelet AC, Fitoussi F, Begue T, et al.Reconstruction of the long bones by the induced membrane and spongy autograft[C]//Annales de chirurgie plastique et esthetique, 2000, 45（3）: 346-353.

[5]聂鹏飞,程少文,应晓洲,等.诱导膜技术治疗大段骨缺损的研究进展[J].中华创伤骨科杂志[J], 2013, 15（05）: 439-441.

[6]Wang X, Wei F, Luo F, et al.Induction of granulation tissue for the secretion of growth factors and the promotion of bone defect repair[J].J Orthop Surg Res, 2015, 10: 147.

[7]Pelissier PH, Masquelet AC, Bareille R, et al.Induced membranes secrete growth factors including vascular and osteoinductive factors and could stimulate bone regeneration[J]. Journal of Orthopaedic Research, 2004, 22（1）: 73-79.

[8]Christou C, Oliver RA, Yu Y, et al.The Masquelet technique for membrane induction and the healing of ovine critical sized segmental defects[J].PLoS One,2014,9（12）: e114122.

[9]Aho OM, Lehenkari P, Ristiniemi J, et al.The mechanism of action of induced membranes in bone repair[J].J Bone Joint Surg Am, 2013, 95（7）: 597-604.

[10]Wang T, Gu Q, Zhao J, et al.Calcium alginate enhances wound healing by up-regulating the ratio of collagen types Ⅰ/Ⅲ in diabeti c rats[J].Int J Clin Exp Pathol, 2015, 8（6）: 6636-6645.

[11]Henrich D, Seebach C, Nau C, et al.Establishment and characterization of the Masquelet induced membrane technique in a rat femur critical-sized defect model [J].Journal of Tissue Engineering and Regenerative Medicine, 2016, 10（10）: E382-E96.

蛆虫生物清创治疗难治性 2 型糖尿病足感染

一、病历摘要

患者女性，54 岁。主诉：右足破溃不愈合 2 个月余。

现病史：1 个月前右足第 2 趾因皮鞋磕破出现红肿渗液，自行服用抗生素 1 周未见明显好转，破溃症状逐渐加重，就诊于当地医院，行右足第 2 趾离断术，残端溃烂不愈合，感染向足底及足背蔓延，创面溃烂程深度及面积加大，行足底切开引流，VSD 负压吸引等 5 次手术治疗，感染未见控制，当地医院建议截肢，患者为保肢治疗，遂来我院就诊。

既往史：糖尿病史 10 余年，未规律检测血糖，血糖控制不佳。

专科检查：右足红肿，右足第 2 趾缺如，残端创面延伸至足背，大小约 10cm×5cm 不规则梭形，足背创面外侧见肌腱外露；右足鉧趾掌侧皮肤软组织大部分缺如，足底内侧见一长约 10cm 创口，伤口周围红肿，疼痛明显，深达足底筋膜，可见大量脓性分泌物及坏死组织，坏死组织界限不清，恶臭味（病例 2 图 1）。

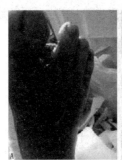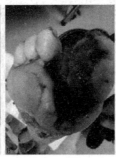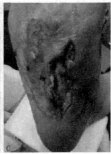

病例 2 图 1　患足临床表现

辅助检查：伤口分泌物菌培养：纹带棒状杆菌；血清葡萄糖 8.02mmol/L，白蛋白 31g/L，糖化血红蛋白 8.5%，C- 反应蛋白 32.91mg/L。右足 X 线：右足第二趾及各节趾骨缺如右足第 1 趾各节趾骨及第二跖骨远端骨质破坏。右足部分趾骨及跖骨远端局部骨质密度减低，右足跗趾基底部可见骨质增生（病例 2 图 2A、B）。右足 MRI：右足第二趾缺如，相邻跖骨关节面下及第 1、2 趾骨内信号不均匀增高；足底部软组织内见低信号与表面相通，足背及足底皮下软组织弥漫性不均匀增高（病例 2 图 2C、D）。CTA：下肢动脉硬化。双侧股动脉、腘动脉管壁可见点状高密度影及低密度影，管腔多发轻度狭窄，部分为重度狭窄。左侧胫前胫后动脉粗细不均（病例 2 图 2E）。

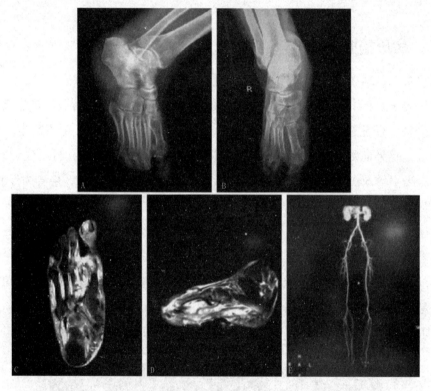

病例 2 图 2　患者影像学表现

注：A、B 为 X 线片，C、D 为 MRI，E 为 CTA。

二、诊疗经过

糖尿病足保肢治疗。完善入院检查，改善患者一般状况，包括积极调控血糖、纠正低蛋白血症及贫血等支持治疗；创面行蛆虫生物清创治疗，将无菌蛆虫置于无菌纱布上，5～10条/cm²，翻转覆盖于创面上，无菌纱布覆盖，每2日更换蛆虫（病例2图3）。待患者一般情况改善、创面感染控制（2018年5月14日创面分泌物菌培养：无细菌生长。C-反应蛋白2.04mg/L，白蛋白37.5g/L，血红蛋白110g/L），坏死组织界限清楚后（病例2图4）行彻底清创＋取皮植皮术（病例2图5）。

治疗结果及转归：

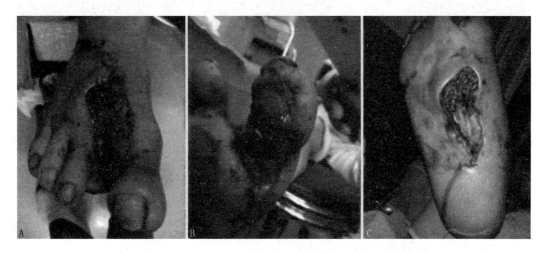

病例2图3　换药见蛆虫趋附于坏死组织深部间隙

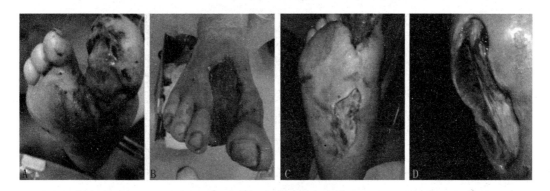

病例2图4　蛆虫治疗后创面情况

　注：A～D：右足行蛆虫生物清创治疗2周，创面异味消失，坏死组织明显减少，创面感染得到明显控制，创面见肉芽组织生长。

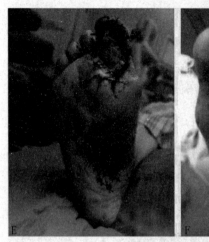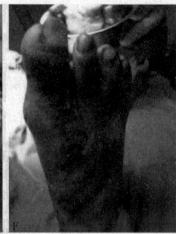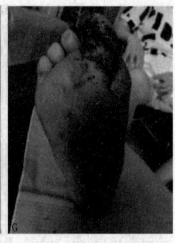

病例2图5　右足创面清创、植皮及随访

注：A～F.蛆虫生物清创2周后行右足清创＋肌腱削刮神经探查，去除足底筋膜；术后给予常规换药，2周后待肉芽组织生长二期行取皮植皮术，术后皮片完全成活，创面完全消灭；G.植皮后2周后随访，植皮区无破溃，创口面积缩小。

三、疾病介绍

糖尿病足蛆虫生物清创的机制和适应和禁忌证：

作用机制：丝光绿蝇蛆虫具有趋腐性，能够快速大量吞噬坏死组织，而对健康组织无害；其分泌物中含有抗菌活性极高又不产生耐药性的抗菌肽，能够控制创面感染、清除创面的细菌。它们有快速大量吞食消化细菌的能力；此外蛆虫的蠕动刺激可通过促进成纤维细胞产生胶原和纤维蛋白，从而促进肉芽组织生长，加快伤口愈合。

适应证和禁忌证：蛆虫生物清创可用于治疗各种常规治疗无效的开放性创面，如下肢溃疡、压力性溃疡、烧伤、合并感染的外科创伤、肿瘤性溃疡及难治性创面等，尤其适用于糖尿病足病溃疡。具有适用人群广泛，安全高效、对健康组织损伤小，显著降低截肢率等优点。因蛆虫生活需要湿润的环境，因此缺血性糖尿病足不适合蛆虫生物清创治疗；人体空腔脏器及靠近大血管的创面不适合应用蛆虫生物清创。

四、病例点评

医用无菌蛆虫可以进入外科医生手术难以达到的深部创面，其分泌物含有抗菌肽，实验表明其抗感染作用强于青霉素和头孢三代药物且无耐药性，对组织坏死界限不清，手术清创难度大的严重软组织感染优势明显。蛆虫疗法治疗糖尿病足安全有效，对糖尿病足的保肢治疗贡献巨大。

（王江宁　高　磊　首都医科大学附属北京世纪坛医院）

参考文献

[1]Paul AG，Ahmad NW，Lee HL，et al.Maggot debridement therapy with Lucilia cuprina：a comparison with conventional debridement in diabetic foot ulcers[J].Int Wound J，2009，6（1）：39-46.

[2]Beasley WD，Hirst G.Making a meal of MRSA-the role of biosurgery in hospital-acquired infection[J].J Hosp Infect，2004，56（1）：6-9.

[3] 高磊，尹叶锋，王江宁，等 . 纯化蛆虫分泌物抗菌肽对糖尿病大鼠溃疡创面的抗菌作用 [J]. 中国组织工程研究，2012，16（24）：4437-4440.

[4] 王寿宇，吕德成，王江宁，等 . 蛆虫分泌物对糖尿病大鼠溃疡组织 bFGF 和结缔组织生长因子表达的影响及抗菌作用研究 [J]. 中国修复重建外科杂志，2008（04）：472-475.

[5] 夏效泳，范媛媛，王江宁，等 . 蛆虫清创疗法在难愈性感染创面的临床应用 [J]. 现代生物医学进展，2014，14（36）：7186-7189.

[6]Poppel AK，Kahl M，Baumann A，et al.A Jonah-like chymotrypsin from the therapeutic maggot Lucilia sericata plays a role in wound debridement and coagulation[J]. Insect Biochem Mol Biol，2016（70）：138-147.

[7]Evans R，Dudley E，Nigam Y.Detection and partial characterization of antifungal bioactivity from the secretions of the medicinal maggot，Lucilia sericata[J].Wound Repair Regen，2015，23（3）：361-368.

[8]XY Wang，XR Li，L Gao，et al.Could microbe stimulated maggots become a targeted natural antibiotics family[J].Medical Hypotheses，2014，83（1）：60-61.

病例 3

载抗生素骨水泥治疗患多病且卧床糖尿病足

一、病历摘要

患者男性，61 岁，2022 年 7 月 14 日以"发现血糖升高 20 年，右足蹬趾溃烂不愈 2 个月"为主诉第 1 次入我院，初步诊断为 2 型糖尿病足病 Wagner4 级、2 型糖尿病并周围血管病变并周围神经病变并肾病、脑梗死、冠心病、高血压病。

现病史：20 年前无明显诱因出现口渴、多饮、多尿症状，查空腹血糖 17.8mmol/L，诊断为 2 型糖尿病，口服二甲双胍降糖。后因血糖控制差，调整为"诺和灵 30R 联合利拉鲁肽"皮下注射治疗，血糖控制可。2 个月前无明显诱因出现右足蹬趾变黑、溃烂，遂至当地医院就诊行截除右足蹬趾治疗，术后长期创面不愈合，伴疼痛、四肢乏力、心悸、恶心、纳差等不适症状，为进一步治疗就诊于我院。

既往史：2 型糖尿病肾病 10 年，高血压 4 年，脑梗死 3 年，遗留不能站立及行走、长期瘫痪卧床后遗症。否认吸烟史。有饮酒史 20 年，200ml/ 次。有糖尿病家族史。

体格检查：体温 36.4℃，脉搏 76 次 / 分，呼吸 19 次 / 分，血压 124/70mmHg。神志清，精神差，心、肺、腹部查体未见明显异常。双下肢肌力 3 级，肌张力高。双足足背动脉未触及。右足蹬趾变黑、溃烂，呈鱼嘴状，约 3.5cm×2.0cm 大小，创面颜色晦暗，未见新鲜肉芽，周边红肿，含大量脓性分泌物及失活组织。左足第 3、5 足趾缺如（病例 3 图 1）。

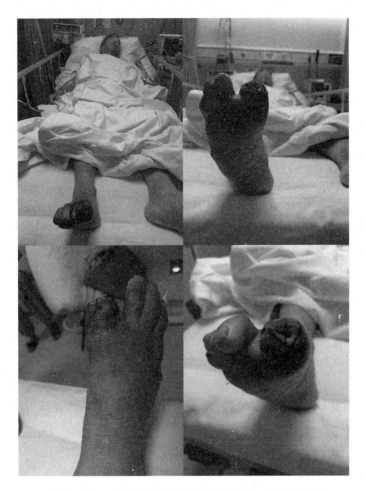

病例 3 图 1　首次入院创面情况（2022 年 7 月 14 日）

二、诊疗经过

入院后检查，血常规＋CRP：白细胞 9.93×10^9/L，中性粒细胞 7.86×10^9/L，红细胞 5.05×10^{12}/L，血红蛋白 144.0g/L，CRP 1.29mg/L。肝功能：白蛋白 25.5g/L。肾功能＋电解质：钾 4.37mmol/L，钠 131mmol/L，氯 96mmol/L，尿素 25.5mmol/L，肌酐 54μmol/L，尿酸 171μmol/L。尿常规：尿蛋白 2+。BNP 104pg/ml。空腹血糖 4.80mmol/L。心电图：窦性心律；肢体导联 QRs 波低电压。给予控制血糖、降压、调脂、改善循环、营养神经等全身治疗，改善患者全身状况。入院当天下午 4 点患者诉腹胀、恶心，查血气分析，结果回示：pH 7.28，二氧化碳分压 26.3mmHg，剩余碱 –12.6mmol/L，标准碳酸氢根 14.9mmol/L，实际碳酸氢根 12.1mmol/L，钾 6.92mmol/L，钠 125.8mmol/L，葡萄糖 14.4mmol/L，请肾内科急会诊，考虑高钾血症，代谢性酸中毒，积极给予降钾等对症治疗。患者于 2022 年 7 月 15 日早晨突呈嗜睡状态，呼之不应伴深大呼吸，血压 87/50mmHg，心率 101 次 / 分，呼吸 25 次 / 分，PO_2 96%。心电图：窦性心动过速，肢体导联 QRS 波低电压，予以对症处理后，神志较前好转，肢体活动可，但不能言语，考虑意识不清待查：脑血管病变？心源性？感染性休克？与患者家属沟通后，转入心脏重症监护病房进一步治疗，转科期间考虑感染性休克，予以"亚胺培南 0.5g q6h ＋替加环素 50mg q12h"抗感染，余给予床旁透析、补充容量、控制血糖等对症治疗，后患者神志清，精神尚可，问答切题，于 2022 年 7 月 20 日转入我科进一步治疗。由于患者身体条件较差，存在严重的心脑肾脏并发症，合并重度感染，暂不具备麻醉及手术清创条件，综合考虑患者病情，2022 年 7 月 21 日于床旁行创面清创＋骨水泥安装治疗，并取伤口分泌物及骨组织行一般细菌培养＋药敏。后患者于 2022 年 7 月 21 日下午出现浅昏迷，呼之不应，体温 38.6℃，再次转入 CCU 给予对症治疗，患者于 2022 年 7 月 28 日出现双侧瞳孔不等大，肌张力高，请神经内科急会诊后，复查头颅 CT 提示脑梗死面积明显增大，遂于 2022 年 7 月 28 日转入神经内科 ICU 进一步治疗，病情好转后，于 2022 年 8 月 3 日转入神经内科一病区，给予抗感染、抗凝、改善循环等对症治疗后，出现心慌、胸闷、气喘、全身大汗、呼吸困难等，再次转入神经内科 ICU 治疗，病情稳定后，于 2022 年 8 月 15 日转入感染科进一步对症治疗。期间载抗生素骨水泥覆盖创面，复查炎症指标，较前明显下降，体温未升高。

三、疾病介绍

本例患者由于身体条件差、年龄大，合并脑梗、高血压、冠心病、肾功能不全等疾病，患者活动受限，长期瘫痪卧床，不能站立行走。在我科应用骨水泥后，创面感染得到控制，减少换药次数。抗生素骨水泥作为新型的生物材料，可局部释放高浓度抗生素，降低全身毒性风险，达到预防和治疗感染的目的，同时研究表明载抗生素骨水泥在治疗 DFI 创面上也取得了满意的治疗效果。

四、病例点评

本文中的糖尿病足患者存在严重的高血压、脑梗死及肾功能不全及足感染。由于患者身体条件较差，存在严重的心脑肾脏并发症，合并重度感染，暂不具备麻醉及手术清创条件，综合考虑患者病情，给予床旁清创＋载抗生素骨水泥安装，后感染得到控制，炎症指标较前下降。本例病例提示长期应用抗生素骨水泥对一些高龄、合并多种并发症的患者或许有较好的效果，特别对于脑梗等导致瘫痪或丧失活动能力的患者，既保留了肢体、减轻换药次数，又能利于控制创面感染，甚至促进创面愈合，是一种更简捷、更有效、成本效果比更优的治疗选择。试想，如果这位患者不用骨水泥治疗，其他常规换药效果差、成本大、历时长。对某些一般情况很严重的甚至预期寿命短的或不需要保留足部站立及行走功能的患者，载抗生素骨水泥是一种非常实用的选择。

（张会峰　河南省人民医院）

（刘琳琳　郑州大学在读硕士研究生）

病例 4

中药治疗难治性胫前溃疡

一、病历摘要

患者女性，55 岁，2020 年 8 月 11 日以"间歇多饮、多尿 8 年，右下肢破溃 45 天"为主诉入我院。

现病史：8 年前无明显诱因出现口干、多饮、多尿、消瘦，无多食、易饥、怕热、多汗、烦躁、易怒等症状，在当地某医院就诊，监测血糖较高（具体数值不详），诊断为 2 型糖尿病，给予口服二甲双胍片等降糖药物（具体用量及用法不详），监测血糖下降，上述症状减轻，后未行饮食及运动控制，未监测血糖变化。5 年前因血糖控制差，在当地某医院就诊，降糖方案调整为"预混胰岛素 30R（具体药名不详）早餐前 20U、晚餐前 10U"及口服"二甲双胍肠溶片 0.25g 早餐前 4 片"，监测空腹血糖 5.0～8.0mmol/L，餐后 2 小时血糖 8.0～12.0mmol/L。4 年前因血糖控制不佳，在当地某医院住院治疗，降糖方案调整为"诺和锐 30 早餐前 22U、晚餐前 12U 皮下注射"及口服"二甲双胍肠溶片 0.25g 早餐前 4 片、伏格列波糖 0.2mg 早餐前 1 片"控制血糖，监测血糖平稳出院。院外监测空腹血糖 5.0～9.0mmol/L，餐后 2 小时血糖 9.0～12.0mmol/L。45 天前因骑车摔倒后致右小腿内侧擦伤，皮肤青紫，在家局部涂抹碘伏，效果差，1 个月前出现局部疼痛，青紫部位发黑、有少量分泌物渗出，无发热，于当地某医院住院治疗，给予抗炎、降糖、局部换药，创面不愈合，遂来我院诊疗。

既往史：高血压病史 17 年，最高 164/100mmHg。目前口服"氨氯地平片 5mg，qd；坎地沙坦片 8mg，qd；美托洛尔片 25mg，qd；呋塞米片 20mg，qd。

体格检查：体温 36.4℃，脉搏 78 次/分，呼吸 19 次/分，血压 122/75mmHg，身高 155cm，体重 51kg，BMI 21.2。发育正常，营养良好，神清语利，自主体位，查体合作。多血质面容，无水牛背，心肺听诊可，腹软，无压痛。双下肢无水肿，无色素沉着，双足皮肤完整，皮温正常，右下肢胫前中内侧可见 5.0cm×3.0cm 皮肤发黑、坏死，局部红肿（病例 4 图 1）。双侧腘动脉、足背动脉、胫后动脉搏动可。

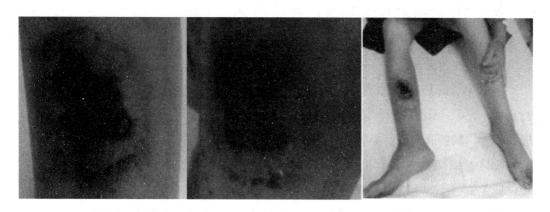

病例 4 图 1　入院创面情况（2020 年 8 月 11 日）

初步诊断：①糖尿病合并胫前溃疡；②糖尿病待分型：2 型糖尿病可能性大 类固醇性糖尿病待排；③糖尿病性周围神经病变；④高血压 2 级 很高危组。

二、诊疗经过

入院后辅助检查

血常规：白细胞 2.19×10^9/L，中性粒细胞 1.8×10^9/L，中性粒细胞百分比 53.8%，血红蛋白 81g/L。C– 反应蛋白 0.83mg/L。降钙素原 1.69ng/ml。

肝肾功＋电解质：白蛋白 41.9g/L，肌酐 59μmol/L，葡萄糖 9.3mmol/L。糖化血红蛋白 9.7%。

尿常规：细菌计数 –，白细胞 2+。

甲功、凝血、心肌酶谱、乙肝五项＋ HIV ＋ HCV ＋ HPV、血脂、性激素六项、ANA ＋ ENA、ANCA 定量均未见明显异常。

病例 4 表 1　患者皮质醇和 ACTH 节律

	8AM	4PM	0AM
ACTH（pg/ml）	47.1（12 ~ 46）	40.6（6 ~ 23）	49.6
皮质醇（μg/dl）	14.48（6.7 ~ 22.6）	10.26（3.35 ~ 11.3）	17.43

24 小时尿皮质醇：407.85μg/24h。

小剂量地塞米松抑制试验（午夜一次法 1mg）：服药前 8am 13.4μg/dl，服药后

8am 6.4μg/dl（抑制率 52%）。

心电图：部分导联 ST-T 异常；逆钟向转位。

踝肱指数：左 1.17（0.9～1.3）、右 1.19（0.9～1.3）。

眼底照相：右眼可见出血和渗出。

骨密度：低骨量。

下肢血管彩超：双侧股总、股浅、股深、腘、胫前、胫后动脉及左侧足背动脉走行正常，股深、股浅、腘、胫后动脉内膜面钙化；双侧股总静脉、大隐静脉、股浅静脉、股深静脉、腘静脉、胫前静脉、胫后静脉及小腿段肌间静脉未见明显异常。

垂体 MRI：垂体左份体积稍增大，内信号均匀，增强扫描未见明显异常强化信号影，垂体柄无偏移、增粗征象，视交叉形态自然，余未见异常。

肾上腺 CT：双侧肾上腺形态、大小及位置未见异常，实质密度均匀，未见异常组织密度影及软组织肿块，双侧肾上腺与周围组织结构分界清晰。

患者 ACTH、皮质醇节律紊乱（病例 4 表 1），24 小时尿游离皮质醇轻度升高，行小剂量地塞米松抑制试验，结果提示可被抑制，暂排除垂体性疾病。皮肤科会诊，考虑面部多血质玫瑰糠疹可能性大（病例 4 图 2）。到此诊断为 2 型糖尿病。

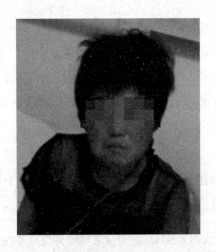

病例 4 图 2　面部情况（2020 年 8 月 11 日）

入院第 1 天：给予"头孢唑肟 2.0g q12h 静脉点滴、奥硝唑 0.5g q12h 静脉点滴"抗感染；创面换药＋组织培养＋药敏；胰岛素控制血糖；改善循环、营养神经、降压；手足显微外科会诊。

入院第 2 天：全麻下行右下肢扩创术＋VSD 安装术；术中取组织行染色及细菌培养＋药敏。

入院第 3 天：根据组织培养＋药敏结果：铜绿假单胞菌（头孢吡肟、头孢哌酮 / 舒巴坦、头孢他啶、比阿培南、阿莫卡星、氨曲南、亚胺培南、左氧氟沙星、美罗培南、哌拉西林 / 他唑巴坦敏感），继续原抗生素应用。

入院第 8 天（2020 年 8 月 18 日）：拆负压，换药，第 2 次负压治疗（病例 4 图 3）。

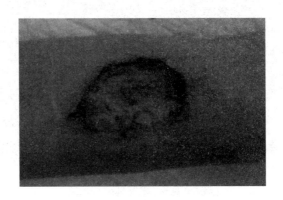

病例 4 图 3　换药创面照

注：边界清楚，创面干燥，无明显分泌物，溃疡深至肌层。

入院第 16 天（2020 年 8 月 26 日）：创面面积较前扩大，可见大量坏死腐烂组织（病例 4 图 4）；神经阻滞麻醉下行"右下肢扩创术＋负压封闭引流术"，术中取组织特殊染色及组织细菌培养＋药敏。

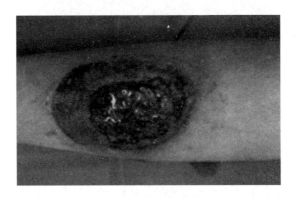

病例 4 图 4　换药创面照

注：创面无缩小，基底红色肉芽，可见淡血性分泌物，无恶臭。

入院第 17 天（2020 年 8 月 27 日）：血常规：白细胞 5.13×10^9/L，C- 反应蛋白 38.15mg/L。根据细菌培养及药敏：铜绿假单胞菌（比阿培南、阿米卡星、亚胺培南、美罗培南、氨曲南、头孢吡肟、哌拉西林 / 他唑巴坦、左氧氟沙星、环丙沙星敏感），结合临床症状改善及炎症指标调整抗生素为"左氧氟沙星 0.6g qd 静脉点滴"抗感染。

入院第 22 天（2020 年 9 月 3 日）：拆除负压后，创面大且深，内可见肉芽组织新鲜红润（病例 4 图 5A），手足外科会诊后全身麻醉下行"右小腿扩创＋局部转移皮瓣修复＋取皮、植皮术"（病例 4 图 5B）。余治疗方案同前。

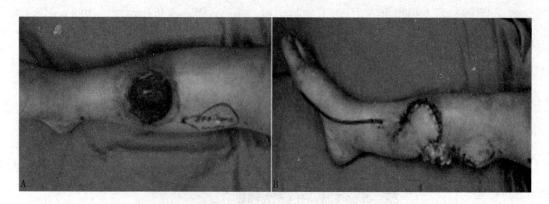

病例 4 图 5　术前创面与术后

注：A.6cm×6cm 圆形皮肤缺损，骨质外露，创面稍暗淡，肉芽组织生长一般，渗血不活跃；B. 术后。

入院第 29 天（2020 年 9 月 9 日）：植皮术后第 6 天换药时发现术区大量脓液，植皮失败（病例 4 图 6），遂取其中组织行染色及细菌培养＋药敏。

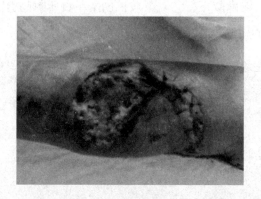

病例 4 图 6　创面大量坏死组织、脓液

入院第 31 天：血常规：白细胞 6.63×10^9/L，C- 反应蛋白 9.21mg/L。根据药敏结果：铜绿假单胞菌（比阿培南、阿米卡星、亚胺培南、美罗培南、氨曲南、头孢他啶、头孢吡肟敏感，头孢哌酮钠 / 舒巴坦、环丙沙星、左氧氟沙星耐药）结合症状及炎症指标，改为"亚胺培南西司他丁 1.0g q8h 静脉点滴"抗感染治疗。

入院第 34 天：患者术区感染坏死明显，为排查血管病变，血管外科会诊后局部麻醉下行"右下肢动脉造影"，提示：右侧髂动脉、股深动脉、股浅动脉管腔形态良好，血流速度快，无明显狭窄，股浅动脉下段、腘动脉血流通畅，胫前动脉中上段显影，胫后动脉经造影剂显影至足底，管腔形态良好，腓动脉未显影（病例4图7）。

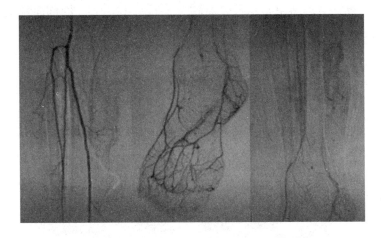

病例4图7　动脉造影

入院第35～38天：创面感染持续进展，再次安装负压观察疗效。

入院第41天：感染情况未见明显好转，请我院感染科会诊，建议继续"亚胺培南西司他丁1.0g q8h静脉点滴"抗感染，常规换药。

入院第43天：创面愈合差，手足显微外科会诊后，蛛网膜下腔阻滞麻醉下行"右小腿扩创＋载万古霉素＋庆大霉素骨水泥覆盖术"（病例4图8），术中取组织培养＋药敏，并取组织行病理活检。余治疗同前。

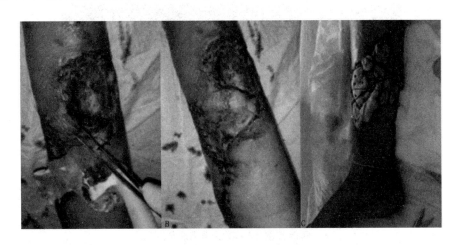

病例4图8　负压后及填充骨水泥后创面

注：A、B.拆除负压后创面；C.为骨水泥覆盖创面后。

入院第46天：根据细菌培养及药敏结果：铜绿假单胞菌（阿米卡星、氨曲南敏感，亚胺培南、美罗培南、比阿培南、头孢他啶、头孢吡肟、环丙沙星、左氧氟沙星耐药）

改为"阿米卡星0.6g qd静脉点滴"抗感染治疗，余治疗同前。

入院第47天：病理结果提示符合脂膜炎（病例4图9），因创面恢复差，患者及家属于要求出院。

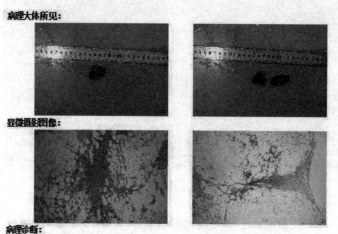

病理大体所见：

显微摄影图像：

病理诊断：
【右小腿组织】退变坏死的脂肪组织，多量化脓性炎细胞浸润，符合脂膜炎，请结合临床。

病例4图9　组织病理结果

出院第1～27天：创面周围皮肤红肿，部分边缘发黑，可见少许脓性分泌物（病例4图10）。

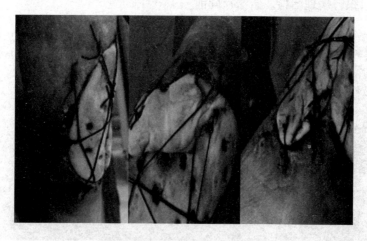

病例4图10　覆盖骨水泥创面

出院第30天：拆除骨水泥，自行至某私立医院行中药膏药（具体成分不详，但不含激素）敷贴外敷治疗并定期更换敷贴（病例4图11）。

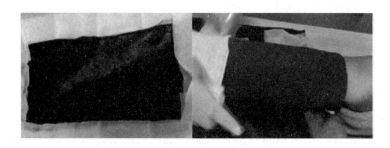

病例 4 图 11　中药膏药及换药

出院第 30 ~ 60 天：创面周围新生皮肤上皮组织生成，创面内可见新鲜肉芽（病例 4 图 12）。

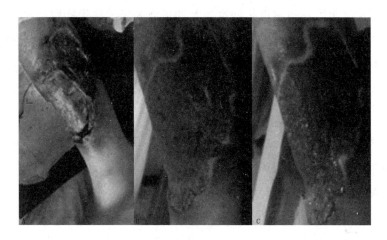

病例 4 图 12　中药治疗前后的创面

注：A. 院外拆除骨水泥后创面，B、C. 应用中药膏药外敷 30 日后创面。

出院 180 天：创面基本愈合（病例 4 图 13）。

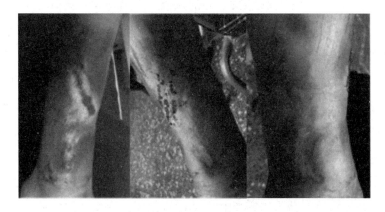

病例 4 图 13　创面基本愈合

最终诊断：①2型糖尿病合并胫前溃疡；②2型糖尿病伴多并发症 糖尿病性周围神经病变 糖尿病性视网膜病变；③高血压2级 很高危组；④低骨量；⑤玫瑰糠疹可能。

三、疾病介绍

慢性难愈性创面目前没有明确的定义，国际创伤愈合学会对慢性难愈性创面的定义为：由于各种内外界因素引起的经过常规治疗干预，不能经过正常、及时、有序的修复或通过3个月的修复仍不能按生物学规律达到功能及解剖完整的创面。主要包括压迫性溃疡、糖尿病溃疡、下肢静脉性溃疡以及创伤性溃疡等。具有发生机制复杂、病程长的特点，是创面修复外科长期难以解决的治疗难题，具有很高的致残率。随着糖尿病、代谢性疾病等发病率逐年增高，尤其是糖尿病溃疡等问题凸显，慢性难愈合创面的发病率也呈逐年增高的趋势。研究显示，全球慢性创面患病率为1%～3%。而我国每年需进行创面治疗的患者在1亿人次左右，其中慢性难愈合创面患者的治疗达3000万人次左右，已经成为严重影响患者生活质量、加重社会和家庭负担的慢性疾病之一。

创伤、糖尿病、血管性疾病均可致下肢溃疡，特别是糖尿病患者，常伴发多种并发症及合并症，如外周血管疾病、神经病变等，导致微循环障碍，影响营养物质的吸收和代谢产物的清除，加之神经病变抵抗力下降，痛、温觉障碍或消失，降低了伤口愈合的速度，因此易发生感染和组织损伤，创面愈合一般数周至数月，甚至数年。特别是胫前溃疡，由于胫前皮下软组织少，局部血循环不足，加上行走负重等原因，更容易造成溃疡创面难以愈合，一旦伴有细菌感染，溃疡创面愈合难度更大。关于下肢溃疡的治疗，目前一般遵循如下治疗模式：①基础治疗：自我管理教育、血生化监测及调控；②标准治疗：清创与抗感染、局部减压、外周动脉疾病管理、新型辅料（水胶体敷料、水凝胶敷料、藻酸盐敷料、泡沫型敷料、抗菌辅料）、自体富血小板凝胶、创面生物制剂、干细胞治疗等；③辅助治疗：负压伤口治疗、高压氧疗；④手术治疗。

该患者糖尿病病史多年，血糖控制一般，入院时已合并周围神经病变、视网膜病变等，患者多血质面貌，完善ACTH、皮质醇、24小时尿游离皮质醇、地塞米松抑制试验后，排除皮质醇增多症，再次详细询问病史，皮肤科会诊，考虑诊断为玫瑰糠疹。患者外伤后胫前破溃，长期不愈合，入院后给予控制血糖、血脂、血压、改善循环、营养神经、心理疏导等基础治疗，避免负重、创面清创、抗感染、负压引流、皮瓣移植等标准治疗，最后给予载万古霉素骨水泥覆盖创面，但患者溃疡面持续扩大、深度增加，治疗失败。峰回路转，患者于院外竟然仅仅应用中药外敷，就彻底治愈了。真是悠悠岁月磨砺成，草药银针治百病。伟哉，中医！

四、病例点评

病例中患者在我院的治疗是失败的，但最终成功治愈，回顾整个治疗过程，有以下几点教训及收获。

（一）教训

1. 抗生素应用　铜绿假单胞菌（Pseudomonas Aeruginosa，PA）又称绿脓杆菌，属于假单胞菌属，是最常见的非发酵菌之一，容易在潮湿环境滋生，具有极强的环境适应能力，广泛分布于自然界的各种水、空气以及人体肠道、呼吸道及皮肤表面等，常见于长期使用激素及免疫抑制剂、肿瘤放化疗患者等免疫低下人群和严重创伤、气管插管、动静脉置管等有创操作患者，是导致原发性或继发性院内感染和致命性感染的最常见病原菌。铜绿假单胞菌通过启动不同的耐药机制，对临床常用抗生素产生广泛耐药。当感染控制不佳、迁延不愈时，铜绿假单胞菌易发生黏液型转化，形成生物膜包裹于菌体外周，能逃逸患者免疫系统的攻击，增强对抗菌药物的耐药性，为临床治疗带来极大困难。对于耐药细菌，多主张采用两种或两种以上的抗生素联合抗感染治疗，即可优化疗效，同时增加用药安全性。目前通常采用 β-内酰胺类抗生素联合氨基糖苷类抗生素协同抗多重耐药铜绿假单胞菌（multidrug-resistant Pseudomonas aeruginosa，MDRPA）治疗，更加有效地抑制耐药菌株的蔓延。β-内酰胺类抗生素杀菌效果强、抗菌谱广、毒性低，通过抑制青霉素结合蛋白，破坏细菌的细胞壁，导致菌体破裂。氨基糖苷类主要通过抑制细菌的蛋白质合成，达到杀菌效果。本病例中关于铜绿假单胞菌抗感染药物应用的教训是，当细菌培养提示菌株耐药时，未能及时联合用药，导致多重耐药菌株出现，增加治疗难度。

2. 胫前溃疡鉴别　导致胫前溃疡原因很多，诊治过程中要时刻绷紧鉴别诊断这根弦，不能固化诊断。常见原因如下：

（1）静脉功能不全：目前普遍认为静脉逆流和静脉高压是静脉功能不全（venous insufficiency，VI）的主要原因，一旦出现了静脉高压，血流动力学平衡会遭到破坏，通过血流介导的炎症反应导致静脉瓣膜破坏，因为静脉血流的变化使白细胞被活化而进入静脉中，从而释放相应酶和诱导血管壁组织重塑，最终导致静脉瓣膜破坏和功能丧失，恶性循环，最终形成静脉性溃疡。主要临床特征为常累及腿部足靴区，溃疡通常较浅，边缘不规则，基底处覆有黄色纤维蛋白渗出物。疼痛为轻至中度。其他临床表现：静脉淤积性皮炎（病例4图14A）、脂肪皮肤硬化症（病例4图14B）。双功能超声的非侵入性静脉成像检查可评估浅静脉、深静脉和穿通静脉的逆流和阻塞,可用于疾病诊断。

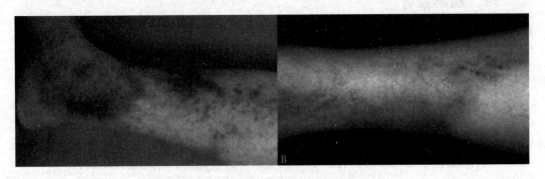

病例 4 图 14　静脉淤积性皮炎与脂肪皮肤硬化症

（2）动脉功能不全：一种动脉粥样硬化表现,导致肢体血流减少引起组织坏死和腿部溃疡。主要临床特征：溃疡通常发生在远端部位（足趾）或受压部位,如足跟、踝部和胫部。溃疡边界清晰,呈"穿凿样"外观,常覆有坏死性焦痂（病例 4 图 15）。通常伴疼痛剧烈。踝肱指数（ankle-brachial index,ABI）、下肢动脉超声、下肢血管造影可辅助诊断。

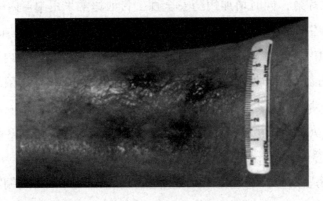

病例 4 图 15　动脉功能不全所致溃疡

（3）神经病变：糖尿病性神经病变占神经性溃疡的绝大多数。临床特征：无痛性神经性溃疡,出现在足部或足跟这类受压部位。溃疡呈穿凿样外观,通常发生在较厚的胼胝下（病例 4 图 16A）；爪状趾、神经性骨关节病和出汗减少（导致足部干燥和产生鳞屑）（病例 4 图 16B）。感觉阈值、神经肌电图、体感诱发等检查可辅助诊断。

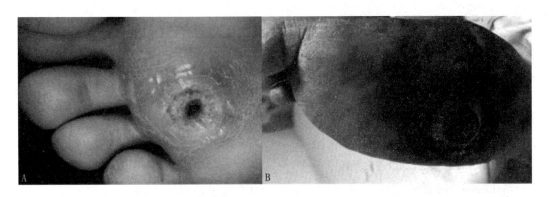

病例4 图16　神经性溃疡

（4）其他原因

1）物理损伤：因致病损伤的不同而有差异。压力性溃疡常发生在骨性突出物的表面部位，下肢、足跟是常见发病部位，可以是表浅开放性溃疡，也可以是暴露骨骼、肌腱或肌肉的深部溃疡（病例4 图17A）。

2）感染：由细菌、真菌、螺旋体或原虫的直接入侵或全身播散所致。感染病原菌不同，临床表现各异，如耐甲氧西林金黄色葡萄球菌可导致疖、脓肿、蜂窝织炎或溃疡性坏死性斑块等；化脓性链球菌可引起非大疱性脓疱病，可表现为穿凿样浅表溃疡，化脓坏死性痂皮及周围发红（病例4 图17B）；铜绿假单胞菌可引起坏疽性深脓疱病，其特征为细菌侵犯动静脉中膜和外膜，导致迅速出现坏疽性溃疡伴黑色焦痂（病例4 图17C）；非典型分枝杆菌感染、晚期梅毒（梅毒性树胶肿）（病例4 图17D）、深部真菌感染（如球孢子菌病、芽生菌病和组织胞浆菌病）和原虫感染（如利什曼病）（病例4 图17E）等也可引起溃疡，此类感染多见于免疫抑制患者。需要通过病原菌鉴定明确感染病因。

3）血管病变：如血管炎、青斑样血管病变（病例4 图17F）（最早由 Bard 和 Winkelman 于1967年首次提出，又被称为白色萎缩，主要表现为周期性反复发作的、对称分布于双下肢及足部的皮损，皮损以疼痛性紫红色丘疹、继而形成4 ~ 6mm 大小的溃疡、愈合后形成白色萎缩瘢痕、周围绕以毛细血管扩张和色素沉着为主要特点）、血栓闭塞性脉管炎、微血管闭塞疾病、镰状细胞病等均可引起下肢溃疡。

4）坏疽性脓皮病（pyoderma gangrenosum，PG）（病例4 图17G）：一种非传染性、溃疡性、中性粒细胞性皮肤病，由中性粒细胞功能障碍引发的以皮肤破坏性溃疡为特征的炎性反应性皮肤病，其特点是疼痛、无菌溃疡、常发生在下肢和躯干。临床上可通过 Paracelsus 评分（病例4 表2）辅助诊断。

病例 4 表 2　Paracelsus 评分系统诊断工具

主要标准	
快速进展中的疾病（定义为在不到 6 周内发展为临床明显的溃疡）评估无相关鉴别诊断紫罗兰色伤口边缘	满足一项为 3 分，多项累加得分
次要标准	
免疫抑制剂治疗后症状改善或缓解伤口溃疡形态不规则视觉模拟评分极度疼痛 VAS > 4/10病灶位于创伤部位	满足一项为 2 分，多项累加得分
附加标准	
组织病理学中表现为化脓性炎症伤口边缘破溃与系统性疾病相关	满足一项为 1 分，多项累加得分

　　5）脂膜炎：脂膜炎是主要累及皮下脂肪组织的一组炎症性皮肤病，包括原发性脂膜炎，以及继发于炎症和肿瘤（血管内大 B 细胞淋巴瘤等）的脂膜炎。伴有下肢溃疡的脂膜炎包括硬红斑（结节性血管炎）和由 α-1 抗胰蛋白酶缺乏或胰腺疾病导致的脂膜炎。硬红斑通常见于年轻或中年女性，表现为触痛性皮下结节和斑块，可能形成溃疡并流出分泌物（病例 4 图 17H、I）。活检可见混合性间隔和小叶炎症细胞浸润伴血管炎；α-1 抗胰蛋白酶缺乏会引起中性粒细胞性脂膜炎，患者的躯干下部和四肢会出现触痛性红斑或紫癜样结节和斑块，结节和斑块可能形成溃疡，有油性分泌物，愈合时形成瘢痕。早期 α-1 抗胰蛋白酶缺乏性脂膜炎的活检可见脂肪层中性粒细胞浸润，随后会出现脂肪小叶坏死和破坏。通过 α-1 抗胰蛋白酶活性血清检查和基因型分析可确定诊断。化脓性脂膜炎是良性或恶性胰腺疾病的罕见并发症，皮下疼痛性结节可发生于躯干和下肢，可能伴有油性物质渗出（病例 4 图 17J），全身症状可包括发热、腹痛和关节炎，腹水和胸腔积液也有可能发生。

　　6）恶性肿瘤：恶性肿瘤所致皮肤溃疡是临床上恶性肿瘤严重的并发症之一，多种恶性肿瘤可引起溃疡，如血管瘤型恶性黑素瘤、芽生菌病样黑素瘤、疣状鳞癌、非霍奇金淋巴瘤等。

　　7）药物：可能导致腿部溃疡的药物包括华法林、肝素和羟基脲等。

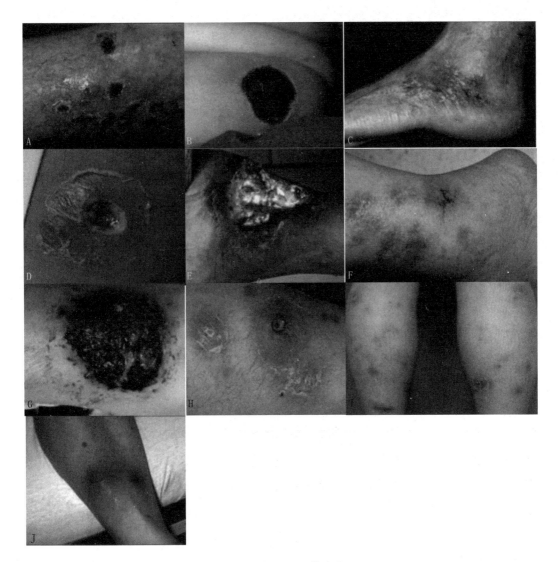

病例 4 图 17　胫前溃疡

3. 负压伤口疗法（negative-pressure wound therapy）该疗法就是在创面表面通过密闭敷料给予一个可控的负压环境，从而达到促进创面愈合的一种治疗方法。负压伤口疗法可以引流渗液、为创面提供湿性愈合环境。密闭环境可以隔绝外界细菌，减少创面感染；减少创面边缘的横向张力，缩小创面面积；为创缘提供血运支持，增加局部血流量；提高创面周围组织氧分压，刺激血管生成，刺激成纤维细胞释放碱性成纤维生长因子，增加细胞外基质构建；去除创面渗液中基质金属蛋白酶、炎性因子等愈合抑制剂，减轻组织水肿，从而促进肉芽组织生长，加快创面愈合。近年来，大量研究证实，负压伤口疗法具有促进 DFU 创面愈合，较标准治疗更具有良好的成本效益。

但指南也明确指出其相对禁忌证：溃疡未经有效清创，坏死组织仍然较多或创面生物膜未清除；肢体远端血供和创面局部血流未得到改善，创面仍然处于缺血状态。本病例中关于负压治疗的教训：①患者启动负压治疗时，虽然创面已进行彻底清创，但组织培养阳性，提示铜绿假单胞菌感染未清除，负压治疗过早；②患者体格检查、ABI、下肢血管彩超及下肢血管造影结果虽然提示患者下肢并无明显缺血病变，但胫前皮下软组织少，负压治疗有可能导致局部缺血、肉芽生长缓慢及溃疡面进展；③负压伤口疗法治疗2周后创面状况无改善，需要对全身和局部情况重新评估，如果出现创面或相关的病情恶化，应及时更换治疗方案，我们在治疗过程中未能及时调整方案。

（二）收获

该难治性胫前溃疡在我院治疗失败后，院外仅是基础治疗及应用中药外敷就成功治愈，足以证明中医的奥妙之处。院外清创后停止抗生素应用，仅通过靶位体液渗透疗法就成功治愈，为糖尿病足病或胫前溃疡提供了一个有效的方法。靶位体液渗透疗法是通过靶位定向透皮提引式治疗，将纯中药药物直接作用于患部，通过溃疡创面将病患部不具备生理要求的病理性体液持续不断地提引于体外，病患区域及溃疡创面在有了持续性的生理性体液的反复更新下，使受损的组织有了尽快复苏生长的条件，血液循环得到改善，同时又对坏死组织经过酶解、酸化、水化、皂化等功能，使得自然液化与正常组织排斥分离，净化创面。靶位体液渗透疗法之所以能达到如此效果，一方面是因为从根本上直接作用，将病患部的病理性体液持续性的排出，消减了患部内的致炎因子，改善创面和周围皮肤及软组织血液循环，使血流增加，改善微循环，促进新陈代谢，提高患部的免疫功能和抗感染能力；另一方面膏药的穿透性杀菌、抑菌作用，导致细菌失去繁殖能力，使其毒力减弱，从而又达到了抗感染的目的，最终达到彻底治愈糖尿病足的目的。

目前针对铜绿假单胞菌感染，临床使用较多的仍是抗生素药物。但伴随抗生素的过度使用，铜绿假单胞菌的耐药性问题日益加重，导致抗生素疗效变差甚至完全失效。耐药机制包括外膜渗透性低、外排泵的表达和抗生素失活酶的产生以及获得性耐药机制如通过突变或水平基因转移获得耐药基因；除了耐药性问题，铜绿假单胞菌引发的感染很难靠人体自身免疫系统彻底清除，急性感染可转化为慢性感染且无法彻底治愈，这与铜绿假单胞菌可以合成多种毒力因子来抑制甚至破坏人体免疫系统密不可分，生物被膜的形成也阻碍了抗体和免疫细胞对其内部细菌的清除。因此寻找补充或替代治疗方案任重道远。中医已经在中国临床实践了数千年，对许多疾病有着独特的理论、诊断和治疗体系，具有改善临床疗效、减少毒副反应、抑制病原体、调节宿主免疫等优点。最近的研究表明，中药提取的多种天然产物在体外或动物模型中对耐药铜绿假单胞菌菌株具有显著的抗菌作用，表明中药是治疗铜绿假单胞菌慢性感染的一种有前景的补充或替代治疗方法。研究报道中药可能通过抑制群体感应、抑制生物膜、杀菌和对宿主的免疫调节来控制铜绿假单胞菌感染。

许多中草药都拥有抗群体感应活动的功能，研究报道痰热清的 5 个组成部分通过抑制上游双组分系统 GacS/GacA 和 PprA/PprB，下调铜绿假单胞菌中调控群体感应毒力基因的表达，从而在抑制铜绿假单胞菌 Las、Rhl 和 PQS 3 条群体感应途径方面起主要作用；芪桂饮处理过的大鼠血清能有效降低铜绿假单胞菌对亚胺培南的耐药性；鱼腥草素钠能够抑制铜绿假单胞菌 LasI 和 LasR 的表达，致调控群体感应的毒力因子（包括绿脓菌素和 LasA）的产生受损；黄芩苷通过下调群体感应调控基因 lasI、lasR、rhlI、rhlR、pqsR 和 pqsA 的表达，抑制铜绿假单胞菌的 Las、Rhl 和 PQS 途径。

生物膜是细菌依附于各种生物与非生物表面由自身产生胞外多糖、基质蛋白和胞外 DNA 等大分子物质的一种高度结构化的膜状复合物。生物膜形成过程包括细菌黏附、形成微菌落、早期结构形成、成熟生物膜形成、生物膜内细胞的释放等过程。与浮游细胞相比，生物膜中的细菌耐药性更强，因为抗生素不易穿透生物膜。细菌的代谢和生长速率低，可诱导适应性应激反应以及在生物膜微环境中持续存活。中药提取物、中药复方制剂不仅可降低细菌活性，还可以有效抑制生物膜胞外蛋白酶表达，从而抑制生物膜形成及其细菌泳动运动。如黄芩、黄柏、栀子、前胡、黄连对铜绿假单胞菌及其生物膜有抑制作用，且上述中药制剂（蒸馏水提取）可抑制铜绿假单胞菌群体感应，提取物能有效降低铜绿假单胞菌和胞外蛋白酶表达，抑制生物膜形成及细菌泳动运动。五倍子还可抑制铜绿假单胞菌野生株（PAO1）细菌生物膜形成，并使其关键基因 algC、algD 的表达水平降低。鱼腥草通过抑制关键生物膜调节因子 BdlA 的表达，可穿透铜绿假单胞菌生物膜并抑制生物膜的扩散。

部分中药可增强抗生素对多重耐药铜绿假单胞菌的体外抗菌作用，这可能是由于中药的还原性成分增强了抗生素的稳定性及抑制细菌外排泵的作用，如有柄石韦的乙醇提取物对铜绿假单胞菌 ATCC27853 表现出显著的抑制作用，阳荷根茎提取物对铜绿假单胞菌的 MIC 为 3.12mg/ml，沙氏鹿茸草的苯乙醇糖苷类化合物对铜绿假单胞菌 ATCC 27853 敏感，其 MIC 为 0.5mg/ml，MBC（最低杀菌浓度）为 2mg/ml；从蜡梅乙酸乙酯提取物中分离得到的倍半萜类化合物对对铜绿假单胞菌 ATCC 10145 具有抗菌作用；来自台湾的一个研究小组发现 10 种中草药的乙醇提取物，如牡丹的根皮、栝楼的成熟果皮、梅的未成熟果实等，对耐药的铜绿假单胞菌菌株有广谱杀菌活性；扶正解毒化瘀汤剂与亚胺培南联用，可以增强体外亚胺培南/西司他丁钠对多重耐药铜绿假单胞菌的杀菌抑菌效果。

严格调控的免疫反应确保了宿主对微生物感染的有效防御和维持组织内稳态。过度的免疫反应会导致宿主组织损伤、败血症休克并最终死亡。另外，缺乏免疫反应会导致慢性和持续性细菌感染。免疫调节是中药的一项重要功能，可激活或抑制多种免疫细胞的免疫应答，包括巨噬细胞、树突状细胞、T细胞、B细胞和NK细胞。在过去的十年中，在铜绿假单胞菌感染的情况下，中药对宿主免疫的调节作用已经被评估（病例4表3）。如给铜绿假单胞菌诱导的急性肺炎小鼠模型口服清肺消炎丸[18g/（kg·d）]1周，可以通过减少肺组织中细胞因子（TNF-α和IL-6）和趋化因子的产生来减轻铜绿假单胞菌介导的肺部炎症，研究发现牛蒡甙元、胆酸、绿原酸、芥子酸为清肺消炎丸的抗炎成分，通过抑制PI3K/AKT和Ras/MAPK通路调控蛋白表达起作用；Kawakita等人证实小柴胡汤提取物（100mg/kg）能够通过促进多形核白细胞的聚集和增强巨噬细胞的吞噬活性，保护小鼠免受铜绿假单胞菌造成的腹腔感染；烧伤软膏是中国和日本用于治疗皮肤创伤的传统植物配方，可以加速感染铜绿假单胞菌创面皮肤的上皮细胞化，其机制可能为促进成纤维细胞增殖和胶原蛋白生成，抑制皮肤炎症。据报道，清热败毒合剂通过上调HIF-1α、HIF-2α和VEGF的表达，促进铜绿假单胞菌感染的大鼠模型的难治性创面血管生成和创面愈合。

病例4表3　铜绿假单胞菌感染过程中中药调控的宿主免疫应答摘要

中药	免疫应答中作用	机制	参考文献
清肺消炎丸	减少肺部炎症	通过抑制PI3K/AKT和Ras/MAPK通路，减少TNF-α、IL-6和趋化因子产生	[81]
小柴胡汤	促进多形核白细胞积聚、增强巨噬细胞的吞噬活性	不明确	[83]
疏风解毒胶囊	减轻肺部炎症	抑制ERK通路和NF-κB活化	[82]
烧伤软膏	促进皮肤创面上皮细胞形成	增强成纤维细胞增殖和胶原蛋白生成，抑制皮肤炎症	[84]
芪桂饮	增强B细胞应答，下调炎症反应	增强抗体对β-内酰胺酶的反应，降低IL-1β水平和Th1/Th2比例	[80]
清热败毒合剂	促进血管生成和创面愈合	上调HIF-1α、HIF-2α和VEGF的表达	[87]

中药治疗糖尿病合并难治性胫前溃疡方面效果显著，是一种有效的补充或替代治疗方法。但由于中药的多梯度和多靶点，具体机制尚不完全清楚，未来需要更多的临床、

基础研究证实，从而更清晰地认识药物 – 宿主和药物 – 微生物的相互作用，以便在临床实践中提高疗效。

（张会峰　牛瑞芳　赵建军　河南省人民医院）

参考文献

[1]Liao X，Liang JX，Li SH，et al.Allogeneic Platelet–Rich Plasma Therapy as an Effective and Safe Adjuvant Method for Chronic Wounds[J].Journal of Surgical Research，2019，246：284–291.

[2] 蒋琪霞，周济宏，董珊，等 . 院外环境中便携式负压伤口治疗用于创伤伤口的效果评价 [J]. 医学研究生学报，2020，33（12）：1300–1305.

[3] 刘强，邵家松 . 慢性难愈性创面的形成机制及治疗进展 [J]. 中国临床新医学，2013，12（9）：917–920.

[4]Briggs M，Closs SJ.The prevalence of leg ulceration：a review of the literature[J].Eur Wound Manage Assoc J，2003，3：14–20.

[5] 付小兵 . 战时治烧伤，平时治创面：有关烧伤学科发展的一点思考 [J]. 中华烧伤杂志，2018，34（7）：434–436.

[6]Jiang Y，Huang S，Fu X，et al.Epidemiology of chronic cutaneous wounds in China[J].Wound Repair Regen，2011，19（2）：181–188.

[7] 陈力，李华 . 封闭负压技术修复难愈性胫前溃疡 [J]. 全科医学临床与教育，2010，08（4）：437–438.

[8]Schaper NC，van Netten JJ，Apelqvist J，et al.Practical Guidelines on the prevention and management of diabetic foot disease（IWGDF 2019 update）[J].Diabetes Metab Res Rev，2020，36 Suppl 1：e3266.

[9]Lim JZ，Ng NS，Thomas C.Prevention and treatment of diabetic foot ulcers [J].JR Soc Med，2017，110（3）：104–109.

[10]Jones NJ，Harding K.2015 International Working Group on the Diabetic Foot Guidance on the prevention and management of foot problems in diabetes[J].Int Wound J，2015，12（4）：373–374.

[11] 汪复，朱德妹，胡付品，等 .2012 年中国 CHINET 细菌耐药性监测 [J]. 中国感

染与化疗杂志，2013，13：321-330.

[12] 卞婷婷.2013—2015 年安徽地区临床分离铜绿假单胞菌耐药性分析及体外联合药敏试验的研究 [D]. 合肥：安徽医科大学，2017.

[13] 刘沫然，肖铟，杨秀静，等.136 株住院患者感染铜绿假单胞菌的耐药状况及机制研究 [J]. 中国病原生物学杂志，2018，13（5）：543-546.

[14] 谢强土，马筱玲，卜素，等.铜绿假单胞菌临床分布及耐药性分析 [J]. 中华医院感染学杂志，2013，23（5）：1166-1168.

[15]Bodro M，Sabé N，Tubau F，et al.Extensively drug-resistant Pseudomonas aeruginosa bacteremia in solid organ transplant recipients[J].Transplantation，2015，99（3）：616-622.

[16]Moradali MF，Ghods S，Rehm BH.Pseudomonas aeruginosa lifestyle：A paradigm for adaptation，survival，and persistence[J].Front Cell Infect Microbiol，2017，7（39）：1-29.

[17] 周丽芳，赵付菊，方毅，等.多药耐药铜绿假单胞菌与鲍氏不动杆菌耐药特点分析 [J]. 中华医院感染学杂志，2015，10：2194-2197.

[18]Maraolo AE，Cascella M，Corcione S，et al.Management of multidrug-resistant Pseudomonas aeruginosa in the intensive care unit：state of the art[J].Expert Rev Anti Infect Ther，2017，15（9）：861-871.

[19]Vivas A，Lev-Tov H，Kirsner RS.Venous Leg Mlcers[J].Ann Intern Med，2016，165（3）：ITC17-ITC32.

[20]Alavi A，Sibbald RG，Phillips TJ，et al.What's new：Management of venous leg ulcers：Treating venous leg ulcers[J].J Am Acad Dermatol，2016，74（4）：643-664.

[21]Raffetto JD.Pathophysiology of chronic venous disease and venous ulcers[J].Surg Clin North Am，2018，98（2）：337-347.

[22]Shanmugam VK，Angra D，Rahimi H，et al.Vasculitic and autoimmune wounds[J].J Vasc Surg Venous Lymphat Disord，2017，5（2）：280-292.

[23]Tate S，Price A，Harding K.Dressings for venous leg ulcers[J].BMJ，2018，361：k1604.

[24]Gohel MS，Heatley F，Liu X，et al.EVRA trial investigators.A randomized trial of early endovenous ablation in venous ulceration[J].N Engl J Med，2018，378（22）：2105-2114.

[25]Morozov AM，Sherman RA.Survey of patients of the Tver region of Russia regarding maggots and maggot therapy[J].Int Wound J，2019，16（2）：401-405.

[26]Bard JW，Winkelmann RK.Livedo vasculitis.Segmental hyalinizing vasculitis of the dermis[J].Arch Dermatol，1967，96（5）：489-499.

[27]Vasudevan B，Neema S，Verma R.Livedoid vasculopathy：A review of pathogenesis and principles ofmanagement[J].Indian J Dermatol Venereol Leprol，2016，82：478-488.

[28]Soto Vilches F，Vera-Kellet C.Pyoderma gangrenosum：Classic and emerging therapies[J].Med Clin（Barc），2017，149（6）：256-260.

[29]Ahn C，Negus D，Huang W.Pyoderma gangrenosum：a review of pathogenesis and treatment[J].Expert Rev Clin Immunol，2018，14（3）：225-233.

[30] 孙晓杰，李铁男，宋丹阳，等.脂膜炎样改变的血管内大 B 细胞淋巴瘤一例 [J].中华皮肤科杂志，2014，47（6）：448.

[31]Negative Pressure Wound Therapy for Managing Diabetic Foot Mlcers：A Review of the Clinical Effectiveness，Cost-effectiveness，and Guidelines [Internet].Ottawa（ON）：Canadian Agency for Drugs and Technologies in Health，2014.

[32]Apelqvist J，Willy C，Fagerdahl AM，et al.EWMA Document：Negative Pressure Wound Therapy[J].J Wound Care，2017，26（Sup3）：S1-S154.

[33] 鞠上，曹欣，李茜，等.负压滴灌治疗在糖尿病足伤口的临床应用 [J].中华糖尿病杂志，2017，09：591-594.

[34]Meloni M，Izzo V，Vainieri E，et al.Management of negative pressure wound therapy in the treatment of diabetic foot ulcers[J].World J Orthop，2015，6（4）：387-393.

[35]Hasan MY，Teo R，Nather A.Negative-pressure wound therapy for management of diabetic foot wounds：a review of the mechanism of action，clinical applications，and recent developments[J].Diabet Foot Ankle，2015，6：27618.

[36]Wang R，Feng Y，Di B.Comparisons of negative pressure wound therapy and ultrasonic debridement for diabetic foot ulcers：a network meta-analysis[J].Int J Clin Exp Med，2015，8（8）：12548-12556.

[37]Liu S，He CZ，Cai YT，et al.Evaluation of negative-pressure wound therapy for patients with diabetic foot ulcers：systematic review and meta-analysis[J].Ther Clin Risk Manag，2017，13：533-544.

[38]Borys S，Hohendorff J，Koblik T，et al.Negative-pressure wound therapy for management of chronic neuropathic noninfected diabetic foot ulcerations-short-term efficacy and long-term outcomes[J].Endocrine，2018，62（3）：611-616.

[39]Liu Z，Dumville JC，Hinchliffe RJ，et al.Negative pressure wound therapy for treating foot wounds in people with diabetes mellitus[J].Cochrane Database Syst Rev，2018，10（10）：CD010318.

[40]Orgill DP，Bayer LR.Negative pressure wound therapy：past，present and future[J].Int Wound J，2013，10 Suppl 1：S15-19.

[41]Pang Z，Raudonis R，Glick BR，et al.Antibiotic resistance in Pseudomonas aeruginosa：mechanisms and alternative therapeutic strategies[J].Biotechnol Adv，2019，37（1）：177-192.

[42]Jensen PØ，Givskov M，Bjarnsholt T，et al.The immune system vs. Pseudomonas aeruginosa biofilms[J].FEMS Immunol Med Microbiol，2010，59（3）：292-305.

[43]Wei Q，Bhasme P，Wang Z，et al.Chinese medicinal herb extract inhibits PQS-mediated quorum sensing system in Pseudomonas aeruginosa[J].J Ethnopharmacol，2020，248：112272.

[44]Fu B，Wu Q，Dang M，et al.Inhibition of *Pseudomonas aeruginosa* Biofilm Formation by Traditional Chinese Medicinal Herb *Herba patriniae*[J].Biomed Res Int，2017，2017：9584703.

[45]Liu YL，He WJ，Mo L，et al.Antimicrobial，anti-inflammatory activities and toxicology of phenylethanoid glycosides from Monochasma savatieri Franch.ex Maxim[J].J Ethnopharmacol，2013，149（2）：431-437.

[46]Hou Y，Nie Y，Cheng B，et al.Qingfei Xiaoyan Wan，a traditional Chinese medicine formula，ameliorates Pseudomonas aeruginosa-induced acute lung inflammation by regulation of PI3K/AKT and Ras/MAPK pathways[J].Acta Pharm Sin B，2016，6（3）：212-221.

[47]Koh KH，Tham FY.Screening of traditional Chinese medicinal plants for quorum-sensing inhibitors activity[J].J Microbiol Immunol Infect，2011，44（2）：144-148.

[48]Yang W，Wei Q，Tong Q，et al.Traditional Chinese Medicine Tanreqing Inhibits Quorum Sensing Systems in Pseudomonas aeruginosa[J].Front Microbiol，2020，11：517462.

[49]Ding J，Gao X，Gui H，et al.Proteomic Analysis of Proteins Associated with Inhibition of *Pseudomonas aeruginosa* Resistance to Imipenem Mediated by the Chinese Herbal Medicine Qi Gui Yin[J].Microb Drug Resist，2021，27（4）：462-470.

[50]Wu D，Huang W，Duan Q，et al.Sodium houttuyfonate affects production of N-acyl homoserine lactone and quorum sensing-regulated genes expression in Pseudomonas aeruginosa[J].Front Microbiol，2014，5：635.

[51]Luo J，Dong B，Wang K，et al.Baicalin inhibits biofilm formation，attenuates the quorum sensing-controlled virulence and enhances Pseudomonas aeruginosa clearance in a mouse peritoneal implant infection model[J].PLoS One，2017，12（4）：e0176883.

[52]Jamal M，Ahmad W，Andleeb S，et al.Bacterial biofilm and associated infections[J].J Chin Med Assoc，2018，81（1）：7-11.

[53]Stewart PS.Mechanisms of antibiotic resistance in bacterial biofilms[J].Int J Med Microbiol，2002，292（2）：107-113.

[54] 张安，吴洁，储卫华 . 中药群体感应抑制剂的筛选及对铜绿假单胞菌的作用 [J]. 药物生物技术，2016，23（1）：35-38.

[55] 余鹏飞，周林颖，李诗佳，等 .1，3- 丙二胺通过群体密度感应系统对铜绿假单胞菌生物膜形成的抑制作用 [J]. 中南大学学报（医学版），2021，46（9）：942-948.

[56] 陈雨，赵峻，张骡航，等 . 五倍子水煎液对铜绿假单胞菌生物膜的影响 [J]. 现代医药卫生，2017，33（20）：3092-3094.

[57]Wang T，Huang W，Duan Q，et al.Sodium houttuyfonate in vitro inhibits biofilm dispersion and expression of bdlA in Pseudomonas aeruginosa[J].Mol Biol Rep，2019，46（1）：471-477.

[58]Xu H，Liu C，Li M，et al.*In Vitro* Antibacterial Experiment of Fuzheng Jiedu Huayu Decoction Against Multidrug-Resistant *Pseudomonas aeruginosa[J]*.Front Pharmacol，2020，10：1682.

[59]Gim GT，Kim HM，Kim J，et al.Antioxidant effect of tianwang buxin pills a traditional chinese medicine formula：double-blind，randomized controlled trial[J].Am J Chin Med，2009，37（2）：227-239.

[60]Matkowski A，Jamiołkowska-Kozlowska W，Nawrot I.Chinese medicinal herbs as source of antioxidant compounds——where tradition meets the future[J].Curr Med Chem，2013，20（8）：984-1004.

[61]Sun W, Qu D, Ma Y, et al.Enhanced stability and antibacterial efficacy of a traditional Chinese medicine-mediated silver nanoparticle delivery system[J].Int J Nanomedicine, 2014, 9：5491-502.

[62]Chen SY, Gao Y, Sun JY, et al.Traditional Chinese Medicine：Role in Reducing β-Amyloid, Apoptosis, Autophagy, Neuroinflammation, Oxidative Stress, and Mitochondrial Dysfunction of Alzheimer's Disease[J].Front Pharmacol, 2020, 11：497.

[63]Chen CY, Li H, Yuan YN, et al.Antioxidant activity and components of a traditional Chinese medicine formula consisting of Crataegus pinnatifida and Salvia miltiorrhiza[J].BMC Complement Altern Med, 2013, 13：99.

[64]Wang D, Xie K, Zou D, et al.Inhibitory effects of silybin on the efflux pump of methicillin-resistant Staphylococcus aureus[J].Mol Med Rep, 2018, 18（1）：827-833.

[65]Wang J, Jiao H, Meng J, et al.Baicalin Inhibits Biofilm Formation and the Quorum-Sensing System by Regulating the MsrA Drug Efflux Pump in *Staphylococcus saprophyticus*[J].Front Microbiol, 2019, 10：2800.

[66]Cheng J, Cao M, Yi S, et al.Anti-inflammatory and antibacterial activities of P.petiolosa（Christ）Ching ethyl acetate extract against S.aureus in mice[J].Pak J Pharm Sci, 2020, 33（5）：2047-2052.

[67]Tian M, Liu T, Wu X, et al.Chemical composition, antioxidant, antimicrobial and anticancer activities of the essential oil from the rhizomes of *Zingiber striolatum* Diels[J]. Nat Prod Res, 2020, 34（18）：2621-2625.

[68]Liu YL, He WJ, Mo L, et al.Antimicrobial, anti-inflammatory activities and toxicology of phenylethanoid glycosides from Monochasma savatieri Franch.ex Maxim.J Ethnopharmacol, 2013, 149（2）：431-437.

[69]Lou HY, Zhang Y, Ma XP, et al.Novel sesquiterpenoids isolated from Chimonanthus praecox and their antibacterial activities[J].Chin J Nat Med, 2018, 16（8）：621-627.

[70]Liu CS, Cham TM, Yang CH, et al.Antibacterial properties of Chinese herbal medicines against nosocomial antibiotic resistant strains of Pseudomonas aeruginosa in Taiwan[J].Am J Chin Med, 2007, 5（6）：1047-1060.

[71]Xu H, Liu C, Li M, et al. *In Vitro* Antibacterial Experiment of Fuzheng Jiedu Huayu Decoction Against Multidrug-Resistant *Pseudomonas aeruginosa*[J].Front Pharmacol,

2020，10：1682.

[72]Liu J，Cao X.Cellular and molecular regulation of innate inflammatory responses[J]. Cell Mol Immunol，2016，13（6）：711-721.

[73]Bortolotti P，Faure E，Kipnis E.Inflammasomes in Tissue Damages and Immune Disorders After Trauma[J].Front Immunol，2018，9：1900.

[74]Smith AM，Rahman FZ，Hayee B，et al.Disordered macrophage cytokine secretion underlies impaired acute inflammation and bacterial clearance in Crohn's disease[J].J Exp Med，2009，206（9）：1883-1897.

[75]Jian X，Liu Y，Zhao Z，et al.The role of traditional Chinese medicine in the treatment of atherosclerosis through the regulation of macrophage activity[J].Biomed Pharmacother，2019，118：109375.

[76] Chen X，Yang L，Howard OM，et al.Dendritic cells as a pharmacological target of traditional Chinese medicine[J].Cell Mol Immunol，2006，3（6）：401-410.

[77]Guo A，He D，Xu HB，et al.Promotion of regulatory T cell induction by immunomodulatory herbal medicine licorice and its two constituents[J].Sci Rep，2015，5：14046.

[78]Kawakita T，Yamada A，Kumazawa Y，et al.Functional maturation of immature B cells accumulated in the periphery by an intraperitoneal administration of a traditional Chinese medicine，xiao-chai-hu-tang（Japanese name：shosaiko-to）[J].Immunopharmacol Immunotoxicol，1987，9（2-3）：299-317.

[79]Hoffman RD，Li CY，He K，et al.Chinese Herbal Medicine and Its Regulatory Effects on Tumor Related T Cells[J].Front Pharmacol，2020，11：492.

[80]Kong LB，Ma Q，Gao J，et al.Effect of Qiguiyin Decoction on multidrug-resistant Pseudomonas aeruginosa infection in rats[J].Chin J Integr Med，2015，21（12）：916-921.

[81]Hou Y，Nie Y，Cheng B，et al.Qingfei Xiaoyan Wan，a traditional Chinese medicine formula，ameliorates Pseudomonas aeruginosa-induced acute lung inflammation by regulation of PI3K/AKT and Ras/MAPK pathways[J].Acta Pharm Sin B，2016，6（3）：212-221.

[82]Li Y，Chang N，Han Y，et al.Anti-inflammatory effects of Shufengjiedu capsule for upper respiratory infection via the ERK pathway[J].Biomed Pharmacother，2017，94：758-766.

[83]Kawakita T, Yamada A, Mitsuyama M, et al.Protective effect of a traditional Chinese medicine, xiao-chai-hu-tang（Japanese name：shosaiko-to）, on Pseudomonas aeruginosa infection in mice[J].Immunopharmacol Immunotoxicol, 1987, 9（4）：523-540.

[84]Huang KF, Hsu YC, Lin CN, et al.Shiunko promotes epithelization of wounded skin[J].Am J Chin Med, 2004, 32（3）：389-396.

[85]Yan Y, Furumura M, Gouya T, et al.Shikonin Promotes Skin Cell Proliferation and Inhibits Nuclear Factor-κB Translocation via Proteasome Inhibition In Vitro[J].Chin Med J（Engl）, 2015, 128（16）：2228-2233.

[86]Imai K, Kato H, Taguchi Y, et al.Biological Effects of Shikonin in Human Gingival Fibroblasts via ERK 1/2 Signaling Pathway[J].Molecules, 2019, 24（19）：3542.

[87]Shan W, Wang Y, Zhang Z, et al.Qingre Baidu mixture-induced effect of AI-2 on *Staphylococcus aureus* and *Pseudomonas aeruginosa* biofilms in chronic and refractory wounds[J].Exp Ther Med, 2019, 17（5）：3343-3350.

病例 5

黑色素瘤误诊为糖尿病足

一、病例摘要

患者女性，66 岁，以"口干、多饮 10 余年，右蹬趾溃烂、发黑 3 个月"为主诉入院。

现病史：10 余年前无明显诱因出现口干、多饮，伴多尿、多食，无头晕、头痛、肢体麻木、肢体功能障碍等不适，就诊于当地医院，测量血糖 16mmol/L，诊断为 2 型糖尿病，予以"二甲双胍（每早 1 片）、格列美脲（每早 1 片）"降糖治疗。2 年前因胃肠道不适停用口服降糖药改用"胰岛素（早餐前 20U、晚餐前 18U）"，平素血糖控制可。3 个月前因灰指甲出现右蹬趾溃烂，于当地医院拔除趾甲后，出现伤口不愈合，创面皮肤发黑，伴间断出血，无疼痛、溢脓，就诊于当地医院，予以胰岛素控制血糖，并规律换药包扎及促进伤口愈合外用药物（具体不详）处理，效果不佳，于 2018 年 5 月 13 日就诊于我院，门诊拟诊"2 型糖尿病、糖尿病足"收入院。

既往史：冠心病 10 余年，间断口服丹参滴丸治疗；3 年前因胆囊结石行手术治疗，2 年前因肾结石行体外冲击波碎石；发现高血压 3 个月，最高血压 150/90mmHg，当地医院给予口服药物雷米普利（5mg 每天 1 次）治疗，未规律服用。个人史、婚育史、家族史无特殊。

专科检查：左足正常，足背动脉搏动正常，右足蹬趾趾甲缺如，创口周围皮肤发黑，无溢脓、出血，蹬趾甲根处皮皮肤红肿，未触及波动。右侧足背动脉搏动正常，未闻及明显臭味（病例 5 图 1）。

入院后检验检查结果：血常规：白细胞 6.1×10^9/L，中性粒细胞计数 3.49×10^9/L，中性粒细胞百分比 57.4%，红细胞 4.01×10^{12}/L，血红蛋白 122.0g/L，血小板 284×10^9/L，C- 反应蛋白 4.4mg/L。尿常规尿蛋白（-），尿糖（-），尿酮体（-），白细胞（弱 +），隐血（弱 +），白细胞计数 67.70/μl，红细胞计数 8.20/μl，细菌计数 627.5/μl，白细胞（高

倍视野）12.19/HPF，红细胞（高倍视野）1.48/HPF。糖化血红蛋白7.1%。肝肾功未见异常。左侧ABI 1.27，右侧ABI 1.27。骨密度提示骨质疏松。创面基底部分泌物培养（－）。足部X线提示右足骨质疏松。彩超提示双侧颈总动脉内中膜增厚，左侧颈动脉斑块形成，下肢静脉血管管腔内血流通畅。下肢动脉CTA提示腹主动脉下端软硬斑，管腔未见明显狭窄。

初步诊断：①右足溃烂：糖尿病足？其他病因？；②2型糖尿病并周围血管病变并周围神经病变；③冠心病；④高血压1级（很高危）；⑤胆囊结石术后；⑥肾结石术后。

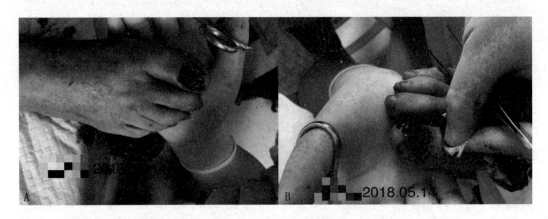

病例5图1　入院创面照片

二、诊疗经过

入院后积极完善检查后，予以控制血糖、抗炎、营养神经、改善循环、创面换药（病例5图1、图2）等对症治疗。2018年5月14日取患者创面皮肤组织送病理检查，病理报告回示：右足第一趾鳞状上皮乳头状增生伴角化亢进，真皮浅层见多量破碎的痣细胞团，部分细胞核大，可见核仁，可见亲表皮现象，免疫组化结果HMB45（＋），Melan-A（＋），S-100（＋），P53（－），Ki67（约40%＋），Cyclin-D1（＋），结合组织形态及免疫组化提示恶性黑色素瘤，病变少。为进一步明确是否有远端转移，行全身淋巴结、子宫及双附件等彩超检查，未发现病灶，排除转移，与家属沟通后于2018年5月19日行"右踇趾截趾术"手术治疗。术中将切除的右踇趾远端送病理活检，病理报告回示：免疫组化结果显示CD117（＋），CK（AE1/AE3）（－），CK5/6（－），HMB45（＋），Ki67（约55%＋），Melan-A（＋），S-100（＋），SOX-10（＋），Vimentin（＋），Cyclin-D1（＋），EMA（－），P40（－），符合恶性黑色素瘤，侵犯真皮组织，骨组织未见瘤组织累及，取材皮肤切缘未见肿瘤组织。

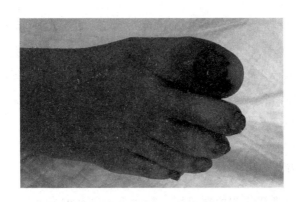

病例 5 图 2　2018 年 5 月 16 日换药创面

术后行 PET/CT，结果回示：①右足第一趾术后改变，暂未见明显转移性肿瘤改变；②纵隔及右肺门高代谢淋巴结，暂考虑炎性摄取，建议密切随诊除外转移；右肺上叶多发慢性炎症；双肺胸腔少量积液；③脂肪肝；胆囊缺如；右肾盂多发结石；④老年子宫改变；⑤多锥体退行性改变；⑥右侧髂腰肌肿胀，代谢增高，暂考虑非特异性摄取，建议随诊。患者术后恢复良好出院（病例 5 图 3、图 4）。

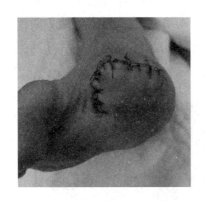

病例 5 图 3　术后第二天

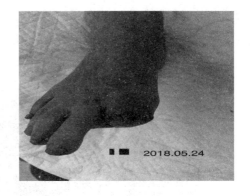

病例 5 图 4　术后第五天

2018 年 8 月 16 日患者再次以"右足蹬趾黑色素瘤截趾术后 3 个月，复发 20 天"为主诉入院。右足蹬趾平趾间关节截断，创面愈合良好，腓侧可见一米粒大小黑色素痣，蹬趾残端血循环良好，肢端末梢感觉尚可。积极完善相关检验检查，评估患者身体状态后，于 2018 年 8 月 20 日转手足外科行"右蹬趾恶性黑色素瘤术后复发二次切除＋皮瓣修复"手术，术中在右足蹬趾残端腓侧病灶切开后可见一约 0.8cm×0.2cm 的组织中心为黑色，深及筋膜层。距离正常皮肤 0.6cm，彻底切除发黑组织至正常组织。术中送检右蹬趾切除组织标本，病理结果回示：镜下示皮肤真皮及皮下组织中间团片状异型细胞浸润，胞质中可见色素，结合病史，考虑恶性黑色素瘤复发。术后患者恢复可，而后转至肿瘤科就诊，分别于 2018 年 8 月 24 日至 2018 年 8 月 28 日、2018 年 9 月 18 日至 2018 年 9 月 22 日予以"达卡巴嗪＋奈达铂"方案化疗，恢复良好。

最终诊断：①恶性黑色素瘤，右足蹬趾截趾术后；②2 型糖尿病并周围神经病变并周围血管病变；③冠心病；④高血压 1 级 很高危；⑤骨质疏松症；⑥脂肪肝；⑦左肾盂多发结石；⑧左肾囊肿；⑦甲状腺结节。

三、疾病介绍

黑色素瘤指有恶性变化的色素斑痣，来源于黑色素细胞，是由交界痣或混合痣性质的痣发展而来。虽然不一定由斑痣恶变，但是慢性刺激和不恰当的治疗对斑痣转变成黑色素瘤有很大的关系。经常受摩擦的手掌、足底和眼部的黑痣以及位于表皮和真皮交界处的黑痣容易恶变，可被认为是黑色素瘤的前驱期。黑色素瘤具有高度的侵袭性，早期即能由淋巴道和血行转移至肝、脑、骨、黏膜等处。常见的皮肤恶性黑色素瘤（病例 5 图 5）可分为 4 型，即浅表扩散性、结节型、肢端雀斑样型、恶性雀斑样型，我国以肢端雀斑样型最常见，主要发病部位为肢端（足底、足、趾、手指末端及甲下）。过度接受紫外线照射是皮肤黑色素瘤的明确病因，但肢端型黑色素瘤是个例外，紫外线暴露无法解释肢端型黑色素瘤的发生，其可能受外伤、黑痣反复破溃等其他非紫外线致癌机制影响更大。

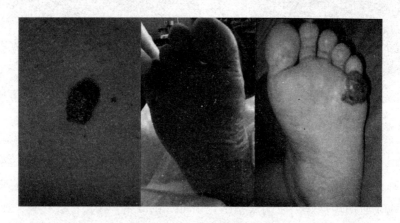

病例 5 图 5　恶性黑色素瘤

我国肢端恶性黑色素瘤较多，此类黑色素瘤往往无色素沉着，不存在经典黑色素瘤"ABCD"（不对称、边缘不规则、颜色不一、直径 ≥ 6mm）的表现。一些回顾性的研究表明，肢端黑色素瘤的误诊率高达 25% ~ 36%。肢端黑色素瘤常表现为溃疡，发生在足部的黑色素瘤有时很难与糖尿病足区分，甚至两者同时存在，临床极易误诊。

糖尿病足是糖尿病患者由于长期血糖控制不良，出现神经病变及各种不同程度末梢血管病变致下肢感染、溃疡形成和（或）深部组织的破坏。依据糖尿病足溃疡的病因，可分为神经性足溃疡、缺血性足溃疡、神经－缺血性足溃疡。其中，神经性足溃疡多位于足部压力增高处，常存在角化过度的组织，伤口表浅、边缘不规则，伴感觉缺失，皮肤局部血液循环尚可。缺血性足溃疡多见于足缘、趾端、踝部和易反复受力摩擦的部位，伤口呈穿孔状、较深，创面呈灰白色、黄色或黑棕色，肉芽组织少，严重时色泽暗且伴静息痛，温度偏低，创面较干燥，渗血少，足背和（或）胫后动脉搏动极弱或不可触及。神经－缺血性足溃疡最常见，易发生于足部远端，可同时有神经性足溃疡和缺血性足溃疡的表现，可伴深度组织坏死。糖尿病足是糖尿病发展的一个严重并发症，是糖尿病患者致残、致死的重要原因之一。肢端黑色素瘤早期表现为外伤后经久不愈，与糖尿病足肉芽组织过度增生、组织发黑坏疽相似。干性坏疽有明显的缺血，与周围健康组织之间有明显的分界线，坏疽周边的皮肤发紫、发暗，皮温低，而黑色素瘤患者病变处发黑，而临界皮肤基本正常。湿性坏疽多伴有明显的感染，坏死组织与健康组织间无明显分界线，而黑色素瘤患者多无感染，且与周边皮肤分界清晰。

观察本例患者，此患者血糖控制良好，并无明显的缺血症状及感觉异常，下肢动脉 CTA 提示下肢血管管腔未见明显狭窄，ABI 正常，炎性指标不高，创面细菌培养为阴性。追问患者病史后发现患者右足姆趾灰指甲 2 年，感染后指甲自行脱落，伤口 1 个月未愈合，至当地医院治疗，创面血供丰富，但长好的皮肤下反复出现黑色物质并破溃，经久不愈（病例 5 图 6）。患者创面血供良好，但却反复破溃无法愈合，且创面出现黑色物质，与周围皮肤界限清楚，与常见的糖尿病足溃疡不同。开始一直按照"糖尿病足"的诊断进行治疗，但创面却难以愈合。创面上反复出现的黑色物质又是什么？此时需要临床医生解开这个疑问。临床上取此患者创面组织行病理学检查，组织活检最终确诊为"恶性黑色素瘤"。

由于黑色素瘤的高度侵袭性，临床医师要保持高度怀疑的态度将黑色素瘤从糖尿病足溃疡中区分出来，以减少黑色素瘤的误诊率。一些情况会提示尽早行病理组织检查：①患者不存在糖尿病周围神经病变、周围血管病变、外伤史等足溃疡出现的危险因素，应高度怀疑黑色素瘤及其他皮损和可能性；②如果足溃疡经久不愈，就要寻找影响溃疡愈合的因素，如溃疡处存在异物、有严重的动脉病变、反复的外力刺激、持续性的感染。如果没有明显的影响溃疡愈合的因素存在，应尽早行病理组织检查以排除黑色素瘤；③如果皮损表现为不典型的溃疡，如有易出血的颗粒组织出现和色素沉着，应尽早行病理组织检查。

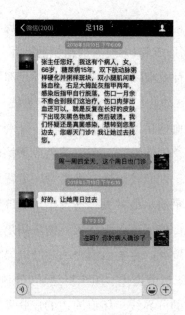

病例 5 图 6　与当地医生沟通情况

　　手术是黑色素瘤治疗的主要手段。在完成病理活检确诊黑色素瘤后应当行扩大切除术，其深度应达到甚至包括深筋膜。专家共识推荐扩大切除的安全切缘是根据病理报告中的肿瘤浸润深度（Breslow 厚度）来决定的：原位癌推荐切缘 0.5 ~ 1.0cm；病灶厚度 ≤ 1.0mm 时，安全切缘为 1cm；厚度在 1 ~ 2mm 时，安全切缘为 1 ~ 2cm；厚度在 > 2mm 时，安全切缘为 2cm。更宽的切缘对局部复发率、无病生存率（DFS）和总体生存期（OS）并无显著提升。对巨大的原位癌或发生于面部、肢端等无法达到上述切缘要求的部位，应保证切除边缘组织病理学阴性。

　　甲下型黑色素瘤是肢端雀斑样痣中最常见的亚型。截指（趾）水平通常是临床医生最关心的问题。近端截指（掌指关节）和远端截指（近端或远端指间关节）的生存预后并没有明显差异。远端截指（趾）能够尽可能地保留形态及功能，并且可为潜在的局部复发尽可能地保留治疗空间，因此更为推荐。若远端截指（趾）后局部复发，可再考虑行近端截指（趾）。

　　由于黑色素瘤的预后极差，在糖尿病患者合并足溃疡的诊治过程中，如果怀疑有黑色素瘤的可能性，即使可能性很小也要做病理组织检查来明确诊断，以减少黑色素瘤的误诊率，从而提高患者的生存率。

四、病例点评

　　糖尿病患者足部黑色素瘤合并感染被误诊为一般糖尿病足的临床病例不断被报

道。临床医生知晓这个疾病，并保持一定的警惕性，一般就会及时做病理检查、正确诊断，不会误诊误治。

（张会峰　李　萌　河南省人民医院）

（朱凌燕　南昌大学第一附属医院）

参考文献

[1]CSCO 黑色素瘤专家委员会 . 中国黑色素瘤诊疗规范 [M]. 北京：人民卫生出版社，2018.

[2]Steven TC，Alan CG，Tsao H.Update on the epdemiology of melanoma[J].Curr Dermatol Rep，2013，2（1）：24-34.

[3] 高伟，冉兴无 . 误诊为糖尿病足溃疡的黑色素瘤临床特点 [J]. 西部医学，2011，23（7）：1233-1235，1238.

[4]Soon SL，Solomon AR，Papadopoulos D，et al.Acral lentiginous melanoma mimicking benign disease：the Emory experience[J].J Am Acad Dermatol，2003，48：183-188.

[5] 刘东，伦立德 . 血液透析患者恶性黑色素瘤误诊为糖尿病足坏疽 1 例报道 [J]. 中国血液净化，2007，6（12）：687.

[6]obinson AV，Keeble C，Lo MCI，et al.The neutrophil-lymphocyte ratio and locoregional melanoma：a multicentre cohort study[J].Cancer Immunol Immunother，2020，69（4）：559-568.

[7]Lens MB，Nathan p，Bataille V.Excision margins for primary cutaneous melanoma：updated pooled analysis of randomized controlled trials[J].Arch Surg，2007，142（9）：885-891.

[8]Patterson RH，Helwih EB.Subungual maligant melanoma：aclinical-pathologic study[J].Cancer，1980，46（9）：2074-2087.

病例 6

床旁急诊切开脓肿治疗糖尿病足

一、病历摘要

患者男性，47 岁，农民，于 2019 年 9 月 26 日因"发现血糖升高 1 天，左足肿胀、疼痛 20 天，加重 6 天"为主诉入院。

现病史：20 天前因砖块砸伤左足前端致左足背肿胀、疼痛，在某医院行左足正侧位片提示左足骨折，门诊给予左足石膏固定，局部疼痛减轻。6 天前无明显诱因出现乏力、寒战，在附近诊所口服药物治疗（具体用药不详），乏力、寒战症状减轻，但左足背逐渐红肿、疼痛明显，在附近诊所输液治疗（具体用药不详），症状无减轻。1 天前在某县人民医院门诊治疗，给予局部穿刺，抽出血性脓液约 30ml，左足胀痛减轻，门诊测随机血糖为 20mmol/L，建议转上级医院治疗。为进一步诊治收入我科，自发病来神志清，精神可，饮食、睡眠可，近期大小便正常，体重较前减轻约 3.0kg。

既往史：高血压病史 4 年，最高血压 160/100mmHg，未治疗。有饮酒史 20 年，100 ~ 200ml/ 天。

体格检查：体温 36.9℃，脉搏 70 次 / 分，呼吸 18 次 / 分，血压 160/106mmHg，身高 169.5cm，体重 75.6kg，BMI 26.31kg/m^2，左足肿胀，左足背可见 6cm×6cm 凸起，中间有波动感，局部皮温升高，红肿、疼痛明显，双侧足背动脉搏动正常（病例 6 图 1）。

入院检查：白细胞 8.5×10^9/L，中性粒细胞计数 5.3×10^9/L，淋巴细胞计数 2.61×10^9/L，血红蛋白 137g/L，C- 反应蛋白（CRP）90.1mg/L，血小板 300×10^9/L。心肌酶谱：肌酸激酶（CK）46.4U/L。尿常规：白细胞计数 3.1/μl，白细胞 0.56/HPF。空腹血糖 7.95mmol/L。糖化血红蛋白 11.3%。踝肱指数（ABI）左侧 1.05，右侧 1.18。肝功、甲功、凝血功能、血脂未见明显异常。心电图：异位心律，加速性房性心律，部分导联 T 波异常，QRS 电轴左偏。

患肢 MRI（病例6图2）：①左踝关节、跗跖关节、跖趾关节及指间关节肿胀；②左足第3、第4跖骨头骨髓水肿；③左足背部局部软组织缺如；④左足皮下水肿。胸部 X 线示无明显异常。

诊断：2 型糖尿病合并足部脓肿；高血压2级（极高危）。

二、诊疗经过

入院给予控制血糖、控制血压、调脂、营养神经、改善循环等治疗，改善全身状况。

入院查体可触及足背部脓肿中间波动感明显，局部皮温升高，入院当天于床旁立即行"脓肿切开清创术"（病例6图3），切开创面，清除脓液及感染、坏死组织，用生理盐水及双氧水反复冲洗创面，银离子敷料填塞创口，无菌敷料包扎固定，并取脓液及坏死组织进行培养，暂经验性给予头孢唑肟联合奥硝唑抗感染治疗。每日创面常规换药治疗。2019 年9月29日换药时发现足部红肿较之前减轻，创面基底部可见肌腱暴露及少许肉芽组织，有较多淡血性分泌物，于床旁予以"VSD 安装术"（病例6图4）。根据脓液及坏死组织培养结果（金黄色葡萄球菌）及药敏试验回示，于 2019 年9月29日更换为左氧氟沙星联合奥硝唑抗感染治疗，左足持续负压吸引治疗。于 2019 年10月7日更换负压辅料，再次行"VSD 安装术"（病例6图5），持续负压吸引治疗，于 2019 年10月10日，复查血常规及 CRP，结果正常，予以停用左氧氟沙星及奥硝唑。后病情平稳后出院，出院后于当地医院继续换药治疗，定期来我院复查（病例6图6），直至愈合。

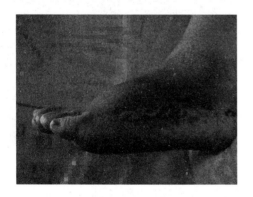

病例6图1　入院情况
（2019 年9月26日）

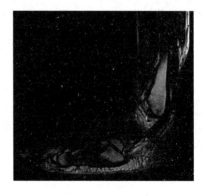

病例6图2　左足磁共振平扫
（2019 年9月29日）

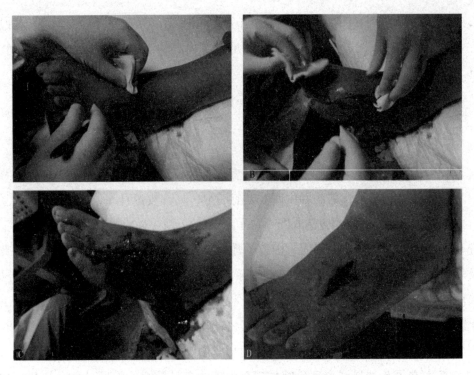

病例 6 图 3 于床旁行"脓肿切开清创术"（2019 年 9 月 26 日）

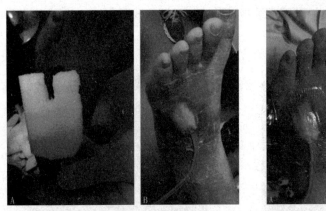

病例 6 图 4 于床旁行"VSD 安装术"
（2019 年 9 月 29 日）

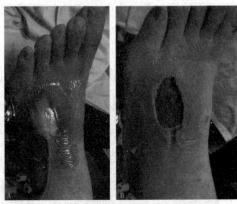

病例 6 图 5 于床旁再次行"VSD 安装术"
（2019 年 10 月 7 日）

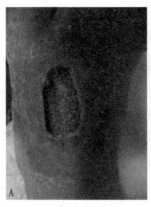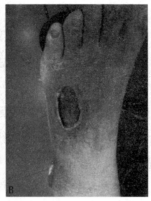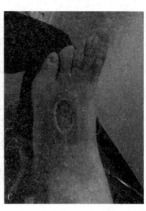

病例 6 图 6　创面恢复情况

注：A.2018 年 11 月 15 日创面恢复情况；B.2018 年 11 月 22 日创面恢复情况；C.2018 年 11 月 29 日创面恢复情况。

三、疾病介绍

糖尿病是临床常见的慢性疾病，全球患病率高达 11.6%，由于代谢障碍及机体防御功能减低，糖尿病容易并发各种感染，细菌感染最为常见，真菌及病毒感染也易发生于血糖控制不佳的糖尿病患者。据 Muller 等人报道，糖尿病患者发生感染的风险是非糖尿病患者的 10 倍。糖尿病的并发感染可形成一个恶性循环，即感染导致难以控制的高血糖，而高血糖进一步加重感染。严格控制血糖是首要措施，胰岛素治疗为首选，进行有效的抗感染治疗，及时调整抗生素的种类，必要时行外科手术治疗。脓肿是急性感染过程中，组织、器官或体腔内，因病变组织坏死、液化而出现的局限性脓液积聚，四周有一完整的脓壁。常见的致病菌多为金黄色葡萄球菌。如果不能及时有效的给予治疗，有可能导致脓毒血症，败血症，感染性休克甚至危及生命。而合并糖尿病使得脓肿的处理更为复杂，创面愈合难度显著增加。此外，糖尿病合并皮肤软组织感染者合并症更多，多合并低蛋白血症、贫血，需要多次床旁清创及手术室清创，以及负压吸引治疗，住院时间也随之延长。糖尿病患者发生感染后症状明显，且进展迅速，脓肿相对较大，患者一般就诊较早，入院后需紧急行床旁清创，严格控制血糖。由于常见的致病菌为金黄色葡萄球菌，在培养及药敏结果未出来时，应经验性给予对金黄色葡萄球菌敏感抗生素治疗。有研究表明，在切开引流的基础上使用抗生素治疗的金黄色葡萄球菌引起的单纯性皮肤脓肿的治愈率显著高于未使用抗生素。及时、有效的抗感染方案能显著减少败血症等事件的发生，明显缩短住院时间，减少支出，提高治愈率。对于既往尚未发现糖尿病的患者，当患处感染病灶短期内迅速进展，应注意筛查糖尿病。

皮肤急性脓肿传统治疗方法为脓肿切开引流，通过填塞凡士林油纱等引流条进行被动引流脓液，促进脓腔愈合，治疗周期长，治疗过程痛苦，感染控制效果差，患者接受度低。随着医疗技术的不断进步，应用负压封闭引流技术（Vacuum sealing drainage，VSD）治疗皮肤脓肿成为新的高效精准治疗模式。VSD 是近年来应用于临床的新式引流方法，对各种急慢性创面的治疗方面应用较为广泛。VSD 手术操作简单、创伤小、引流通畅，可促进患者炎症缓解，缩短患者病程。采用冲洗换药，操作简单，无需传统引流术定期更换敷料，减轻传统换药带来的痛苦，创口小，最大限度地减少了患者的疼痛感。与传统引流术相比，负压封闭引流术明显减少了换药频次以及敷料消耗，有效避免了大切口换药时创口的疼痛感，减少脓肿的复发，减轻患者痛苦。用负压封闭引流可在脓肿腔隙形成封闭空间，可调节创面渗液 pH 达弱酸性，改变优势致病菌繁殖生长微环境，使创面感染的多重耐药菌被非多重耐药菌取代或通过无致病性细菌生长，有效控制创面多重耐药菌感染；同时皮肤脓肿切开后有大量脓液产生，在脓腔内壁附着坏死组织及脓栓，应用负压封闭引流可将坏死组织及脓栓切割后引出，不易堵塞引流管，及时充分引流脓性渗液及坏死组织；且负压封闭引流可改善局部组织血运，利于新鲜肉芽组织生长，从而达到促进脓肿腔隙愈合的效果。

伤口愈合分为三个阶段：炎症、增殖和重塑。表皮形成、血管生成、肉芽组织形成和胶原沉积是伤口愈合的增殖阶段的主要步骤。创伤愈合的经典特征是肉芽组织的短暂发展，支持邻近上皮细胞的快速增殖、迁移和分化。在 VSD 治疗期间产生健壮的肉芽组织，在许多临床研究中已有报道。转化生长因子 1β 是促进创面愈合的重要因子。已证明，在体外，VSD 可增加成纤维细胞转化生长因子 1β 的水平。Kilpadi 等人提示 VSD 能上调急性创面转化生长因子 1β 的水平。此外，Yang 等人在治疗慢性糖尿病足的研究中也得到了类似的结果，支持了 VSD 促进创面愈合的机制可能与上调转化生长因子 β-1 水平有关。负压封闭引流术的应用主要是在负压引流管及密闭贴膜所形成的负压下，使用高分子发泡材料使其快速陷入脓腔，有效阻断了细菌的繁殖生长，利于水肿的消退，创面持续贴附式引流将已坏死的组织分泌物及时清除，有利于创面的修复，该术式局部无漏气，负压状态持续无间断，预防切口积血、积液的发生，促进切口愈合。因此，脓腔愈合快，新鲜肉芽生长迅速，患者恢复较好。

四、病例点评

本例患者患 2 型糖尿病并足部脓肿，患者既往尚未诊断糖尿病，此次因足部受伤后短期迅速进展而形成脓肿，筛查血糖后，血糖显著升高，明确"2型糖尿病"诊断。后转至我院，入院给予控制血糖、控制血压、调脂、营养神经、改善循环等治疗，改善全身状况，并在入院当天于床旁立即行"脓肿切开引流术"，切开创面，清除脓液及感染、坏死组织，并取脓液及坏死组织进行培养。糖尿病的并发感染可形成一个恶性循环，即感染导致难以控制的高血糖，而高血糖进一步加重感染。糖尿病患者发生感染后症状明显，且进展迅速，脓肿相对较大，入院后需紧急行床旁清创，严格控制血糖，经验性给予覆盖金黄色葡萄球菌的抗生素控制感染，后期再根据培养及药敏结果及时调整抗生素使用方案。对于既往尚未发现合并糖尿病的患者，当患处感染病灶短期内迅速进展，应注意筛查糖尿病。每日创面常规换药治疗，创面红肿症状逐渐减轻。在后期联合VSD治疗，改善局部组织血运，利于新鲜肉芽组织生长，从而达到促进脓肿腔隙愈合。出院前复查血常规及CRP，结果正常，伤口肉芽组织生长良好，出院后于当地医院继续换药治疗，直至愈合。

对急性脓肿患者应尽早行脓肿切开清创术，后期再联合VSD治疗，能够有效提高治疗效果，改善患者预后，安全性高。

（张会峰 河南省人民医院）

（张 妲 空军特色医学中心）

（刘加文 郑州大学在读硕士研究生）

参考文献

[1] 中华医学会糖尿病学分会 . 中国 2 型糖尿病防治指南（2020 年版）[J]. 中华糖尿病杂志，2021，13（4）：315-409. DOI：10.3760/cma.j.cn115791-20210221-00095.

[2]Muller LM，Gorter KJ，Hak E，et al.Increased risk of common infections in patients with type 1 and type 2 diabetes mellitus[J]. Clin Infect Dis，2005，41（3）：281-288. doi：10.1086/43158

[3]Baltzis D，Eleftheriadou I，Veves A.Pathogenesis and treatment of impaired wound healing in diabetes mellitus：new insights[J].Adv Ther，2014，31（8）：817-836. doi：10.1007/s12325 –014-0140-x

[4]Daum RS，Miller LG，Immergluck L，et al.A Placebo-Controlled Trial of Antibiotics for Smaller Skin Abscesses[J].N Engl J Med，2017，376（26）：2545-2555.

doi：10.1056/NEJMoa1607033

[5]Talan DA，Mower WR，Krishnadasan A，et al.Trimethoprim-Sulfamethoxazole versus Placebo for Uncomplicated Skin Abscess[J].N Engl J Med，2016，374（9）：823-832．doi：10.1056/ NEJMoa1507476

[6]Murray H，Leifso K.Just the Facts：Methicillin-resistant Staphylococcus aureus and soft tissue abscess in the emergency department[J].CJEM，2020，22（2）：149-151．doi：10.1017/ cem.2019.452

[7]孙凯，沈治祥，张学春，等.小切口配合封闭负压吸引治疗乳腺脓肿22例[J].蚌埠医学院学报，2014，39（9）：1246-1247.

[8]张立清，张喜平.负压封闭引流技术与传统脓肿引流术治疗乳腺脓肿疗效对比[J].局解手术学杂志，2016，25（4）：270-272．DOI：10.11659/jjssx.07E015155.

[9]魏世隽，蔡贤华，李明.负压封闭引流技术治疗胫腓骨骨折内固定术后感染分析[J].局解手术学杂志，2012，21（2）：162-163．DOI：10.3969/j.issn.1672-5042.2012.02.020.

[10]孔伟，姜丽娟，赵越，等.慢性溃疡创面愈合的微环境变化：一项前瞻性随机对照临床研究[J]．中国中西医结合急救杂志，2016，23（3）：253-256．DOI：10.3969/j.issn.1008-9691.2016.03.008.

[11]狄青海，张家诚，王彦孜，等.甲壳胺膜负压封闭引流疗法治疗多重耐药菌感染创面[J]．中华整形外科杂志，2019，35（4）：398-401．DOI：10.3760/cma.j.issn.1009-4598.2019.04.015.

[12]康强军，刘长安，王洪彬，等.埋入式负压封闭引流技术治疗肢体巨大脓肿的应用[J]．河北医科大学学报，2017，38（2）：224-227．DOI：10.3969/j.issn.1007-3205.2017.02.025.

[13]Broughton G 2nd，Janis JE，Attinger CE.Wound healing：an overview[J].Plast Reconstr Surg，2006，117（7 Suppl）.doi：10.1097/01. prs.0000222562.60260.f9

[14]Armstrong DG，Lavery LA.Diabetic Foot Study Consortium.Negative pressure wound therapy after partial diabetic foot amputation：a multicentre，randomised controlled trial[J].Lancet，2005，366（9498）：1704-1710．doi：10.1016/S0140-6736（05）67695-7

[15]DeFranzo AJ，Argenta LC，Marks MW，et al.The use of vacuum-assisted closure therapy for the treatment of lower-extremity wounds with exposed bone[J].Plast Reconstr Surg，2001，108（5）：1184-1191．doi：10.1097/00006534-200110000-00013

[16]McNulty AK，Schmidt M，Feeley T，et al.Effects of negative pressure wound therapy on cellular energetics in fibroblasts grown in a provisional wound（fibrin）matrix[J]. Wound Repair Regen，2009，17（2）：192-199．doi：10.1111/j.1524-475X.2009.00460.

[17]Lu F，Ogawa R，Nguyen DT，et al.Microdeformation of three-dimensional cultured fibroblasts induces gene expression and morphological changes[J].Ann Plast Surg，2011，66（3）：296-300.doi：10.1097/SAP.0b013e3181ea1e9b

[18]Kilpadi DV，Bower CE，Reade CC，et al.Effect of Vacuum Assisted Closure Therapy on early systemic cytokine levels in a swine model[J].Wound Repair Regen，2006，14（2）：210-215．doi：10.1111/j.1743-6109.2006.00112．x

[19]Yang SL，Zhu LY，Han R，Sun LL，et al.Effect of Negative Pressure Wound Therapy on Cellular Fibronectin and Transforming Growth Factor-β1 Expression in Diabetic Foot Wounds[J].Foot Ankle Int，2017，38（8）：893-900.doi：10.1177/1071100717704940

病例 7

应用中成药进行创面治疗的经验分享

一、病历摘要

患者男性，54 岁，2022 年 3 月 23 日以"发现血糖升高 25 年，左足溃烂 5 个月"为主诉第 1 次入我院。

现病史：25 年前因视力模糊体检发现血糖升高，空腹达 11mmol/L，无口渴、多饮、多尿，无消瘦、四肢麻木，当地某医院诊断为糖尿病，给予口服药物治疗，未监测血糖，现行"德谷胰岛素注射液（诺和达）18U 睡前，门冬胰岛素（诺和锐）8U 三餐前，盐酸二甲双胍缓释片（麦克罗辛 0.5g bid）"药物治疗，空腹血糖维持在 6 ～ 7mmol/L，餐后血糖维持在 7 ～ 10mmol/L；5 个月前左足底偏外侧部硬茧皮肤下逐渐溃烂，向深部蔓延，伴视力模糊，无疼痛、瘙痒，无口渴、多饮、多尿，无消瘦、四肢麻木，后因发热、左足部疼痛就诊于当地某医院，给予清创、骨水泥填充等治疗，具体不详，好转后出院，后因创面进一步溃烂就诊于当地另一医院，给予清创、负压引流治疗，具体不详，期间给予"甲钴胺片（康恩贝）0.5mg tid，胰激肽原酶肠溶片（怡开）120U tid"药物治疗，总体治疗效果不佳，现为求进一步治疗来我院就诊，门诊以"2 型糖尿病足病"平诊收入我科，自发病以来，神志清，精神一般，饮食、睡眠可，大小便正常，体重 5 个月减轻 10kg。

既往史：有吸烟史，吸烟史 30 余年，2 ～ 3 支 / 天，有饮酒史，饮酒史 30 余年，具体不详。

体格检查：左足底部第五跖趾关节处可见皮肤溃烂，创面内可见深层组织，可探及深部，关节囊开放，跖趾关节缺失，创面周围胼胝形成（病例 7 图 1）。全身皮肤黏膜无黄染，脊柱四肢：脊柱正常生理弯曲，左下肢活动受限，无畸形、下肢静脉曲张、杵状指（趾），关节正常，下肢无水肿。双侧足背动脉未触及，双侧浅感觉减退。

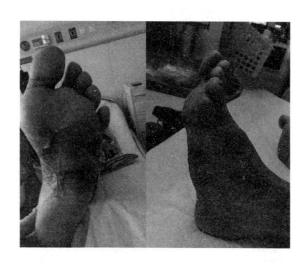

病例 7 图 1　入院创面情况（2022 年 3 月 23 日）

二、诊疗经过

入院后检查，糖化血红蛋白 7%，尿微量白蛋白 3338.06mg/L。尿常规：蛋白质 3+，血常规：白细胞 7.4×10^9/L，中性粒细胞计数 4.86×10^9/L，血红蛋白 131g/L；生化：CHOL 5.56mmol/L，TG 2.21mmol/L，HDL–C 0.98mmol/L，LDL–C 3.62mmol/L，C-反应蛋白 21.6mg/L。感觉阈值：极重度感觉减退。心电图：窦性心律，室性早搏，特异性室内传导异常，Ⅲ、aVF 导联异常 Q 波，请结合临床，部分导联 ST–T 异常，建议动态心电图检查。彩超：双侧颈总动脉内膜增厚，双侧颈总动脉可见多发斑块样回声；双下肢血管，右侧股总动脉可见一大小约 19.0mm×3.1mm 低回声，左侧股总动脉可见一大小约 18mm×2.8mm 低回声，双侧股深、股浅、足背动脉内膜可见点状强回声散在分布，管腔内未见明显异常回声。左足正斜位片：左足骨质疏松，左足异常改变符合糖尿病骨病之 X 线改变，左足第五跖骨远端及近段趾骨局部缺如（病例 7 图 2）。双下肢 CTA 提示下肢动脉硬化闭塞症；①腹主动脉下段、双侧髂总动脉及髂内动脉多发软硬斑，管腔轻 - 中度狭窄；②双侧股深动脉多发软硬斑，管腔中 - 重度狭窄；③双侧股动脉可见多发软硬斑，管腔轻 - 中度狭窄；④双侧腘动脉多发软硬斑，管腔轻 - 中度狭窄，右侧腘动脉局部重度狭窄；⑤双侧胫腓干多发软硬斑，管腔中 - 重度狭窄，部分节段性闭塞；⑥双侧胫前动脉远端及双侧足背动脉多发软硬斑，管腔中 - 重度狭窄；⑦双足骨质密度减低，左足第 5 跖骨远端及近段趾骨局部缺如（病例 7 图 3）。

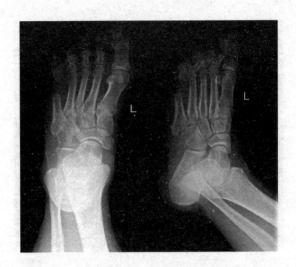

病例 7 图 2　左足正斜位片

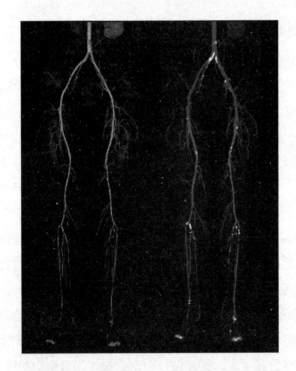

病例 7 图 3　下肢 CTA

　　结合病史可明确诊断：①2 型糖尿病足病并感染糖尿病周围血管病变 糖尿病周围神经病变 糖尿病肾病 G3A3 期 糖尿病视网膜病变；②下肢动脉硬化闭塞症；③甲状腺结节；④左肾缺如；⑤前列腺增生；⑥房性早搏室性早搏；⑦低蛋白血症；⑧高尿酸血症。

　　依据现有诊断给予控制血糖、降压、调脂、改善循环、营养神经、纠正低蛋白等全身治疗，积极改善患者全身状况，避免患肢负重。

2022年3月28日转入血管外科，治疗下肢血管。

2022年3月30日在局部麻醉下行"左下肢动脉造影,左下肢动脉球囊扩张成形术"

2022年4月1日转入内分泌科。

2022年4月4日在神经阻滞麻醉下行"左足经跖骨第5趾截趾术＋扩创术＋创面封闭式负压引流术"。术中可见较深窦道，局部存在感染（病例7图4）。术中留取创面内组织及骨组织一般细菌培养＋药敏未检出细菌，细菌涂片革兰氏染色未见细菌，抗酸染色未见抗酸杆菌，真菌检查未见真菌。4月15日部分切开对合差，裂开（病例7图5）。考虑难以愈合，局部植入载抗生素骨水泥，后出院（病例7图6）。

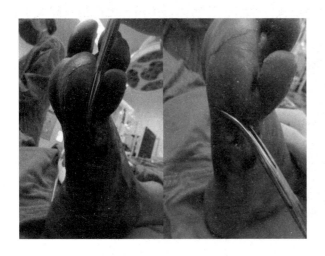
病例7图4 术中创面情况

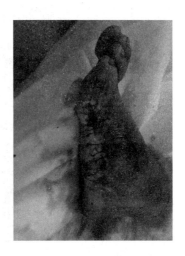
病例7图5 负压治疗后创面情况

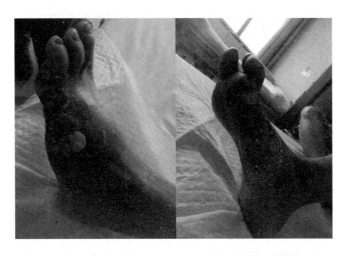
病例7图6 2022年4月15日植入骨水泥后出院前创面情况

5月25日为进一步治疗再次来我院，再次入院治疗，创面恢复较为满意，在第5趾骨外侧，残留一约3.5cm×2.0cm的裂口，创面内可见诱导膜及少量渗出物，无臭味，创面周围皮肤边缘生长缓慢，创面周围皮肤无红肿等感染迹象。这是我们临床，糖尿病足治疗过程中经常遇到的一些浅表性的皮肤溃疡的临床表现。我们在创面进行彻底消毒、清创之后，运用具有去腐生肌作用的秘制膏药换药治疗，全身应用改善循环营养神经抗血小板聚集、抗凝等基础治疗，住院换药时间从5月25日到6月3日，创面脓性分泌物消失，出现新鲜肉芽组织，创口面积约2.5cm×1.5cm。经过10天治疗，创面分泌物逐渐减少，局部肉芽长势良好，肉芽呈粉红色，触之可出血，可见去腐生肌膏药对于此患者的皮肤溃疡慢性创面治疗是有效的，而且促进了创面的愈合（病例7图7、图8、图9）。但是，从治疗模式上来讲，长期住院换药，无论是时间成本还

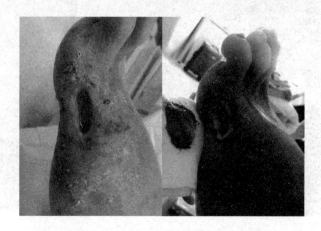

病例7图7　2022年05月30日住院期间照片

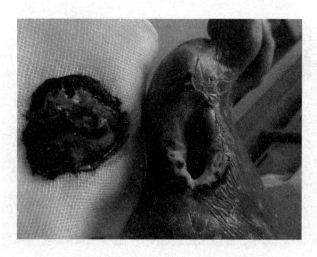

病例7图8　2022年06月01日住院期间照片

是经济成本，患者都无法接受，于是于 6 月 3 日，出院改为居家治疗模式，居家进行换药治疗（病例 7 图 10）。

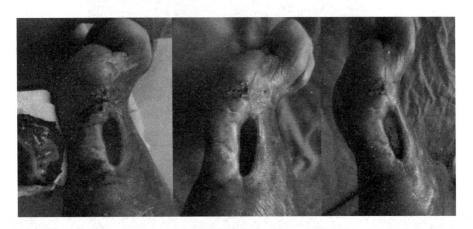

病例 7 图 9　2022 年 06 月 02 日住院期间照片

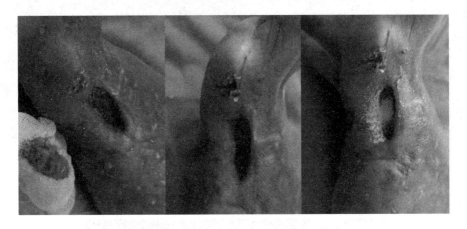

病例 7 图 10　2022 年 6 月 3 日病情好转后出院

出院后制订居家治疗方案调整：

降糖方案：诺和锐笔芯 8U、6U、8U，来得时 睡前 20U，盐酸二甲双胍 2 片 tid。

抗生素调整：2022 年 5 月 26 日经验性给予哌拉西林他唑巴坦抗感染治疗，2022 年 6 月 3 日停用，改为口服"盐酸莫西沙星"治疗。

居家进行创面换药治疗：改用拔毒生肌散换药治疗。

2022 年 6 月 4 日至 7 月 8 日期间院外随访，如病例 7 图 11 至图 21 所示。

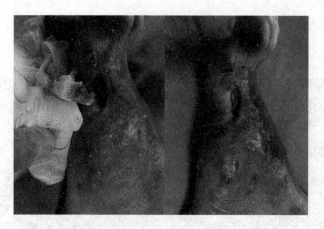

病例 7 图 11　2022 年 06 月 04 日院外随访照片

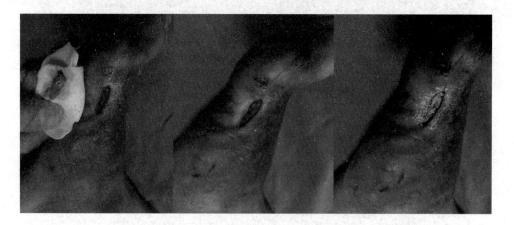

病例 7 图 12　2022 年 06 月 05 日院外随访照片

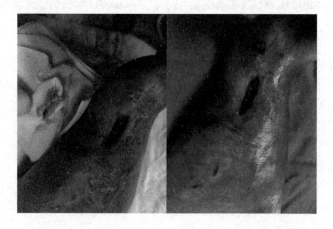

病例 7 图 13　2022 年 06 月 07 日院外随访照片

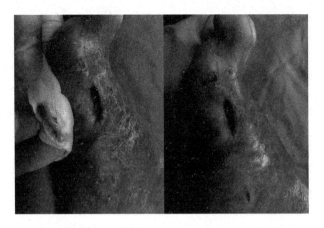

病例 7 图 14　2022 年 06 月 09 日院外随访照片

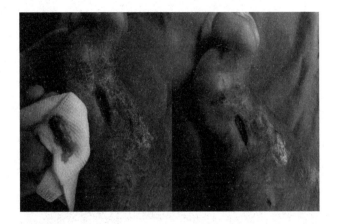

病例 7 图 15　2022 年 06 月 11 日院外随访照片

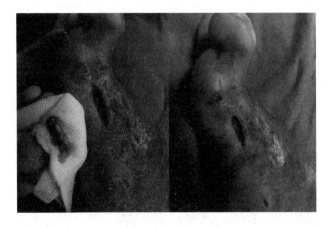

病例 7 图 16　2022 年 06 月 15 日院外随访照片

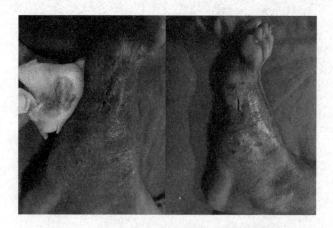

病例 7 图 17　2022 年 06 月 17 日院外随访照片

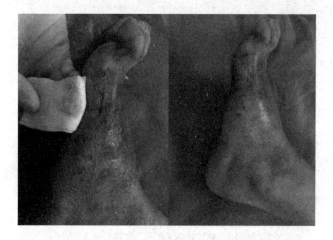

病例 7 图 18　2022 年 06 月 20 日院外随访照片

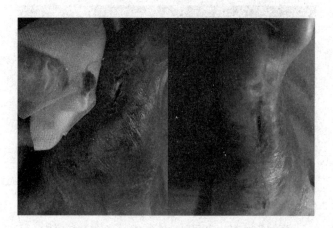

病例 7 图 19　2022 年 06 月 26 日院外随访照片

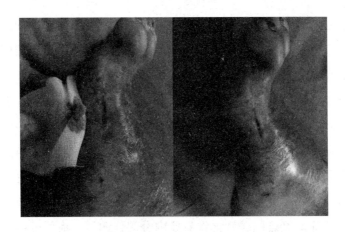

病例 7 图 20　2022 年 07 月 01 日院外随访照片

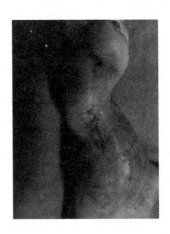

病例 7 图 21　2022 年 07 月 08 日院外随访照片

　　6月3日至7月8日,改用去腐生肌散居家换药,改用此方案后,每次换药取出纱布,可以看到,有脓性物质形成,创面肉芽组织形成,脓越多,新生肉芽组织越多。创面明显收缩,创口面积明显减少,居家35天治疗时间创面逐渐缩小直至愈合。

　　应用拔毒生肌散居家换药与住院期间应用秘制膏药相比较:第一、患者无菌观念及无菌技术不到位,经指导,仅能以碘伏对创面进行消毒,生理盐水,对消毒后的创面进行冲洗等处理后,外敷药物治疗。第二、住院期间的膏药需要烤制,并结合创面清创,才能在创面应用,患者不具备此条件。第三、两者都是煨脓生肌、去腐生肌之功效。鉴于以上优点,以及患者能掌握的消毒技术,改用拔毒生肌散居家治疗。

三、疾病介绍

　　糖尿病足是糖尿病的严重并发症之一,糖尿病足的基本定义是糖尿病患者踝关节以远的皮肤及其深层组织破坏，常合并感染和（或）下肢不同程度的动脉闭塞症，严重者累及肌肉和骨组织。糖尿病足是糖尿病患者致残、致死的主要原因之一，也是造成社会沉重负担的重大公共卫生问题。糖尿病足溃疡（diabetic foot ulcer，DFU）是糖尿病足最常见的表现形式。据估计，全球范围内平均每20秒就会有1个糖尿病患者因足病而截肢。我国50岁以上的糖尿病患者中，糖尿病足的年发病率为8.1%，糖尿病足患者的年截肢率为5.1%，年死亡率高达14.4%。糖尿病足已成为糖尿病患者致残、致死的主要原因之一。糖尿病足治疗花费巨大，我国近年来糖尿病足的住院医疗费用显著增长，给社会带来了沉重的卫生和经济负担。糖尿病足具有复杂性、危险性和严重性，其治疗是临床的疑难问题，常常需要内分泌代谢科、血管外科、骨科、创面修复科、感染科、检验科、放射科等多个专科的协作，以达到及早诊断和及早进行科学规范治疗的目的。

糖尿病足常用的治疗手段包括降糖、降压、调脂和营养支持等基础治疗，根据病情需要及时有效地应用抗生素以控制感染，使用扩血管药物、抗血小板药物、抗凝药物改善下肢血液供应和微循环等。在基础治疗和整体治疗的基础上，对患足进行局部清创换药、重建血运、修复创面和减压等治疗均是促进DFU愈合的重要环节。近年来国内外糖尿病足治疗的新方法、新技术和新理念不断涌现，也先后形成了一系列的诊疗规范和治疗指南，我们在实际工作中加以应用予以实践，也取得了不错的临床治疗效果。

在糖尿病足治疗过程中，医疗花费巨大，住院时间长，患者期望与实际治疗效果差距较大等问题是一直无法规避的一个话题。

2017年全球糖尿病医疗费用高达7270亿美元，其中中国为1100亿美元。在发达国家，糖尿病足占用了12%～15%的糖尿病医疗卫生资源，而在发展中国家，则高达40%。美国糖尿病医疗费用的三分之一用于糖尿病足患者，故糖尿病足产生巨大的社会和家庭的经济负担。

有文献显示：美国糖尿病患者约2 230万，2012年度糖尿病医疗花费是2 450亿美元，其中糖尿病足的人均花费是8658美元，除了基础的糖尿病花费以外，糖尿病足的医疗费用占90亿～130亿美元；与对照者相比，DFU患者住院时间更长、家庭医护费用更多，医疗费用是非足溃疡者的2倍，人均年增加医疗费用11 711美元（医疗保险卡使用者）和15 890美元（私人保险）。英国2010—2011年糖尿病足医疗费用约5.80亿英镑，占全国医疗卫生支出的0.6%，该费用的一半以上（3.07亿英镑）用于社区和一级医疗服务单位DFU的护理，住院DFU费用为2.19亿英镑，截肢费用为

5500 万英镑。

我国 2004 年多中心调查显示，DFU 患者平均住院天数为 25 天，次均总费用 14 906 元；2012 年再次多中心调查显示 DFU 患者住院费用高于 2004 年，日均住院费用升高，但住院天数缩短［18（12 ~ 32）比 21（15 ~ 32）d］，经过消费价格指数校正后，两组住院费用差异无统计学意义。

我国 2010 年多中心糖尿病截肢率调查说明，病程大于 20 年的患者住院天数最长（42 天），住院费用最多（34 253 元）。随着 Wagner 分级的增加，住院天数无明显增加，但住院费用却明显增加。小截肢患者与大截肢患者比较，住院时间平均少 3 天，住院费用平均低 10 000 元。二次或多次截肢及死亡患者不但住院时间明显延长，费用也显著增加。

糖尿病足加重糖尿病患者的医疗经济负担，贫穷也与糖尿病足发生有关，不卫生的习惯导致感染性足病。延迟就诊在我国较为普遍，尤其在偏远经济不发达地区。

传统中医药对糖尿病足的治疗，也是得到实践检验的。糖尿病足的中医定义：糖尿病足的临床特点为早期肢端麻木、疼痛或无感觉，发凉和（或）有间歇性跛行、静息痛，继续发展则出现下肢远端皮肤变黑或组织溃烂、感染、坏疽。由于此病变多发于四肢末端，因此又称为"肢端坏疽"，属中医"筋疽""脱疽"范畴。

糖尿病足的中医辨证：糖尿病足在糖尿病的各个阶段均可起病，与湿、热、火毒、气血凝滞、阴虚、阳虚或气虚有关，为本虚标实之证。由于本病既有糖尿病和其他并发症的内科疾病表现，又有足部病变的外科情况，一旦发病，病情发展急剧，病势险恶。故临证辨治要分清标与本，强调整体与局部辨证相结合，注意扶正与祛邪并重。有时全身表现与患足局部症状并不统一，虽然全身表现为一派虚象，局部表现却可能是实证，要根据正邪轻重而有主次之分，或以祛邪为主。

具体治疗手段包括：中药足浴熏洗（推荐，B 级）；穴位按摩（可推荐，C 级）；药物熏蒸（可推荐，C 级）；口服中成药（可推荐，C 级）；口服汤剂（推荐，B 级）；手术疗法（推荐，C 级）；中药外敷（可推荐，C 级）；针灸治疗（可推荐，C 级）。

糖尿病患者往往并发症多，全身多系统合并症较重，基础身体状况较差，在治疗糖尿病足的过程中，需要在全面评估患者健康状况及局部创面情况的基础之上，综合掌握各种糖尿病足治疗方法的优缺点及适应证，合理运用各种恰当的糖尿病足及创面的治疗方法，才能有效提高患者的治愈率，降低医疗花费，减轻家庭及社会的负担，降低患者的致残致死率，提高患者的生活质量。

四、病例点评

本文展示的这一病例，是我们工作中经常见到的。同时，患者的治疗根据糖尿病足的不同发展阶段，先后应用了基础治疗改善全身健康状况、清创与抗感染治疗、外周动脉血管开通、负压伤口治疗、载抗生素骨水泥植入治疗、糖尿病足小截肢、中药治疗等。这些经典的治疗手段也是在我们日常工作中被大家所肯定和认可的。

众所周知，糖尿病足致残、致死率高、复发率高、医疗费用高，造成沉重的家庭及社会负担。临床上，治疗 DFU 的目的是减少心脑血管事件发生，降低死亡率；促进溃疡愈合，降低截肢率，保护肢体功能，提高患者生活质量。因此，为了达到该目的，对于该糖尿病足溃疡患者，进行全身状况与足部状况进行科学的评估，进而制订正确的治疗方案。

本文所展示的患者在进行了一系列前期治疗后，第 2 次住院，拆除骨水泥后，创面局部感染得到基本控制，在继续全身应用敏感抗生素的同时，局部创面的治疗，变成了一个长期的挑战。在这一过程中，既要选择科学有效的治疗手段促进创面的愈合，又要兼顾在治疗过程中患者医疗费用的支出，同时还要考虑患者对治疗方案的依从性以及整个治疗过程中出现的感染加重，心脑血管等偶然突发情况的存在。

患者的创面究其病因是严重神经病变引起的神经性溃疡，因健康意识不强以及对糖尿病足发生发展认识不够等客观原因，加上严重的周围循环并发症，导致局部感染进行性加重，侵犯骨质。演变成神经－缺血性溃疡合并感染。

一方面，此患者在出现骨质破坏，严重骨髓炎的情况下，于当地进行仅仅局部清创，不能够达到有效的控制疾病的目的。清创是指利用外力去除溃疡创面（或邻近病灶）的坏死和感染失活组织，以及去除嵌入伤口的外来物质，从而使得溃疡创面清洁并出现有活力的组织。合理的清创频率是伤口愈合的独立影响因素，可以去除坏死组织、更好地观察创面情况，有助于脓性分泌液排出、暴露细菌可能定植的位置从而控制感染或降低感染风险，使慢性伤口转化为急性或亚急性伤口从而加速愈合。任何存在感染、坏死组织的创面都需要有效清创，但要严格把握清创时机，因过早或过迟清创都不利于伤口恢复。

临床医师对 DFU 患者进行科学评估后，针对不同类型的 DFU，根据具体情况进行针对性处理，选择恰当清创术。

神经性溃疡的清创方式主要以物理清创为主，早期若不合并严重感染时，可采用剪刀、手术刀等器械，对过度角化的皮肤组织进行彻底的清除，留下一个相对正常组织的基底，随后进行减压治疗。若神经性溃疡进一步发展，形成窦道合并深部组织感染，需使用超声清创等物理清创方法，彻底扩创去除较明显坏死组织，并根据感染程度、渗液清创、创面边缘皮肤条件选择不同的敷料清创治疗。

缺血性溃疡的处理应避免盲目扩创。轻度缺血性溃疡以物理清创为基石，可联合自溶性清创及酶学清创；中度缺血性溃疡仍以物理清创为主，自溶性及酶学清创为辅，但需注意清创过程中保护溃疡边缘，切勿将溃疡边缘一次性去除，从而导致溃疡坏死面积进一步扩大可能，影响愈合；对于重度缺血性溃疡者，应完善缺血状况评估，及时行下肢血运重建手术。在血运状况改善前，建议加强内科改善循环药物治疗，溃疡局部可使用碘伏纱布、含银藻酸钙敷料暂时处理，为进一步治疗提供机会。

神经 - 缺血性溃疡的清创原则是适当扩创及引流。若溃疡存在潜行窦道及瘘管，可使用无菌探针探查溃疡是否已经深及骨、关节及腱鞘。如检查发现骨质外露或深达骨质，应考虑骨髓炎存在，强调在清创时对于脓性渗出物、溃疡深部组织应反复进行病原学培养。

常见的溃疡形式有神经性溃疡、缺血性溃疡、神经 - 缺血性溃疡三类。因为糖尿病足患者往往严重神经病变和缺血病变同时存在，所以神经性溃疡和缺血性溃疡往往不是单独存在，那么在我们选取相应的清创手段的时候，一定要根据创面产生的原因，充分评估之后，选择合适的清创手段。

另一方面，因为医疗技术手段的限制，在不能充分评估下肢血管病变并进行血运重建的情况下，即便是局部运用载抗生素骨水泥及负压吸引等治疗也不能起到满意的治疗效果。

糖尿病下肢血管病变包括下肢动脉病变（LEAD）和慢性下肢静脉病变。LEAD 是全身动脉病变的局部表现，也是外周动脉病变的一个组成部分。糖尿病患者 LEAD 的发病风险明显增高，是糖尿病足最重要的发病机制之一。同时，糖尿病性 LEAD 具有其自身特点，除了病理与解剖特点之外，还由于大多合并糖尿病神经病变，使得 LEAD 的症状更加隐匿和不典型。预防、控制和治疗糖尿病性 LEAD，是糖尿病足防控的重要环节。

LEAD 是 2 型糖尿病常见的慢性并发症之一。糖尿病性 LEAD 有其独特的特点，病变广泛，不仅有大动脉、中动脉，更多涉及膝下中、小动脉，主要表现为血管中膜钙化、节段性狭窄或闭塞，是导致糖尿病患者足溃疡发生、致残及致死的主要原因之一。EURODIALE 研究结果显示，47.5% 的糖尿病足患者存在 LEAD，合并 LEAD 者溃疡愈合率明显低于无 LEAD 者，且合并感染时是溃疡不愈合和大截肢的预测因素。从某种角度来看，糖尿病合并 LEAD 仍然是容易被临床医护人员忽略的一个并发症。

在患者首次来我院就诊的时候，对于患者的全身状况和足部情况给予充分的评估，认识到缺血是导致溃疡形成以及不愈合的重要原因，积极由血管外科进行血运重建手术治疗，用于改善下肢的严重缺血，为创面愈合及感染控制创造机会。结合对患足创面彻底清创，清除坏死组织，截除感染严重及坏死的骨质，保护创面周围皮肤，局部进行负压引流及感染创面的载敏感抗生素骨水泥植入术。全身感染症状及相关指标迅速得到有效控制，局部红肿等炎症反应明显消退，病情稳定后达到出院标准，患者带骨水泥出院治疗。

第 1 次住院，在全面评估、血运重建、彻底清创、局部载敏感抗生素骨水泥抗感染的基础上，居家治疗 1 个月余，按照既定的复诊计划，再次来我院复诊，全身感染得到有效控制，局部组织无深层感染，创面大部分愈合，仅残留一处，较为表浅，有少量感染性分泌物的创面。那么这一阶段就是我们在临床工作中，经常遇到的糖尿病足创面修复。

DFU 创面修复的基本条件是：创面经过清创，坏死组织被彻底清除，深部脓肿得到充分引流，骨及创面感染得到有效处理，足部血液循环得到有效改善，全身营养状态逐步好转，创面进入修复期。

修复期处理原则：为创面生长提供良好的环境和条件，促进成纤维细胞的增殖和基底肉芽组织快速增长使创面进入上皮化期，加速创面愈合。

创面修复期采用治疗方法较多，但应针对不同时期创面特点选择相应的治疗方案，以提高疗效缩短病程。

1. 目前，市场上可用于创面修复的敷料品种繁多，从传统敷料纱布、棉垫、凡士林纱布到现代敷料，依据其作用特点可分为透明敷料、水胶体敷料、泡沫敷料、水凝胶敷料、藻酸盐敷料、银离子敷料、生物型创面基质敷料等。此类敷料可谓百花齐放，但是他们共性的缺点也是无法回避的，一方面是适应证范围比较窄，另一方面是材料成本较高，因此需要专业医务人员根据创面变化进行选择，进行换药操作。

2. DFU 患者经过标准治疗，感染得到控制，肉芽生长良好，"创面床"准备充分，此时可考虑采用皮肤、皮瓣移植以重建皮肤缺陷。皮肤替代品包括生物工程或人工皮肤、自体移植（取自患者）、同种异体移植（取自他人）或异种移植（取自动物）。皮肤替代物通过提供细胞、可溶性介质和刺激愈合所需的细胞外基质，可作为治疗难治性创面的辅助治疗；与标准治疗相比，糖尿病患者足溃疡愈合率增加，截肢率略低，但缺乏长期效益的证据，成本效益并不确定。此外，皮肤替代品应该用于血供良好的

DFU。

3．此外用于糖尿病足创面愈合的治疗手段还有自体富血小板凝胶、创面生物制剂（细胞因子）应用、高压氧治疗、干细胞治疗等方面。但是这类治疗，对技术要求更高，住院花费较高及住院时间较长，是导致最终治疗失败的重要因素。

4．在传统中医药治疗糖尿病足，中药外敷是大家公认的一种治疗方法，在常规基础治疗及清创后，使用中药外敷，可改善DFU、肿胀、麻木、疼痛、皮肤颜色等症状。

（1）发病早期（炎症坏死期）：湿热毒盛，局部红肿，疮面糜烂，有脓腔，秽臭难闻，肉腐筋烂。宜清热解毒祛腐为主，外用箍围疗法，可选如意金黄散等；创面清洗可加用复方黄柏液等；创面可选九一丹、清创后可选涂有九一丹或复方黄柏液浸湿的纱条放入窦道引流及外敷于创面。

（2）中期（肉芽增生期）：邪正交争，疮面分泌物少，异味轻，肉芽渐红，宜祛腐生肌为主，可方选红油膏、京万红软膏等外敷。

（3）后期（疤痕长皮期）：毒去正盛。疮面干净，肉芽嫩红，宜生肌长皮为主，可外用生肌玉红膏等敷于创面。

二次住院以后考虑患者经济承受能力，结合患者意愿根据创面及全身的情况，选用祛腐生肌为主中药外敷治疗，经前期膏药外敷治疗创面，感染及创面面积明显改善，提示治疗有效，给予患者办理出院，居家应用"拔毒生肌散"常规换药。这一方案的选择，具有以下优点：①操作技术难度较低，患者家属经简单培训，掌握基本无菌技术，将粉剂薄层撒于涂于创面，无菌纱布包扎即可完成换药；②换药成本较低，居家换药节省了大量的医疗资源，医疗花费，交通费等；③居家治疗患者依从性较高，病例中给大家分享的居家治疗图片，均为家属每日换药时拍摄，由微信发给主管医生。

对于"拔毒生肌散"，在这里也和大家进行一个分享：

组方：冰片、炉甘石（煅）、龙骨（煅）、红粉、黄丹、轻粉、虫白蜡、石膏（煅）。

拔毒生肌散来源于清代名医赵廷海秘制伤药方，先收录在《全国中药成药处方集》（武汉方）。由红粉、黄丹、轻粉、煅石膏等8味药材组成，临床上用于治疗久溃不愈的疮、疡、痈，能有效改善伤口愈合情况，减少伤口愈后瘢痕挛缩，尤其在糖尿病足上具有良好的效果。

拔毒生肌散中药物成分的功效如下：

1．君药红粉是氧化汞和硝酸汞的混合物，为水银、火硝、白矾各等分混合升华而成。具有拔毒排脓、去腐生肌的功效，但有毒。

2．臣药轻粉是升华法炼制而成的氯化亚汞，有明显杀菌作用，可攻毒敛疮，加强君药去腐的功效，但也有毒。

两者为方中必不可少的功效物质，但其所含有的大量汞可通过皮肤吸收反复用于局部创面，会引起慢性蓄积，对多种器官产生损伤，使用不当可能导致汞急性中毒。但在中成药制剂拔毒生肌散中严格把控红粉、轻粉的用量，只取其作用，同时控制毒性。

3. 石膏可清凉防腐，生肌敛疮。药理实验表明，石膏局部涂敷，可减少分泌物渗出，防止感染，促进愈合。

红粉、轻粉、石膏三者为主，可使余毒得解，脓尽腐脱，肌肉生长，则疮口愈合。

4. 黄丹能解热拔毒，长肉祛瘀，治恶疮肿毒，为外科必用之物，与轻粉、红粉等合用，解毒去腐生新之力尤著。

5. 龙骨与石膏相伍，生肌敛疮之力倍增。

6. 虫白蜡止血生肌、敛疮，主要用于创伤出血，疮口久溃不敛，配伍铅丹制剂促进肌肉生长。

7. 冰片是中医外治中常用的一味药，有生肌敛疮之效，同时现代研究表明冰片具有抗炎镇痛、抗菌等作用。现代药理研究表明，冰片能增加肉芽组织结构和表皮细胞再生，修复皮肤附属器官而具有较强的创伤愈合作用。

8. 炉甘石性平，有生肌敛疮、收湿止痒、解毒等功效。主要成分为碳酸锌，锻制后分解为氧化锌，广泛应用于皮肤科、外科，作为中度的防腐、收敛、保护剂治疗皮肤炎症或表面创伤。

拔毒生肌散中含有汞铅等重金属成分，中医在应用含汞铅等成分治疗久溃不愈疮痈方面有悠久的历史，并具有独特治疗效果，伤口愈合后较一般方法能够有效减少瘢痕挛缩，有利于疮疡局部功能恢复。

由于该方临床用于破溃皮肤，因此其存在汞、铅蓄积性中毒的隐患大于完整性皮肤。据文献报道，钙、锌能够降低汞、铅毒性，钙、硒联合应用可拮抗铅毒性。

拔毒生肌散方中除含有汞、铅等重金属矿物药外，还有煅龙骨、煅石膏、炉甘石等中药，其中煅石膏、煅龙骨均属于矿物药中的钙化物类，龙骨还含有多种人体所必需的微量元素及氨基酸；炉甘石主要含有碳酸锌，炮制后部分分解为氧化锌。因此，拔毒生肌散中配伍药味可能因含有钙、锌、硒而具有减轻汞、铅毒性的作用。

众所周知，糖尿病足致残、致死率高，复发率高，医疗费用高，造成沉重的家庭及社会负担。及早筛查并矫正糖尿病足危险因素和及早规范治疗DFU，能明显降低截肢率和医疗费用，提高患者的生活质量。探究糖尿病足整体治疗过程，适时合理的应用中药治疗，既可以明显降低糖尿病足创面换药的复杂程度，也可以促进治疗模式由住院治疗转归为居家治疗，最终在保证治疗效果等前提下，达到节省医疗资源，减少医疗花费的目的。

（张会峰　河南省人民医院）

（刘伯语　新乡医学院第三附属医院）

（朱凌燕　南昌大学第一附属医院）

参考文献

[1]International Diabetes Federation.IDF Diabetes Atlas，8th.Brussels：2017[EB/OL].[2019-01-02].http：//www.diabetesatlas.org.

[2]Bakker K，Apelqvist J，Lipsky BA，et al.The 2015 IWGDF guidance documents on prevention and management of foot problems in diabetes：development of an evidence-based global consensus[J].Diabetes Metab Res Rev，2016，32Suppl 1：S2-6．DOI：10.1002/dmrr.2694.

[3]Jiang Y，Wang X，Xia L，et al.A cohort study of diabetic patients and diabetic foot ulceration patients in China[J].Wound Repair Regen，2015，23（2）：222-230.DOI：10.1111/wrr.12263.

[4] 王爱红，武钰翔，朱平，等 .2006—2015 年糖尿病足病患者住院医疗费用调查 [J]. 中华老年多器官疾病杂志，2018，17（8）：565-568．DOI：10.11915/j.issn.1671-5403.2018.08.129.

[5] 许樟荣 . 学习国际糖尿病足工作组 2019 版糖尿病足临床指南，规范糖尿病足的诊治 [J]. 中华糖尿病杂志，2021，13（8）：753-757．DOI：10.3760/cma.j.cn115791-20210222-00096.

[6] 王爱红，薛婧，许樟荣 . 糖尿病足临床治疗进展与展望 [J]. 中华糖尿病杂志，2022，14（7）：643-649．DOI：10.3760/cma.j.cn115791-20220619-00280.

[7]Raghav A，Khan ZA，Labala RK，et al.Financial burden of diabetic foot ulcers to world：a progressive topic to discuss always[J].Ther Adv Endocrinol Metab，2018，9（1）：29-31．DOI：10.1177/2042018817744513.

[8]Driver VR，Fabbi M，Lavery LA，et al.The costs of diabetic foot：the economic case for the limb salvage team[J].J Vasc Surg，2010，52（3Suppl）：S17-22．DOI：

10.1016/j.jvs.2010.06.003.

[9]Rice JB，Desai U，Cummings AK，et al.Burden of diabetic foot ulcers for medicare and private insurers[J].Diabetes Care，2014，37（3）：651-658．DOI：10.2337/dc13-2176.

[10]Kerr M，Rayman G，Jeffcoate WJ.Cost of diabetic foot disease to the National Health Service in England[J].Diabet Med，2014，31（12）：1498-1504．DOI：10.1111/dme.12545.

[11] 班绎娟，冉兴无，杨川，等.中国部分省市糖尿病足病临床资料和住院费用等比较[J].中华糖尿病杂志，2014，6（7）：499-503．DOI：10.3760/cma.j.issn.1674-5809.2014.07.005.

[12] 王爱红，许樟荣，纪立农.中国城市医院糖尿病截肢的临床特点及医疗费用分析[J].中华医学杂志，2012，92（4）：224-227．DOI：10.3760/cma.j.issn.0376-2491.2012.04.004.

[13] 陈红风.中医外科学（第10版）[M].北京：中国中医药出版社，2017，320.

[14] 中华中医药学会.中医治未病实践指南糖尿病足高危人群（2018版）[C].ZYYXH/T/CACM 1115-2018.

[15] 赵玲玲，韩书明，蔡俊刚，等.加用中药外洗治疗糖尿病足108例临床观察[J].河北医科大学学报，2011，32（7）：767-767．DOI：10.3969/j.issn.1007-3205.2011.07.009.

[16] 中华中医药学会.中医保健技术操作规范（第8部分：足浴保健）[M].北京：中国医药科技出版社，2010：65-66.

[17] 中华中医药学会.中医保健技术操作规范（第9部分：足反射）[M].北京：中国医药科技出版社，2010：68-70.

[18] 王如然.超声清创配合中药熏蒸疗法治疗糖尿病足180例疗效分析[D].北京中医药大学，2012.

[19] 中华中医药学会糖尿病分会.糖尿病足中医诊疗标准（2011版）[J].世界中西医结合杂志，2011，6（7）：618-625．DOI：10.3969/j.issn.1673-6613.2011.05.031

[20] 刘瑞云，徐丽，赵鹏台.龙血竭胶囊治疗糖尿病足36例[J].陕西中医，2008，29（12）：1606-1607．DOI：10.3969/j.issn.1000-7369.2008.12.028.

[21] 王爱芳.龙血竭胶囊联合硫辛酸和前列地尔治疗糖尿病足的临床研究[J].现代药物与临床，2016，31（8）：1151-1155．DOI：10.7501/j.issn.1674-5515.2016.08.006.

[22] 仲炜，倪林，范晓萍.通心络胶囊治疗糖尿病足临床观察[J].辽宁中医杂志，

2014，41（7）：1436-1437.

[23]孟艳娇，王连洁，赵谏，等.清热解毒箍围法治疗热毒壅盛型2级B期感染性糖尿病足溃疡[J].中国临床医生，2015，（1）：71-73. DOI：10.3969/j.issn.1008-1089. 2015.01.030.

[24]李友山，郑琪，杨博华.复方黄柏液涂剂治疗糖尿病足溃疡的多中心临床试验的疗效和安全性分析[J].中国新药杂志，2016，（20）：2344-2348.

[25]王宁，鞠上，杨博华，等.复方黄柏液涂剂治疗糖尿病足溃疡的有效性和安全性Meta分析[J].中国新药杂志，2018，27（15）：1771-1775.

[26]姜玉峰，许樟荣，陆树良，等.多中心完全随机、标准治疗平行对照评价京万红软膏治疗糖尿病足慢性创面的临床研究[J].感染、炎症、修复，2015（1）：33-36. DOI：10.3969/j.issn.1672-8521.2015.01.010.

[27]王海博，朱霞，车树强.京万红膏和玉红膏在治疗糖尿病足湿性坏疽中的疗效对比[J].中华中医药杂志，2011，26（12）：3017-3019.

[28]牛武国，李喜梅.虫类中药渍溻结合生肌玉红膏涂药治疗糖尿病足溃疡疗效观察[J].世界中西医结合杂志，2014（3）：286-287. DOI：10.3969/j.issn.1673-6613. 2014.03.030.

[29]何飞，吕延伟，李大勇，等.针刺联合中药熏洗治疗湿热血瘀型糖尿病足病[J].吉林中医药，2018，38（4）：468-471. DOI：10.13463/j.cnki.jlzyy.2018.04.027.

[30]Game FL，Apelqvist J，Attinger C，et al.International Working Group on the Diabetic Foot.IWGDF guidance on use of interventions to enhance the healing of chronic ulcers of the foot in diabetes[J].Diabetes Metab Res Rev，2016，32Suppl 1：S75-83. DOI：10.1002/dmrr.2700.

[31]Steed DL，Donohoe D，Webster MW，et al.Diabetic Ulcer Study Group.Effect of extensive debridement and treatment on the healing of diabetic foot ulcers[J].J Am Coll Surg，1996，183（1）：61-64.

[32]Schiffman J，Golinko MS，Yan A，et al.Operative debridement of pressure ulcers[J].World J Surg，2009，33（7）：1396-1402. DOI：10.1007/s00268-009-0024-4.

[33]姜玉峰，许樟荣，付小兵.糖尿病足创面修复过程中清创问题概述[J].中国实用内科杂志，2016，36（1）：14-16. DOI：10.7504/nk2015120101.

[33]Prompers L，Schaper N，Apelqvist J，et al.Prediction of outcome in individuals with diabetic foot ulcers：focus on the differences between individuals with and without

peripheral arterial disease. The EURODIALE Study[J].Diabetologia, 2008, 51（5）：747-755. DOI：10.1007/s00125-008-0940-0.

[34] 冉兴无. 糖尿病周围动脉病变：一个处于灰区的危险状态 [J]. 中华医学杂志，2012，92（4）：217-218. DOI：10.3760/cma.j.issn.0376-2491.2012.04.001.

[35]Sibbald RG，Goodman L，Woo KY，et al.Special considerations in wound bed preparation 2011：an update©[J].Adv Skin Wound Care，2011，24（9）：415-436；quiz 437-438. DOI：10.1097/01. ASW.0000405216.27050.97.

[36]Moura LI，Dias AM，Carvalh E，et al.Recent advances on the development of wound dressings for diabetic foot ulcer treatment——a review[J].Acta Biomater，2013，9（7）：7093-7114. DOI：10.1016/j.actbio.2013.03.033.

[37]Kallis PJ，Friedman AJ，Lev-Tov H.A Guide to Tissue-Engineered Skin Substitutes[J].J Drugs Dermatol，2018，17（1）：57-64.

[38]Santema TB，Poyck PP，Ubbink DT.Skin grafting and tissue replacement for treating foot ulcers in people with diabetes[J/CD].Cochrane Database Syst Rev，2016，2：CD011255. DOI：10.1002/14651858. CD011255. pub2.

[39]Santema TB，Poyck PP，Ubbink DT.Systematic review and meta-analysis of skin substitutes in the treatment of diabetic foot ulcers：highlights of a cochrane systematic review[J].Wound Repair Regen，2016，24（4）：737-744. DOI：10.1111/wrr.12434.

病例 8

负压联合中药治疗高龄难治性糖尿病足

一、病历摘要

患者男性，77 岁，2020 年 12 月 21 日以"发现血糖升高 10 年，双足多处溃烂 1 周"为主诉入院，初步诊断：① 2 型糖尿病足病（烫伤）；②高血压病 2 级（很高危）；③颈动脉狭窄；④下肢动脉闭塞症。

现病史：10 年前体检测空腹血糖 7.0mmol/L，诊断为 2 型糖尿病，间断给予口服药物治疗，平时未监测血糖。7 年前无明显诱因出现右腿大疱，伴双下肢水肿，治疗后缓解。1 周前夜间应用暖水袋时烫伤双足，出现多处水疱及皮肤溃烂，有脓性分泌物，无发热、疼痛等，在当地诊所给予输液、换药治疗，创面无明显好转，遂来我科治疗。

既往史：6 年前因颈动脉狭窄行"颈动脉支架植入术"，术后恢复可；高血压 3 年余，最高血压 160/100mmHg，长期服用降血压药物（具体药物不详），血压控制尚可。

个人史：吸烟史 40 年，10 支 / 天，已戒烟 10 年；饮酒史 40 年，200ml/ 次，已戒酒 10 年余。

体格检查：体温 36.8℃，脉搏 68 次 / 分，呼吸 17 次 / 分，血压 170/86mmHg，BMI 25.53kg/m²，神志清，精神可，心、肺、腹部查体未见明显异常。双下肢中度水肿，皮温低，双侧足背动脉搏动差，左足外踝部和左足后跟部可见各 1 处大小约 2cm×3cm 的溃烂创面，周围皮肤红肿。双足拇趾前端可见各 1 个水疱，未破溃（病例 8 图 1 ）。

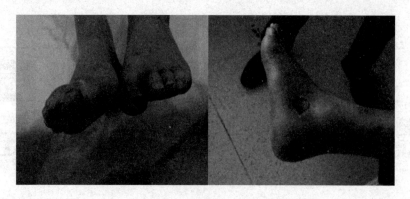

病例 8 图 1　入院时创面情况（2020 年 12 月 21 日）

二、诊疗经过

辅助检查：

血常规＋C- 反应蛋白：白细胞 9.01×10^9/L，中性粒细胞 7.48×10^9/L，血红蛋白 120.0g/L，C- 反应蛋白＜ 0.499mg/L。

肝肾功、电解质：谷丙转氨酶 20.4U/L，谷草转氨酶 15.2U/L，白蛋白 33.9g/L，尿素 5.69mmol/L，肌酐 81μmol/L，尿酸 190μmol/L。

空腹血糖 3.25mmol/L。

糖化血红蛋白 9.6%。

尿微量白蛋白 / 尿肌酐：A/C 69.47mg/g，尿微量白蛋白 47.24mg/L，尿肌酐 0.68g/L。

尿常规：尿蛋白 +-。

心电图：窦性心律，部分导联 ST-T 异常。

彩超：左房大；二尖瓣、主动脉瓣轻度反流；左室松弛功能减退；甲状腺双侧叶混合性结节；甲状腺双侧叶囊性回声；左侧颈总动脉内中膜局限性增厚；双侧颈动脉斑块形成；右侧颈动脉窦部回声影干扰显示不清（颈动脉斑块不除外）；脂肪肝；前列腺体积大；左侧股总动脉内中膜增厚；双侧股总、腘及左侧胫前动脉斑块形成；右侧胫前、足背动脉内膜面钙化；右侧胫前、足背动脉可见断续血流信号；左侧胫前及双侧胫后未见明显血流信号；膀胱剩余尿量约 29ml。

下肢动脉 CT 血管成像（病例 8 图 2）：腹主动脉下段、双侧髂总动脉多发硬斑，管腔轻度狭窄；双侧髂内动脉多发软硬斑，管腔重度狭窄；双侧股动脉 – 腘动脉多发软硬斑块，管腔轻 – 中度狭窄；双侧胫前动脉、胫后动脉及腓动脉多发软硬斑，管腔断续显影，以双侧胫前动脉、胫后动脉为著，局部闭塞可能。

入院第 1 天（2020 年 12 月 21 日）：患者双下肢中度水肿，皮温低，双侧足背动脉搏动差，左足外踝部和左足后跟部可见各一大小约 2cm×3cm 的溃烂创面，周围皮肤红肿。双足姆趾前端可见各一水泡，未破溃。患者虽然血象及 CRP 不高，但左足红肿，皮温升高，考虑存在局部感染可能，予经验性应用抗生素"哌拉西林他唑巴坦钠 4.5g q8h 静脉点滴"，行床旁清创换药，清除左足外踝及足跟处创面的坏死组织，剪除双足姆趾前端水疱，流出暗红色血性疱液，基底有少量坏死组织。取创面组织行第一次细菌培养 + 药敏、结核 + 真菌涂片 + 革兰染色检查，同时给予控制血糖、改善循环、抗氧化应激、营养神经、降压、调脂、抗血小板聚集等对症治疗。

入院第 2 ~ 7 天（2020 年 12 月 22 日至 12 月 27 日）：床旁清创换药，同时完善相关检查。左足跟处创面清创后肉芽组织红润，逐渐有上皮爬行。左足外踝处创面反复生成黄白色坏死组织，创面未见明显缩小。创面组织培养未培养出细菌。

入院第 8 ~ 13 天（2020 年 12 月 28 日至 2021 年 1 月 3 日）：血管彩超及下肢动脉 CTA 均提示下肢动脉多发狭窄与闭塞，请血管外科会诊后转血管外科，2020 年 12 月 30 日于局部麻醉下行双下肢动脉造影 + 球囊扩张 + 旋切术，术后皮温较前改善。血管外科期间继续应"哌拉西林他唑巴坦 4.5g q8h 静脉点滴"抗感染。

入院第 14 ~ 21 天（2021 年 1 月 4 日至 1 月 11 日）：2021 年 1 月 4 日转回我科，复查血常规：白细胞 $4.25×10^9$/L，中性粒细胞 $2.56×10^9$/L，C- 反应蛋白 2.06mg/L。2021 年 1 月 7 日行床旁左足清创术 + 左踝部负压装置安装，同时再次行组织一般细菌培养 + 药敏，结核涂片 + 真菌涂片 + 革兰染色检查，均未检出细菌。期间负压引流管通畅，有少量渗出。

入院第 22 ~ 23 天（2021 年 1 月 12 日至 1 月 13 日）：拆除负压装置，左踝创面较前变浅，但创面大小无明显缩小，中心可见少许坏死组织及筋膜。患者诉左下肢疼痛，左踝关节肿胀，伴活动受限，难以行走，请康复科会诊，建议有氧及关节松动训练。

入院第 24 ~ 42 天（2021 年 1 月 14 日至 1 月 31 日）：2021 年 1 月 14 日转科至老年医学科行康复治疗，我科定期对其床旁清创换药，左足跟处创面上皮爬行良好，双足姆趾处创面变干，左踝创面无明显缩小，基底肉芽组织点片状发黑，可见白色筋膜。2021 年 1 月 19 日左足跟创面上皮爬满，中心处黑色痂皮覆盖。2021 年 1 月 26 日清创换药时，发现左踝红肿、创面有脓液，发现患者在老年医学科期间未用抗生素，于 2021 年 1 月 26 日给予"头孢曲松钠 2.0g qd 静脉点滴"，同时行创面分泌物细菌培养 + 细菌涂片检查，复查相关指标。复查结果回示：PCT < 0.05ng/ml；血常规 + CRP：白细胞 $4.51×10^9$/L，中性粒细胞 $2.58×10^9$/L，CRP < 0.499mg/L；细菌培养

及涂片未检测出细菌。2021年1月28日行床旁左足清创术＋创面负压吸引装置安装，清创时见左踝无红肿，创面未见脓性分泌物，提示抗感染治疗有效，于2021年1月29日停用抗生素，2021年1月31日患者带便携式负压装置出院，嘱院外观察引流管情况。

住院期间左足外踝创面治疗经过临床图片如病例8图3所示。

院外治疗（2021年2月1日—2021年7月）（病例8图4）：通过微信沟通病情变化情况。2021年2月4日拆除负压装置后，可见左足后跟部创面接近愈合，双踇趾创面愈合。左足外踝部溃疡伤口虽稍有缩小，但白色筋膜仍未被覆盖。患者在家自行换药，涂抹康复新液治疗2个月，溃疡底面仍可见白色筋膜，创面较前缩小不明显，建议再次行负压治疗或植皮治疗或涂抹中药膏药治疗，患者拒绝负压治疗及植皮，自2021年4月7日开始，指导患者应用"百忧清"伤口护理软膏涂抹创面，创面肉芽组织逐渐从暗红色转为鲜红色，渗出减少，白色筋膜逐渐被肉芽组织覆盖。2021年5月22日肉芽组织长满创面，白色筋膜组织完全被覆盖，创面逐渐缩小。2021年7月，创面完全愈合，遗留瘢痕组织。

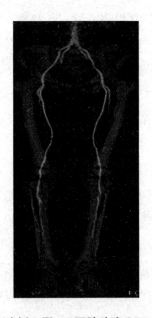

病例8图2　下肢动脉CTA

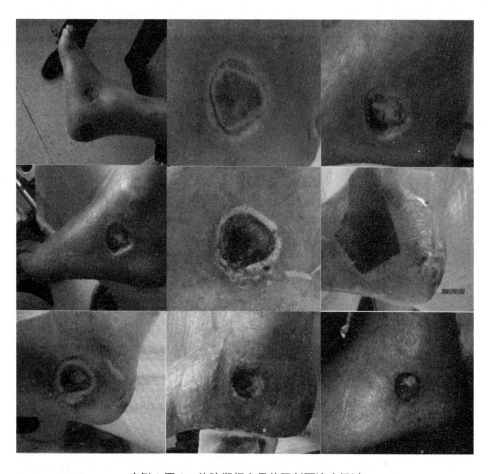

病例 8 图 3　住院期间左足外踝创面治疗经过

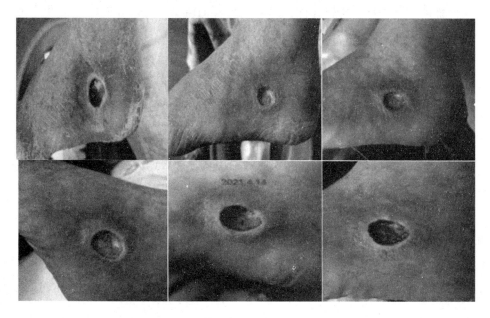

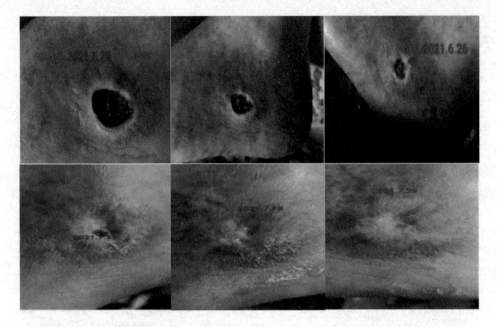

病例 8 图 4　院外期间左足外踝创面治疗经过

三、疾病介绍

糖尿病足是糖尿病的主要慢性并发症之一，以其长病程、难治愈、高心理负担、高经济负担、高致残率、高致死率为特点，对糖尿病足患者的生活质量和生命预后带来严重威胁。目前，临床上针对糖尿病足的治疗，以控制血糖、清创、抗感染等方式为主，但整体疗效不佳。中医作为世界上最神秘的医学之一，在糖尿病慢性溃疡的治疗方面有其独到之处。

"百忧清"伤口护理软膏是一款由纯中药提取的、新型的中药外用膏剂伤口护理软膏，其主要成分为血竭、白及、紫草、珊瑚、红花、松香、煅龙骨、没药、紫玉簪、丹参、麻油等，具有活血散瘀、消肿止痛、拔毒祛腐、润肤生肌的功效，可直接涂抹于患处，其有效成分直接被局部组织吸收，同时使坏死组织自溶，保持创面的湿润，湿润的创面能保护肉芽组织，有助于创面的上皮化，促进创面愈合，可用于糖尿病足、褥疮、静脉性溃疡、烧伤及各种术后创面。

该患者年龄大，基础疾病多，糖尿病病史长，既往有颈动脉狭窄及高血压病史。入院前 1 周使用热水袋时烫伤下肢，致左足多处水疱及溃烂，创面合并感染。入院后下肢动脉 CTA 提示下肢动脉多处狭窄、闭塞，经"下肢动脉造影＋球囊扩张＋斑块旋切术"改善下肢动脉血管后，多次常规清创换药，并先后两次行创面负压吸引治疗，左踝部创面愈合差。患者拒绝继续创面负压吸引治疗，且考虑住院时间较长，要求出院自行换药处理。于是我们指导患者家属使用"百忧清"伤口护理软膏直接涂抹于创面上，纱布覆盖，局部外用，创面逐渐缩小，历时3个月，左踝部创面最终愈合，再次证实了中国传统医学在治疗糖尿病足方面的巨大潜力。

四、病例点评

目前临床上慢性难愈合创面日益增多，如糖尿病足、褥疮、臁疮、外科术后创口不愈合、创伤、烧伤、烫伤等，尤其是糖尿病足和褥疮的创面修复是目前临床医生很棘手的问题。虽然慢创不会立即威胁生命，但因长达数月甚至数年、数十年的经久不愈，严重影响患者生活质量，给家庭带来沉重的护理与经济负担。关于糖尿病足的治疗，所有临床实践指南几乎遵循相同的模式，包括足部评估、抗菌药物治疗、清创换药、伤口敷料、负压伤口治疗、血运重建以及对患者和亲属的教育等，创面较大者还需适时进行植皮或皮瓣移植手术。往往换药频繁、感染风险较高，长期全身应用抗生素还带来细菌耐药的风险和加重全身器官的负担，致使糖尿病足治疗非常困难，创面难以愈合，住院时间延长，医疗成本增加等问题。特别对全身情况差、并发症多、经济条件差的高龄糖尿病足患者，可选择的治疗措施更有限，甚至无从选择。

随着祖国医学的大力发展，中医外治法治疗慢性创面得到越来越多关注，其在提高疗效、降低不良反应及复发率等方面优势愈加显著。潘茹愉等采用主要由黄芪、白及、没药、血竭等药制成的软膏剂治疗糖尿病足患者60例，结果显示总有效率达93.3%，祛腐疗效显著。外敷药物通过创面渗透到皮下组织内，即发挥提脓祛腐、活血敛疮、生肌收口的作用。同时，改善创面微循环促进肉芽生长。创面供氧量的增加，不仅对创面的生长有益，更可提高局部抗感染的能力，最终达到促进创口愈合的目的。

"百忧清"伤口护理软膏作为新一代中药外用膏剂伤口护理软膏，纯中药制剂，安全无刺激，可直接涂抹于创面，发挥活血散瘀、溶痂祛腐、煨脓长肉的作用，适用于各种创面，尤其对于慢性难治性溃疡的治疗，如糖尿病足、糖尿病大疱、褥疮、下肢静脉性溃疡、术后创面、烧伤、烫伤、擦伤、刀伤等，独具特色，较大限度地缩短了治疗时间，减少费用，提高创面愈合率。此外，该治疗方法使用方便，操作简便，不受条件限制，无菌要求低，容易被患者及家人接受和使用。

本病例中的高龄糖尿病足患者合并严重的下肢动脉闭塞症及足部感染，经常规清创换药、抗感染等治疗效果差，进一步行下肢血管重建术及创面负压吸引治疗，创面依然无明显改善，建议患者再次使用负压并植皮治疗，患者及家属拒绝再次使用负压吸引治疗，推荐"百忧清"伤口护理软膏，患者居家自行外用该药膏，使用3个月时间，创面逐渐愈合，患者及家属比较满意，也为临床治疗糖尿病足提供了新思路。在今后的临床工作中，我们也将加大样本量研究，为"百忧清"等一系列优秀的中草药治疗糖尿病足提供更多的临床数据。

（张会峰 吕丽芳 河南省人民医院）

（朱凌燕 南昌大学第一附属医院）

参考文献

[1] 关小宏.糖尿病足发展史[J].中华损伤与修复杂志（电子版），2011，6（04）：509-515.

[2] 孙占学,李曰庆,张丰川,等.中医外治法源流[J].中华中医药杂志,2016,31(11)：4416-4419.

[3] 潘茹愉,万丽梅,等.祛腐生肌膏治疗糖尿病足的临床研究[J].实用糖尿病杂志,2013，9（4）：27-29.

[4] 刘秀丽，滕蔚然.新型外用敷贴制剂治疗膝骨关节炎的研究进展[J].2014，20（13）：2420-2422.

截肢，难治性糖尿病足的一种治疗选择

一、病历摘要

患者男性，68 岁。

主诉：2018 年 2 月 23 日以"发现血糖升高 20 年，右足跟黑色坏疽 1 周"为主诉第 1 次入我院。初步诊断：① 2 型糖尿病足病 Wagner 4 级（TEXAS 3 级 D 期）；② 2 型糖尿病并周围神经病变并下肢动脉闭塞症；③冠心病。

现病史：20 年前体检发现血糖升高，查空腹血糖 12mmol/L，诊断为 2 型糖尿病，给予"二甲双胍 1 粒 / 次，2 次 / 天"治疗，同时饮食运动控制，平素血糖控制欠佳。3 年前无明显诱因出现四肢对称性手足麻木，以右下肢明显，伴疼痛、烧灼感、感觉减退，伴视物模糊、视力下降，无头晕、头痛，未进行治疗。20 天前患者摔倒后右足水肿，足部皮肤颜色正常，伴按压疼痛，右足踇趾活动不利，于当地诊所就诊，外敷膏药治疗，疗效可。1 周前发现右足跟部及右足第 4 趾皮肤发黑伴皮肤破损，急诊于就近医院，行清创处理，为求进一步治疗来我院。

既往史：吸烟史 30 年，40 支 / 天，戒烟 5 年，有饮酒史，饮酒史 30 年，100ml/ 日。有糖尿病家族史，有 1 姐患有 2 型糖尿病。

体格检查：体温 36℃，脉搏 110 次 / 分，呼吸 25 次 / 分，血压 104/60mmHg。神志清，精神可，心、肺、腹部查体未见明显异常。双下肢无水肿，双侧足背动脉、胫后动脉搏动未触及。皮温低，右足较重，右足足背有一处直径 2cm 溃疡，伴色素沉着，表面已结痂，无渗出、流脓、出血等，右足跟部广泛黑色坏疽，伴轻微波动感，无渗出、流脓、出血等（病例 9 图 1）。

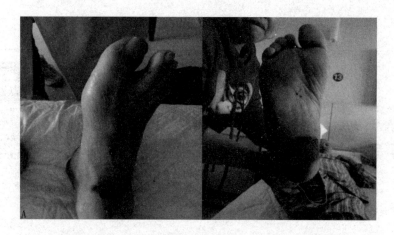

病例 9 图 1　首次入院创面情况（2018 年 2 月 23 日）

二、诊疗经过

第一次住院：

辅助检查：

凝血四项（外院 2018 年 2 月 18 日）：D- 二聚体 1090.06ng/ml。

血常规（外院 2018 年 2 月 18 日）：白细胞 13.39×10^9/L，C- 反应蛋白 32.3mg/L。

血管超声（外院 2018 年 2 月 21 日）：双侧颈动脉内中膜增厚；双侧颈动脉粥样硬化斑块形成。

胸片（外院 2018 年 2 月 21 日）：主动脉硬化。

肾功能（外院 2018 年 2 月 18 日）：血糖 16.62mmol/L，尿素 11.50mmol/L，肌酐 108μmol/L。

对患者进行糖尿病饮食运动教育，完善血常规尿常规糖化血红蛋白、尿微量白蛋白及心电图、眼底照相、肌电图、大血管彩超、双足正斜位片等检查，了解靶器官损害情况。监测血糖，给予胰岛素控制血糖，并辅以改善循环、抗氧化应激、修复神经、抗感染等药物治疗并发症。与患者家属沟通后行 CTA 检查，检查结果示双下肢动脉多发阻塞，请血管外科会诊后，择期转科治疗。

患者于 2018 年 3 月 1 日转入血管外科，由于年龄较大，需排除手术禁忌证，行冠状动脉 CTA 提示冠状动脉多发硬化斑块，局部重度狭窄，于 3 月 14 日转入心内科治疗。患者目前诊断为"冠心病、不稳定性心绞痛、双下肢动脉闭塞症、2 型糖尿病、糖尿病足病"，于 3 月 15 日在心内科行冠状动脉支架植入术，冠脉缺血改善后，于 3 月 21 日在血管外科行"右下肢动脉造影＋激光销蚀术＋球囊扩张术"，术后恢复可。

患者于 2018 年 3 月 23 日出院，规律口服降糖、降脂、抗血小板药物，定期内分泌门诊随诊。

第二次住院：

2018 年 5 月 21 日，患者以"右足坏疽 3 个月，加重半月"为主诉第 2 次入我院。患者于 2018 年 3 月出院后，右足坏疽范围逐渐扩大，右足疼痛逐渐加重。半月前右足感染加重，右足明显肿胀，右足背侧前端及掌侧中部红肿、溢脓，右足内踝处硬痂变软、溢脓、伴恶臭，遂再次来我院。

体格检查：体温 36.5℃，脉搏 70 次 / 分，呼吸 18 次 / 分，血压 146/84mmHg。双侧足背动脉、胫后动脉搏动未触及。右足明显肿胀，第 4、5 趾发黑，右足背侧前端及掌侧中部红肿、溢脓，右足内踝处硬痂变软，创面边缘可见脓性分泌物及渗出，可闻及恶臭（病例 9 图 2）。

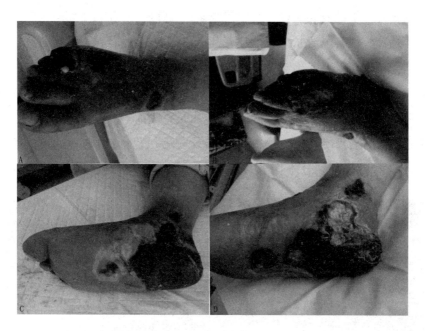

病例 9 图 2 第 2 次入院创面情况（2018 年 5 月 21 日）

入院后检查：

血常规＋CRP：白细胞 24.00×10^9/L，中性粒细胞计数 19.41×10^9/L，中性粒细胞百分比 80.9%，淋巴细胞百分比 12.5%，异型淋巴细胞绝对值 0.22×10^9/L，单核细胞计数 1.25×10^9/L，巨大未成熟细胞 0.35×10^9/L，红细胞 3.31×10^{12}/L，血红蛋白 88.0g/L，红细胞比容 27.40%，平均血红蛋白量 26.5pg，红细胞分布宽度 15.4%，血小板 442×10^9/L，血小板压积 0.323%，C- 反应蛋白 181.8mg/L。

尿常规示：尿蛋白阴性，白细胞（化学法）阴性，隐血阴性，尿胆红素阴性，亚硝酸盐阴性，细菌计数 422.6/μl。

肝功能及血脂提示：白蛋白 24.4g/L，白球比 0.6%，碱性磷酸酶 147U/L，总胆固醇 2.20mmol/L，高密度脂蛋白胆固醇 0.45mmol/L，低密度脂蛋白胆固醇 1.28mmol/L，钙 1.88mmol/L。

凝血功能：活化部分凝血活酶时间 48.50s，纤维蛋白原 7.26g/L。

心电图提示：窦性心律；V_1、V_2 导联终末 r 波；胸部 DR：双肺、心及膈未见明显异常，请结合临床及其他相关检查。

彩超提示：①左室松弛功能减退；②膀胱残余尿量约 232ml。

予以人血白蛋白输注、他汀类调脂稳定斑块、头孢唑肟 2g q12h 抗感染、琥珀酸亚铁及叶酸口服纠正贫血，并予以前列地尔改善血供、硫辛酸及甲钴胺营养神经及其他对症支持治疗。继续监测血糖，给予控制血糖、降压、调脂、营养神经、改善循环、间断利尿等治疗，改善全身状况，待患者其他指标好转后，可行截肢治疗。

2018 年 5 月 25 日患者出现发热，最高体温 38.5℃，无寒战，无口干、多尿、心悸、胸闷等症状。查体：心肺听诊无异常，腹软，肝脾肋下未触及，双足背动脉未触及，右足明显肿胀，右足第 4、5 趾皮发黑，右足背侧前端及掌侧中部红肿、溢脓，清创后暴露肌腱，右足跟部皮肤发黑，右足内踝处溃烂范围约 4cm×5cm，伴脓性分泌物、恶臭（病例 9 图 3）。分泌物培养：白假丝酵母菌，对 5- 氟胞嘧啶敏感，二性霉

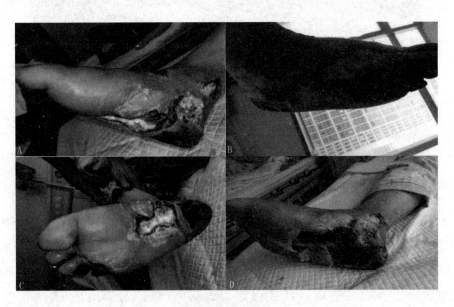

病例 9 图 3　患者创面情况（2018 年 5 月 27 日）

素敏感，伏力康唑敏感，伊曲康唑敏感，氟康唑敏感。血常规：白细胞 28.80×10^9/L，中性粒细胞计数 22.36×10^9/L，中性粒细胞白分比 77.6%，淋巴细胞计数 4.32×10^9/L，淋巴细胞百分比 15.0%，异型淋巴细胞绝对值 0.44×10^9/L，单核细胞计数 1.93×10^9/L，巨大未成熟细胞 0.78×10^9/L，红细胞 3.17×10^{12}/L，血红蛋白 88.0g/L，红细胞比容 26.20%，红细胞分布宽度 15.2%，血小板 448×10^9/L，血小板压积 0.304%，C-反应蛋白 200mg/L。考虑患足存在细菌与真菌的混合感染，加用抗真菌药物。

经多次沟通后，于 2018 年 5 月 30 日全麻下行"右小腿截肢术"，术后给予呼吸机辅助通气，积极抗感染、控制血压、营养心肌、稳定血糖、扩冠、调脂、抗凝、抗血小板等治疗，后患者神志清、精神可，充分评估后拔除经口气管插管，后患者生命体征平稳，右下肢残端伤口包扎完好无渗出，留置负压引流管均引出血性液体，左下肢无水肿。

术后 2 天查体：生命体征平稳，心肺腹未见异常，右下肢残端伤口敷料固定，有血性渗出，引流管内可见血性液，量少，予以拔除引流管。予以换药处理，可见缝合口对接良好，挤压缝合口可见有血性渗出（病例 9 图 4）。

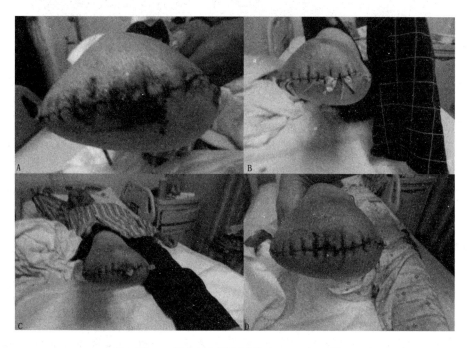

病例 9 图 4　术后患者创面情况（2018 年 6 月 2 日）

患者病情趋于稳定，于 2018 年 6 月 11 日出院，家属定期打开创面外敷纱布观察创面周边，并更换纱布外敷。

第三次住院：

2018年11月2日，以"右小腿中上截肢术后5个月余，创面溃疡4个月余"第3次入院。体格检查：右小腿中上截肢残端中央部出现约1cm×1cm溃疡面，有分泌物渗出，无异味（病例9图5）。在当地医院每2～3天换1次药（双氧水、碘伏），疗效不佳，遂至我院治疗。

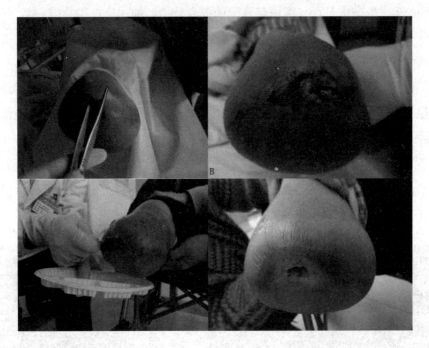

病例9图5　创面情况

注：A、B.患者第3次入院创面情况（2018年11月2日），C、D.为扩创和创面负压封闭引流术后的创面（2018年11月13日和20日）。

对患者右下肢右小腿中上截肢残端中央部给予负压治疗，包扎部位未见分泌物渗出。给予积极抗感染、营养心肌、稳定血糖、扩冠、调脂、抗凝、抗血小板、补充营养、换药等对症支持治疗，患者创面持久不愈合，于2018年12月13日行异体脐带血干细胞移植治疗，治疗后创面愈合良好（病例9图6）。

第四次住院：

2020年9月7日，患者以"右小腿中上截肢术后2年，左足跟破溃2个月"第4次入院。2个月前患者左足跟不慎磨破，无水泡，当时未重视，后破溃逐渐加重，无发热、寒战，为进一步诊治来我院。体格检查：右下肢中下段缺如，左足有一硬币大小的溃疡面，表面有少量渗出。左足背动脉搏动减弱。

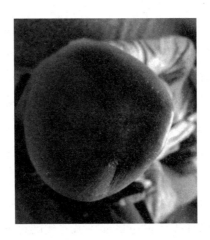

病例 9 图 6　患者创面愈合情况（2019 年 2 月 1 日）

查血常规白细胞、CRP 等偏高，结合患者入院前查组织培养＋药敏试验，改用奥硝唑注射液（奥立妥）＋利奈唑胺葡萄糖（恒捷）注射液联合控制感染。根据患者情况，给予降糖治疗，同时应用改善循环、抗氧化应激等药物防治并发症。给予低盐低脂饮食，密切监测患者的血糖情况，并完善相关检查。

换药发现溃疡处组织坏死严重，部位较深，对左足破溃处给予 VSD 间断冲洗、持续吸引，引流管引流通畅，引流液体无明显血性液体，提示局部血液供应差。完善下肢血管 CTA 检查，双下肢 CTA 显示：①腹主动脉下段、双侧髂总动脉、髂外动脉、髂内动脉管壁多发软硬斑，局部管腔轻 - 中度狭窄；髂内动脉分支局部重度狭窄；②双股动脉、股深动脉、腘动脉管壁多发钙化斑，局部管腔中 - 重度狭窄；右侧腘动脉以远缺如；③左侧胫前动脉、胫后动脉、胫腓干及腓动脉管壁多发软硬斑，管腔局部中 - 重度狭窄；腓动脉及胫后动脉节段显影；④足底、足背动脉多发软硬斑，显影稀疏。结合双下肢 CTA 结果，拟请血管外科及手足显微外科会诊，但患者家属拒绝会诊，行进一步诊治。治疗上继续给予利奈唑胺葡萄糖（恒捷）注射液＋奥硝唑注射液（奥立妥）联合控制感染，辅以改善循环、抗氧化应激等药物防治并发症。

患者创面稍好转，于 2020 年 9 月 23 日出院，根据血糖监测情况，患者整体血糖控制尚可，嘱其继续原方案降糖治疗。

三、疾病介绍及病例点评

随着糖尿病人群数量逐年升高，中国已成为世界上糖尿病患者最多的国家。糖尿病足是糖尿病患者致残、致死的严重并发症之一，截肢风险增加 10 ~ 20 倍，不仅降低生活质量，增加死亡风险，也对患者、家庭及社会造成生理、心理、经济等方面的严重影响。DM 患者在中老年人群占 29.3%，老年 DF 和截肢发生风险高于其他年龄患者，人口老龄化的社会现实使得老年糖尿病患者也会逐渐增多，因此要格外重视老年糖尿病足患者的治疗及预后。老年糖尿病患者的血液循环差、代谢能力低、合并症多，导致其抗感染能力差、修复力低下，从而容易出现创口迁延不愈甚至快速恶化的情况，反复住院也给患者带来了沉重的经济负担。本例高龄 DF 患者合并多种并发症，如冠心病、下肢动脉硬化闭塞症等，缺血和周围血管病变是糖尿病足的重要病理基础，因此对患者进行了包括降糖、降压、调脂、抗凝、抗血小板、扩血管药物等基础药物治疗的同时，还要改善患者冠脉硬化和下肢缺血情况。全身条件较差的高龄糖尿病足患者，清创手术和常规换药已经无法阻止足部坏疽恶化的进程，为患者预后考虑，经基础治疗后，患者的基本情况得到改善，在排除手术禁忌证的前提下行截肢手术。术后患者恢复良好，但于伤口处复发难愈合性溃疡，评估患者情况后采用了干细胞移植治疗。利用干细胞的血管新生机制治疗糖尿病双下肢缺血性病变，是近年来的一项崭新的技术，能够改善患肢缺血症状及客观指标，脐带间充质干细胞治疗不仅对缺血性病变有效，还可以对周围神经损伤所致的临床症状有明显的改善作用。术后患者伤口愈合效果令人满意，也证明了干细胞移植未来在糖尿病足诊疗体系中的巨大潜力。

（张会峰 河南省人民医院）

（蔡子欣 郑州大学硕士研究生在读）

（张 妲 空军特色医学中心）

参考文献

[1]Li YZ，Teng D，Shi XG，et al.Prevalence of diabetes recorded in mainland China using 2018 diagnostic criteria from the American Diabetes Association：national cross sectional study[J].Bmj–Brit Med J，2020，（369）：m997.

[2]International Diabetes Federation. IDF Diabetes Atlas.9th ed. Brussels，Belgium：International Diabetes Federation，2019，ISBN：978–2–930229–87–4.

[3]Ward A，Alvarez P，Vo L，et al.Direct medical costs of complica–tions of diabetes in the united states：Estimates for event–year and annual state costs（usd 2012）[J].J Med Econ，2014，17：176–183.

[4]郑青,王静,杨红梅.糖尿病足坏疽截肢术围手术期患者真实体验的质性研究[J].

护士进修杂志，2011，26：991–992.

[5]Prompers L，Huijberts M，Schaper N，et al. Resource utilisation and costs associated with the treatment of diabetic foot ulcers.Prospective data from the eurodiale study[J].Diabetologia，2008，51：1826–1834.

[6]Helmer D，Tseng CL，Wrobel J，et al.Assessing the risk of lower extremity amputations using an administrative data –based foot risk index in elderly patients with diabetes[J].J Diabetes，2011，3：248–255.

[7]Shen L，Zeng W，Wu YX，et al.Neurotrophin–3 accelerates wound healing in diabetic mice by promoting a paracrine response in mesenchymal stem cells[J].Cell Transplant，2012.

[8]Gu YQ，Zhang J，Guo LR，et al.Autologous bone marrow stem cell transplantation for severe lower extremity ischemia：a report of 32 cases[J].Zhongguo Lin chuang Kangfu，2004，8（35）：7970–7972.

[9] 谷涌泉，张建，郭连瑞，等 . 自体骨髓干细胞移植治疗下肢严重缺血：32 例报告 [J]. 中国临床康复，2004，8（35）：7970–7972.

[10]Yang XF，Wu YY，Wang HM，et al.2005，44（2）：95–98.

[11] 杨晓凤，吴雁翔，王红梅，等 . 自体外周血干细胞移植治疗 62 例缺血性下肢血管病的临床研究 [J]. 中华内科杂志，2005，44（2）：95–98.

糖尿病足合并坏死性筋膜炎

一、病历摘要

患者女性，37 岁，2020 年 10 月 16 日以"血糖升高 13 年，左足溃烂流脓伴间断发热 1 个月"为主诉第 1 次就诊于我院。初步诊断：①2 型糖尿病；②糖尿病足 Wagner 3 级（TEXAS 3 级 D 期）。

现病史：13 年前无明显诱因出现口干、多饮、多尿，前往当地医院就诊，诊断为 2 型糖尿病，给予皮下注射"甘精胰岛素 22U qn、门冬胰岛素 10U tid"治疗，平素血糖控制欠佳。1 个月前无明显诱因出现左足瘙痒，抓挠后皮肤溃破，继而出现疼痛，伴有麻木，逐渐肿胀明显，期间伴有间断发热，最高体温达 39℃，发热时左足疼痛加重，无法自行缓解，自行口服药物治疗（具体不详），效果欠佳。于当地医院就诊，给予切开引流、抗感染治疗，效果不佳，逐渐形成窦道，创面腐烂，伴有恶臭，遂至我院就诊。

既往史：否认高血压、心脏病病史，否认吸烟、饮酒史，否认家族遗传史。

体格检查：体温 36.7℃，脉搏 100 次 / 分，呼吸 25 次 / 分，血压 93/58mmHg。神志清，精神差，心、肺、腹查体未见明显异常。双下肢无水肿，双侧足背动脉、胫后动脉搏动未触及。左足肿胀，散发恶臭，足背及外侧足底可见 2 处溃疡，肌腱外露液化坏死，大量脓性分泌物，足趾红肿，血运尚可（病例 10 图 1）。

左足红肿，足远端严重，足背及外侧 2 处溃疡，创面深达骨质，肌腱等组织液化坏死，脓性分泌物伴恶臭。

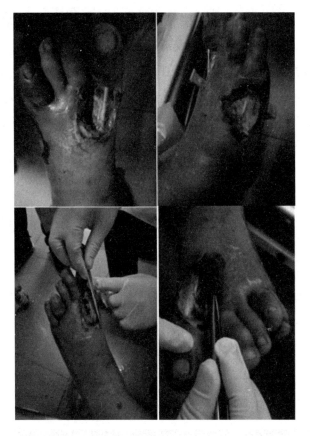

病例 10 图 1　首次入院创面情况（2020 年 10 月 16 日）

二、诊疗经过

入院后检查：血常规＋CRP：白细胞 21.72×10⁹/L，中性粒细胞 20.85×10⁹/L，淋巴细胞 0.60×10⁹/L，红细胞 3.10×10¹²/L，血红蛋白 96.0g/L，C- 反应蛋白（C-reactive protein，CRP）175.99mg/L。血沉 62mm/h。降钙素原（procalcitonin，PCT）2.23ng/ml。肝功能：谷丙转氨酶 17.0U/L，谷草转氨酶 23.2U/L，碱性磷酸酶 207.0U/L，谷氨酰转肽酶 31.0U/L，总蛋白 59.8g/L，白蛋白 22.0g/L。肾功能：尿素 7.81mmol/L，肌酐 46μmol/L，尿酸 413μmol/L。糖化血红蛋白 12.9%。尿常规：蛋白质 1+，尿糖 4+，酮体 3+。心电图、胸部 X 线未见明显异常。左足正斜位 X 线：左足部分骨骨质密度减低，骨小梁稀疏，第 4 近节趾骨骨质断裂，近断端见骨膜增厚，中节趾骨未见显示；第 5 远端趾间关节关节间隙消失，左足软组织见多发条片状不均匀低密度影（病例 10 图 2）。下肢动脉 CT 血管成像示：腹主动脉下段，双侧髂总动脉、髂外动脉、股动脉、股深动脉、腘动脉、胫前动脉、胫后动脉、腓动脉及其远侧分支未见明显异常。左足及左小腿下段软组织肿胀紊乱，见多发斑片状低密度影及气体影，左足局部皮肤缺如，第4趾中、远节可见骨质破坏，左侧腹股沟见肿大淋巴结（病例10图3），给予控制血糖、改善循环、营养神经等全身治疗。对于足部创面处理方面，经验性给予奥硝唑、左氧氟沙星抗感染、局部清创换药治疗。考虑患者合并低蛋白血症，给予补充白蛋白并预防电解质紊乱。于2020年10月19日在全麻下行"左足扩创＋左姆趾截趾＋VAC安装术"（病例10图4）。术后常规换药、抗感染治疗。期间患者间断发热，考虑存在全身炎性反应、菌血症，于2020年10月26日在全麻下行"左下肢扩创术＋左下肢中段离断＋VAC安装术"（病例10图5）。术后根据药敏结果调整抗生素方案为"哌拉西林他唑巴坦、利奈唑胺"抗感染治疗。患肢红肿消退明显，一般情况良好。根据病情需要，分别于2020年11月2日在全麻下行"左小腿残端扩创＋创面封闭负压引流术（VSD）"、2020年11月9日在全麻下行"创面扩创＋封闭负压引流术（VAC）"。术后患者一般情况可，炎性指标恢复正常，创面肉芽组织生长良好，未见明显脓性渗出。于2020年11月16日在全麻下行"左小腿扩创＋右侧腹股沟区取皮＋左小腿残端植皮术＋VAC安装术"。术后继续常规换药、抗感染治疗（病例10图6）。于2020年11月24日拆除VAC装置，可见左小腿残端植皮处愈合良好，创面清洁干燥，未见渗出，痛温觉基本正常（病例10图7）。

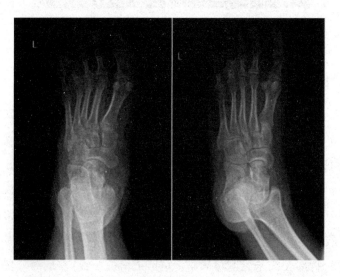

病例10图2　左足正斜位X线（2020年10月17日）

左足部分骨骨质密度减低，骨小梁稀疏，第4近节趾骨骨质断裂，近断端见骨膜增厚，中节趾骨未见显示第5远端趾间关节关节间隙消失。左足软组织见多发条片状不均匀低密度影。

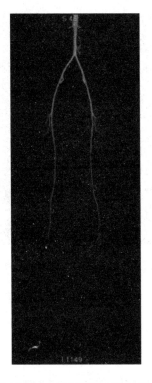

病例 10 图 3 下肢动脉 CT 血管成像

腹主动脉下段，双侧髂总动脉、髂外动脉、股动脉、股深动脉、腘动脉、胫前动脉、胫后动脉、腓动脉及其远侧分支未见明显异常。

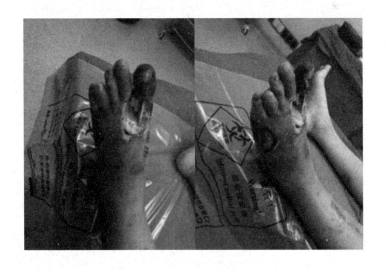

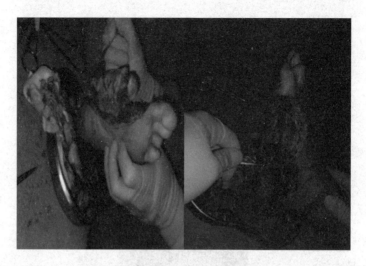

病例 10 图 4　左足扩创术＋踇趾截趾＋ VAC 安装术（2020 年 10 月 19 日）

术中可见筋膜组织部分液化坏死，肌肉肿胀，沿筋膜及肌肉间隙扩散的大量脓液，去除创面皮缘及感染组织，自跖趾关节处截除踇趾，可见沿足内侧腱鞘蔓延的脓性分泌物腔道。

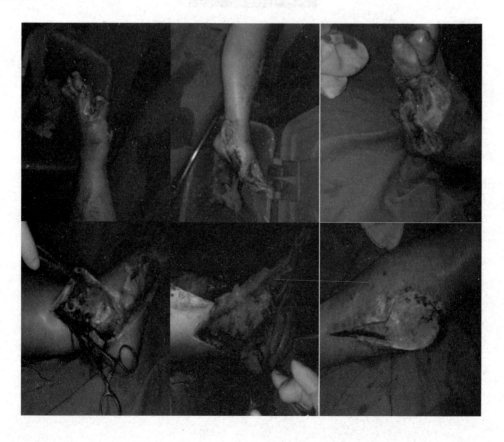

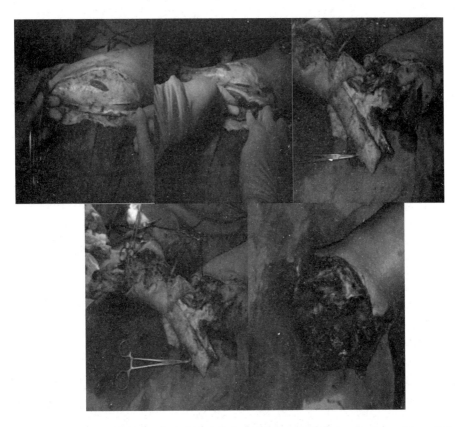

病例 10 图 5　左下肢扩创术＋左下肢中段离断＋VAC 安装术（2020 年 10 月 26 日）

术中可见化脓腔隙经踝关节蔓延至小腿，筋膜广泛坏死，肌间隙及皮下大量筋膜组织感染液化坏死，大量脓性分泌物，最终行小腿中段截肢术。

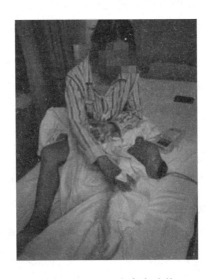

病例 10 图 6　患者出院前

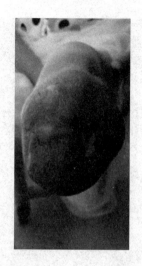

病例 10 图 7　患者出院、拆除负压引流装置后

可见创面完全愈合，遗留瘢痕组织。

三、疾病介绍

急性坏死性筋膜炎（acute necrotizing fascilitis，ANF）是一种进展迅速危及生命的软组织（包括皮肤、皮下组织、深筋膜）坏死性感染。感染没有清晰边界，沿筋膜侵袭性扩散，导致败血症、脓毒血症以及多脏器功能衰竭的发生，全身中毒症状重。如果不及时治疗，死亡率高达 100%。危险因素包括糖尿病、慢性肾衰竭、肥胖、免疫抑制、外伤及手术史、妊娠等，而糖尿病是本病的主要病因之一，与本病关系密切。病变可发生于腹部、会阴和四肢，其中下肢是最常见的部位。

根据致病微生物的不同可分为四种类型。Ⅰ型是由厌氧、需氧和兼性厌氧细菌（例如大肠杆菌、假单胞菌属和拟杆菌属）的共同混合物产生的；Ⅱ型通常是单微生物的，并且是由革兰氏阳性菌引起的，最常见的Ⅱ型是由溶血性链球菌单独引起的，或者由金黄色葡萄球菌引起的；Ⅲ型为革兰氏阴性微生物所致，包括海洋相关生物，最常见的革兰阴性病因仍是弧菌，如达氏弧菌和创伤弧菌；Ⅳ型则为真菌感染所致。不同类型之间的区别在临床表现和感染定位方面十分重要。

由于该疾病的快速进展及严重后果，因此必须尽早做出诊断以免延误最佳治疗时机。在疾病的早期阶段能做出正确的诊断和及时的治疗尤为重要。临床特征主要包括与症状、体征不相符的红斑、水肿和疼痛，应特别注意不能解释的疼痛，这可能暗示感染沿筋膜快速扩散。在疾病早期使用非甾体抗炎药、类固醇和抗生素可以掩盖发热，从而容易误诊。在高度怀疑急性坏死性筋膜炎时可以在床边进行手指实验，具体过程是在局部麻醉下，在创面切开一个深达深筋膜 2 厘米的切口，用手指探查，若可轻易分离皮下脂肪组织及深筋膜，探及脓性分泌物，即"洗碗水脓液"，则为阳性。ANF主要依据手术确诊，ANF 实验室风险指标（LRINEC）对本病具有预测价值（病例 10表 1），评分越高相应诊断价值越大。如果怀疑为 ANF，影像学检查不应延误手术探查及治疗，因 CT 相较于 MRI 具有时间短、广泛可用性被推荐作为优选的影像检查。

病例 10 表 1　LRINEC 评分表

项目	分值（分）
C- 反应蛋白（mg/L）	
＜ 150	0
≥ 150	4
白细胞计数（109/L）	
＜ 15	0
15 ～ 25	1
＞ 25	2
血红蛋白（g/L）	
＞ 135	0
110 ～ 135	1
＜ 110	2
血钠（mmol/L）	
≥ 135	0
＜ 135	2
血肌酐（μ mol/L）	
≤ 141	0
＞ 141	2
血糖（mmol/L）	
≤ 10	0
＞ 10	1

　　由于本病的快速进展以及严重后果，需要及时手术治疗。及时、充分、多次、彻底地清创，去除坏死筋膜及组织，在很大程度上决定了治疗的成功与否，这也是治疗的主要手段，且必须联合抗感染治疗。在怀疑存在急性坏死性筋膜炎时，应首先考虑进行手术探查，手术时机与死亡率、截肢率密切相关。延迟手术 24 小时以后，病死

率增加 9 倍以上。在第一次手术清创时应注意留取细菌培养及药敏试验，这是后续抗感染治疗的关键。经验性抗生素治疗应以广谱抗感染为主，如万古霉素或利奈唑胺＋哌拉西林他唑巴坦或碳青霉烯类，和或头孢曲松、甲硝唑等。其他治疗方法包括高压氧治疗、静脉注射丙球蛋白（IVIg）以及血流动力学支持等。经清创、抗感染等急性期治疗后，可根据创面不同选择创面负压治疗、应用新型敷料及局部生长因子应用、植皮等方法加速创面愈合。

总之，急性坏死性筋膜炎是一种罕见的危急重症，诊断依赖于临床发现和发病后数小时内出现的全身感染症状，从最初接诊有发现任何可疑症状时就应保持高度警惕，以避免误诊漏诊。详细询问病史，反复检查，及时彻底手术清创，积极抗感染治疗以及全身支持治疗等积极有效的正确处理，可减少截肢率和防止感染进一步扩散，从而降低死亡率，挽救生命。

四、病例点评

本文中所讲述的患者前后共经历了 6 次清创，遗憾的是最终未能保留肢体，在面临全身感染、局部组织坏死感染及意外难以控制的情况下，多次手术无明显收效，患者及其家人对治疗失去信心的情况下不得不进行截肢以挽救生命，险些酿成更为严重的悲剧。

患者长期未对血糖进行严格的控制，对糖尿病及并发症相关防护不重视，足部破溃也未引起足够的警惕，对糖尿病足未进行早期的处理，以及后来的外科有效清创，只是姑息性的换药治疗，继而在极其短的时间内出现全身感染，足部病情迅速恶化。糖尿病足在发生轻微的损伤之后，通常不予重视，加之全是情况不佳和机体免疫力的低下，感染的扩散更为迅速广泛，甚至失控，极易发展为急性坏死性筋膜炎。同时致病菌在局部大量繁殖并释放毒素，导致皮下血管血栓形成，皮下脂肪和真皮缺血坏死，从而发生大面积浅筋膜坏死，并发全身中毒症状。该患者前期未进行及时有效的清创，清除坏死组织、脓液，导致感染扩散，病情加重，入住我院后进行多次手术、抗感染治疗依然未能遏制病情进展，以致危及生命，不得不行截肢，令人遗憾。截肢彻底去除坏死组织及潜在感染后，残端组织生长良好，感染得以控制，二期植皮后愈合良好，避免了更严重的截肢，甚至丧失生命。

对于糖尿病合并坏死性筋膜炎，尽早手术的重要性不言而喻，及时手术是公认的制止病情进展及改善愈后、挽救生命、降低截肢率的最重要治疗手段。如果没有足够的诊治经验，误认为进行局部的切开引流是不够的，因为坏死的筋膜感染化脓，只引流不彻底清除坏死筋膜无法阻止感染的蔓延，感染将会沿着肌肉筋膜间隙不断扩散，直至感染发展到难以控制的局面。在本病例中，前期处理在一定程度上会被认为或有可能缓解局部症状，忽视了其快速进展的特征，从而延误病情，很大程度上会发展为脓毒血症、败血症和感染性休克。表面上看感染得到控制，其实往往造成了更深层次的局部和全身性感染的持续发展，甚至使患者丧失宝贵生命。如果本例患者在早期得到了外科专业处理及抗感染治疗，截肢的悲剧或许可以避免，从而减轻患者的痛苦，提高患者生存质量。对于这种坏死性筋膜的化脓感染，治疗的第一原则就是有效的外科彻底清创。

首次清创后不能在感染未得到控制、病情进展不明的情况下闭合伤口，应使用抗菌敷料进行覆盖，定时监测评估伤口情况，结合各项化验指标，一旦发现病情进展，应再次清创。在合并糖尿病等全身疾病的情况下，坏死范围更为广泛，因此需要多次反复清创才可完全清除坏死组织，清创要根据创面以及感染情况酌情考虑，使用负压吸引治疗已成为当前治疗的必要手段，不但可减轻患者痛苦，而且有利于感染的控制、肉芽组织的生长，而且还有利于缩短愈合的时间，这对医患双方都有极大的优点。

特别需要指出的是，坏死性筋膜炎具有进展快、预后差、全身症状重等特点，属于外科危急重症，因其复杂性和非特异性的表现及易导致误诊以及延误病情，合并糖尿病时更易导致混合细菌感染，以至于感染更难以控制。及早发现、及时手术清创和控制感染对改善预后至关重要。清创后皮肤可能会面临坏死，甚至骨质等重要组织外露的风险，需要植皮、皮瓣等多种显微外科特色技术治疗，否则截肢很难避免。临床医生一定要保持足够的警惕，在疾病早期做出正确的综合诊治，经验不足时要及时转诊，从而降低患者死亡率和截肢率，避免悲剧的发生。

（张会峰　河南省人民医院）

（朱凌燕　南昌大学第一附属医院）

（李延素　河南大学在读硕士研究生）

参考文献

[1]Wong CH，Chang HC，Pasupathy S，et al.Necrotizing fasciitis：clinical presentation，microbiology，and determinants of mortality[J].JBJS，2003，85（8）：1454-1460.

[2]Damisa J, Ahmed S, Harrison S.Necrotising fasciitis : a narrative review of the literature[J].British Journal of Hospital Medicine, 2021, 82（4）: 1-9.

[3]Kückelhaus M, Hirsch T, Lehnhardt M, et al.Necrotizing fasciitis of the upper and lower extremities[J].Der Chirurg ; Zeitschrift fur Alle Gebiete der Operativen Medizen, 2017, 88（4）: 353-366.

[4]Herr M, Grabein B, Palm HG, et al.Necrotizing fasciitis.2011 update[J].Der Unfallchirurg, 2011, 114（3）: 197-216.

[5]Anaya DA, McMahon K, Nathens AB, et al.Predictors of mortality and limb loss in necrotizing soft tissue infections[J].Archives of Surgery, 2005, 140（2）: 151-157.

[6]Espandar R, Sibdari SY, Rafiee E, et al.Necrotizing fasciitis of the extremities : a prospective study[J].Strategies in trauma and limb reconstruction, 2011, 6（3）: 121-125.

[7]Answers linked to Morgan MS.Diagnosis and management of necrotising fasciitis : a multiparametric approach[J].J Hosp Infect, 2010, 75 : 249-257. Journal of Hospital Infection, 2011.

[8]Goh T, Goh LG, Ang CH, et al.Early diagnosis of necrotizing fasciitis[J].Journal of British Surgery, 2014, 101（1）: e119-e125.

[9]Wong CH, Khin LW, Heng KS, et al.The LRINEC（Laboratory Risk Indicator for Necrotizing Fasciitis）score : a tool for distinguishing necrotizing fasciitis from other soft tissue infections[J].Critical Care Medicine, 2004, 32（7）: 1535-1541.

[10]Ragaisis T, Breunig M.Necrotizing fasciitis[J].Journal of the American Academy of PAs, 2020, 33（9）: 50-52.

[11]Iacopi E, Coppelli A, Goretti C, et al.Necrotizing fasciitis and the diabetic foot[J].The international journal of lower extremity wounds, 2015, 14（4）: 316-327.

[12]Stevens DL, Bisno AL, Chambers HF, et al.Practice guidelines for the diagnosis and management of skin and soft tissue infections : 2014 update by the Infectious Diseases Society of America[J].Clinical infectious diseases, 2014, 59（2）: e10-e52.

[13]McHenry CR, Piotrowski JJ, Petrinic D, et al.Determinants of mortality for necrotizing soft-tissue infections[J].Annals of surgery, 1995, 221（5）: 558.

[14]Chen IW, Yang HM, Chiu CH, et al.Clinical characteristics and risk factor analysis for lower-extremity amputations in diabetic patients with foot ulcer complicated by necrotizing fasciitis[J].Medicine, 2015, 94（44）: e1957.

[15]Wilson B.Necrotizing fasciitis.Am Surg，1952，18：416-431.

[16]Abu El Hawa AA，Dekker PK，Mishu MD，et al.Early Diagnosis and Surgical Management of Necrotizing Fasciitis of the Lower Extremities：Risk Factors for Mortality and Amputation[J].Advances in wound care，2022，11（5）：217-225.

[17]Silberstein J，Grabowski J，Parsons JK.Use of a vacuum-assisted device for Fournier's gangrene：a new paradigm[J].Reviews in urology，2008，10（1）：76.

2 例糖尿病足骨髓炎的处理比较

一、病历摘要

例一：

患者女，48 岁，主因"糖尿病史 10 年，右足第 5 趾破溃 1 个月"入院。

体格检查：体温 36.3℃，脉搏 84 次 / 分，呼吸 15 次 / 分，血压 130/80 mmHg。神清语利，自主体位。双肺呼吸音清，未闻及干湿性啰音，心率 84 次 / 分，律齐，各瓣膜听诊区未闻及杂音。腹软无抵抗，肝脾肋下未触及。双下肢不肿，右足第 5 趾红肿，第 5 趾胫侧可见 1cm×0.8cm 溃疡，内可见坏死组织，探针可探及骨，病例 11 图 1A。双侧足背动脉及胫后动脉搏动可及，略减弱。10g 尼龙单丝示浅感觉减退，128Hz 音叉双侧 4/8。

入院化验：糖化血红蛋白 14.7%，白细胞 $7.9×10^9$/L，中性粒细胞 % 56%，FIB 3.7g/L，ESR 35mm/h，CRP 1.8mg/L，D 二聚体 0.32，$TcPO_2$：左侧 59mmHg，右侧 12mmHg，ABI：左侧 0.89，右侧 0.93。致病菌：铜绿假单胞菌。足部 X 线片病例 11 图 1B。

诊断：2 型糖尿病合并糖尿病足 3 级 D 期（右足，Texas 分级）；骨髓炎；糖尿病周围神经病变；糖尿病周围血管病变。

例二：

患者男，55 岁，主因"糖尿病史 10 年，右足第 1 趾、第 4 趾破溃 2 个月"入院。

体格检查：体温 36.6℃，脉搏 88 次 / 分，呼吸 17 次 / 分，血压 140/88mmHg。神清语利，自主体位。双肺呼吸音清，未闻及干湿性啰音，心率 88 次 / 分，律齐，各瓣膜听诊区未闻及杂音。腹软无抵抗，肝脾肋下未触及。双下肢不肿，右足第 1 趾末端可见 0.5cm×0.5cm 溃疡，内有少量坏死组织，周围有角化上皮。第 4 趾腓侧可见 1cm×1cm 溃疡，内可见坏死组织，并呈绿色，探针可探及骨，病例 11 图 2A。双侧足背动脉及胫后动脉搏动减弱。10g尼龙单丝示浅感觉减退，128Hz音叉双侧5/8。糖化血红蛋白8.9%，白细胞5.82×10^9/L，中性粒细胞%62%，FIB 5.4g/L，ESR 47mm/h，CRP 14.3mg/L，D二聚体0.36，TcPO$_2$：L 31mmHg，R 9mmHg，ABI：L 0.93，R 0.51。致病菌：铜绿假单胞菌。足部X线片，见病例11图2B。

诊断：2型糖尿病合并糖尿病足3级D期（右足，Texas分级）；骨髓炎；糖尿病周围神经病变；糖尿病周围血管病变；高血压2级（很高危）。

二、诊疗经过

病例1：经过抗感染，局部清创换药，5周后创面愈合（病例11图1C）。

病例2：经过抗感染，右足第1趾远端趾骨截趾，清创换药，8周后创面愈合（病例11图2C）。

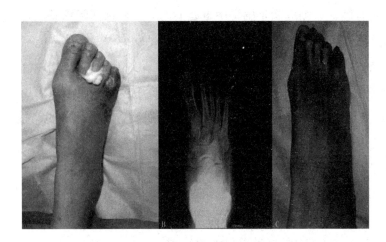

病例11图1　足部情况

注：A.入院时足部情况，B.入院时足部X线，C.5周围后足部情况。

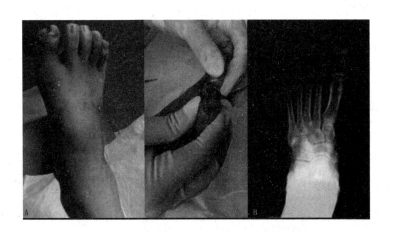

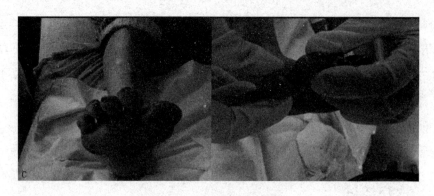

病例 11 图 2　病例 2 的足部情况

注：A.入院时足部情况，B.入院时 X 线，C.8 周后创面。

三、疾病介绍

糖尿病足骨髓炎是糖尿病足感染中重要的内容，根据国际糖尿病足工作组的感染指南的感染严重程度分级，在中度和重度糖尿病足感染中，都有可能存在骨髓炎，为了突出其重要性，需要专门列出。糖尿病足感染其实包括皮肤软组织感染和骨感染，轻度感染，因为深度不够，只有皮肤软组织感染。中度和重度感染在足部的范围和程度是一样的，感染涉及皮肤、肌肉、骨、关节、肌腱和筋膜，但也可能没有骨感染。所以说中、重度感染包括单纯皮肤软组织感染、单纯骨感染、皮肤软组织感染合并骨感染。重度感染只是在足部感染的基础上出现了全身感染。

虽然骨髓炎诊断的金标准是骨组织病理检查或骨组织细菌培养，但临床中并不需要每一例患者这样来诊断。临床表现结合探针探及骨试验及血清炎症标志物，影像学（足部 X 线，必要时核磁共振）就可以诊断。

截趾已经不是骨髓炎治疗的唯一方法，而有些骨髓炎是可以通过清创联合抗生素治疗而保留足趾的。

四、病例点评

这两例患者足部探针可触及骨，X 线上都有骨的改变。从这两点就可以明确诊断。不需要做骨活检，也不需要做足部核磁共振。至于国际指南推荐的炎症标志物，红细胞沉降率（ESR），两例患者均没有超过 70mm/h，不能因为这一项而否定诊断。原因有两个方面：第一，这两位患者就诊前均有抗生素的使用经历，这势必会影响 ESR 的数值；第二，我国的糖尿病足骨髓炎的研究显示，ESR > 43mm/h 作为诊断骨髓炎的切点较为合适。但需要注意，不能单独用来诊断，要联合其他指标，同时前期没有使用抗生素。

两位患者病程都是 10 年，足部病程 1 ~ 2 个月，骨髓炎的位置都在前足。为什么第一例患者没有截趾，第二例患者第 1 趾的远节被截去，第 4 趾同样没有截趾。90% 糖尿病足骨髓炎位于前足，而前足的骨髓炎，如果患者的糖尿病周围动脉病变不是很严重，一般 ABI > 0.5。虽然足部骨质有部分吸收，但关节囊受累程度不严重，就有可能保留这个感染的足趾。两位患者的右侧的经皮氧分压均较低，如何理解与 ABI 之间的矛盾。一方面，我们可以通过足部的查体、下肢的超声来综合分析下肢的血流情况；另一方面要理解经皮氧分压的测量原理，当患者存在感染时，因为红肿等因素会干扰组织间的氧气弥散，可能报告数值较低。当感染纠正以后，可以复查。感染的骨不再是截趾的指征，所以第 1 位患者足趾被保留，就是抗生素使用的基础上局部清创，尽可能地把周围的坏死的软组织去除。第 2 位患者第 4 趾间关节虽然已经受累，打开趾间关节囊，清除坏死以后，给予了第 4 趾骨头的去除，发现骨质颜色红润，这样仍可以保留。通过骨面肉芽组织填充，达到关节融合的效果。第 4 趾在行走过程中并不是主要承重点，故这样愈合以后相对是安全的。第 1 趾也是趾间关节有破坏，但第 1 趾远节趾骨感染坏死严重，骨质呈脓性，且骨质硬度不够，所以截除。第 1 趾是主要的足部承重点，也是要尽可能得多保留。所以虽然第 1 趾近节趾骨也存在感染，但是骨质颜色红润、质硬，就可以保留。最终两位患者足部创面均愈合。

骨髓炎的治疗过程中需要考虑以下几个问题：

第一，下肢的血流。如果患者存在较为严重的下肢血管病变，比如 ABI < 0.5，而足部以干性坏疽表现时，即使存在骨髓炎，也是建议先开通血管治疗。

第二，如果患者下肢血流没有问题，或者说堵塞不严重，要考虑抗生素的骨渗透性的问题，并不是所有的抗生素都能很好地从血液中进入骨质，所以在药敏结果中选出敏感抗生素以后，还需要考虑抗生素是否能否进入骨质。一般来说，克林霉素、氟喹诺酮类有较好的骨渗透性，青霉素类骨渗透性较差，不同的头孢类抗生素骨渗透性不一致，常用的可以进入骨的有头孢哌酮舒巴坦、头孢他啶。

第三，感染骨的去留和抗生素使用的疗程。感染骨如果被切除，按照指南所述，就按软组织感染处理，抗生素疗程在 2 周。但一定要考虑到到切除感染骨以后，其剩余的骨质是否存在感染，术中靠肉眼一般不好判断，即时保留的相邻骨看着骨皮质色白，骨髓红润，也不能证明一定是无菌的。可以术中取材，将保留的骨残端的标本送细菌培养。其结果的阴性和阳性则决定着抗生素的疗程。但是即时阳性，一般只是延长抗生素的使用，并不一定要再次截趾。这就是所谓的保留的外科手术。切除感染坏死的骨，尽可能地保留有功能的感染的骨。这样是有利于足底生物力学的平衡，避免因为截趾而造成局部高压，导致继发性溃疡的出现。

（徐　俊　天津医科大学朱宪彝纪念医院）

参考文献

[1]Monteiro-Soares M，Russell D，Boyko EJ，et al.International working group on the diabetic foot（IWGDF）[J].diabetes metab Res Rev，2020，36（Suppl 1）：e3273.

[2]Xu J，Cheng F，Li Y，et al.Erythrocyte Sedimentation Rate Combined With the Probe-to-Bone Test for Fast and Early Diagnosis of Diabetic Foot Osteomyelitis[J].Int J Low Extrem Wounds，2021，20（3）：227-231.

[3] 徐俊 . 糖尿病足感染的特点及面临的挑战 [J]. 华西医学，2021，36（4）：436-439.

病例 12

首选下肢动脉搭桥术治疗糖尿病足

一、病历摘要

患者女性，66 岁。2019 年 02 月 22 日以"发现血糖升高 16 年，左足第 3 趾发黑、破溃 10 个月余"为主诉入院。初步诊断：①2 型糖尿病；②糖尿病足病（Wanger 4 级）；③糖尿病周围神经病变及糖尿病下肢血管病变；④冠心病（三支病变）。

现病史：16 年前行"胆囊切除术"，期间发现血糖高，无口渴、多饮、多尿、消瘦，无心慌、手抖、发热，给予胰岛素治疗，血糖控制不详，出院后间断口服二甲双胍、格列美脲，血糖未监测。10 个月余前无明显诱因出现左下肢及左足红肿，伴发凉、麻木、疼痛，休息及温水洗浴后水肿减轻，后第 3 趾无明显诱因出现水疱，自行破溃，未诊治。3 个月前无明显诱因左足第 3 趾变黑，伴趾间溃烂、发凉、麻木、疼痛，未治疗。1 个月余前就诊于外院，给予定期换药及抗感染治疗（具体不详），降糖方案调整为"来得时 16U 睡前皮下注射，诺和锐三餐前 7U、7U、6U 皮下注射，阿卡波糖 50mg/ 次 3 次 / 天 口服，二甲双胍格列本脲胶囊 2 片 / 次 2 次 / 天 口服"，空腹血糖波动在 6 ~ 8mmol/L，餐后血糖未监测，左下肢红肿稍好转，左足溃烂、足趾发黑无好转，遂至我院住院治疗。

体格检查：体温 36.2℃，脉搏 76 次 / 分，呼吸 19 次 / 分，血压 126/76mmHg。神志清，精神差，心、肺、腹部查体未见明显异常。双足足背动脉搏动未触及。右足皮肤完整，右下肢无水肿，皮温稍低。左下肢膝以下皮温低，尤以足部更严重，左足第 3 趾发黑及相邻第 2、4 趾部分发黑，各趾间皮肤溃烂，可见脓性分泌物（病例 12 图 1）。

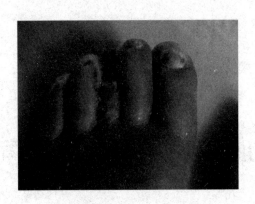

病例 12 图 1　首次入院创面情况（2019 年 02 月 22 日）

二、诊疗经过

入院后检查：血常规＋ CRP：白细胞 $6.60×10^9$/L，中性粒细胞 $4.90×10^9$/L，淋巴细胞 $1.31×10^9$/L，红细胞 $4.15×10^{12}$/L，血红蛋白 122.0g/L，C- 反应蛋白 20.00mg/L。血沉 50mm/h。肝功能：谷丙转氨酶 15.9U/L，谷草转氨酶 16.3U/L，碱性磷酸酶 64.0U/L，谷氨酰转肽酶 21.7U/L，白蛋白 36.6g/L。肾功能：肾小球滤过率 98.15ml/min，尿素 5.56mmol/L，肌酐 $48μmol/L$，尿酸 $286μmol/L$。糖化血红蛋白 7.9%，空腹血糖 4.70mmol/L。血脂、心肌酶谱、尿微量白蛋白、甲功三项等未见明显异常。心电图：窦性心动过速；部分导联 ST–T 异常。踝肱指数（ABI）：左侧 1.08，右侧 0.97。超声：①左房稍大；②主动脉瓣退行性病变；③左室舒张功能减低；④甲状腺双侧叶囊性回声（考虑滤泡增生）；⑤双侧颈部 V 区肿大淋巴结；⑥双侧颈总动脉内中膜增厚；⑦双侧颈动脉窦部斑块形成；⑧脂肪肝；⑨右侧股总动脉斑块形成；⑩双侧股浅、股深、腘、胫前、足背动脉内膜钙化。双下肢 CTA：双侧下肢动脉粥样硬化改变，其中左侧腘动脉局部重度狭窄、闭塞；双侧胫后动脉中下段显影良好（病例 12 图 2）。

给予控制血糖、调脂、抗血小板、营养神经、改善循环、利尿、止痛等治疗，改善全身状况。对于足部创面简单换药处理，给予"头孢唑肟 2g q12h ivgtt"抗感染治疗，并行细菌培养＋药敏。患者下肢动脉闭塞严重，足部严重缺血，第 3 趾已发黑坏死。2019 年 3 月 2 日行冠脉 CTA：①左冠优势；左冠状动脉主干（LMCA）硬斑，管腔轻度狭窄；②左冠状动脉前降支（LAD）、左冠状动脉回旋支（LCX）近中段、第二钝缘支（LMB2）硬斑，管腔重度狭窄；③第一对角支（D1）近段、后室间支（PDA）及左室后支（PLVB）硬斑，管腔中度狭窄；④右冠状动脉（RCA）主干起始处软斑，管腔中度狭窄；右冠状动脉（RCA）近中段硬斑，管腔中度 - 重度狭窄。2019 年 3 月 4 日

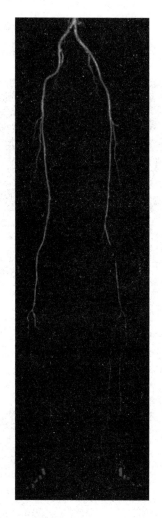

病例 12 图 2　下肢动脉 CTA（2019 年 2 月 25 日）

转入心血管内科，2019 年 3 月 5 日行冠脉造影：LM（左主干）：无明显狭窄；LAD
（左前降支）：近中段弥漫性斑块，并重度钙化，最重 70% ～ 80% 狭窄，D1 近中段
弥漫性斑块，最重约 90% 狭窄，血管细；LCX（左回旋支）：远段弥漫性斑块，最重
80% ～ 90% 狭窄，一 OM 弥漫性斑块，最重约 90% 狭窄，血管细；RCA（右冠）：中
段弥漫性斑块，最重约 90% 狭窄，血管细。由于冠脉狭窄、纤细，不建议行支架植入，
给予口服药物治疗。与患者及家属沟通建议患者转至血管外科行下肢动脉介入治疗，
复通闭塞的动脉，患者因担心复通动脉效果不理想及经济原因，家属放弃血管腔内治
疗，经我院手足显微外科会诊后，与患者及其家属充分沟通后于 2019 年 3 月 9 日转入
手足显微外科，拟行下肢动脉旁路手术。完成检查及各项评估后于 2019 年 3 月 12 日
行 "左下肢取大隐静脉移植＋股动脉 - 胫后动脉旁路术＋左足扩创＋第 3 趾残端修整

＋VSD 安装术"（病例 12 图 3），术后给予敏感抗生素"头孢他啶 1.5g q12h ivgtt"抗感染，并给予尿激酶、肝素抗凝，罂粟碱抗血管痉挛及止痛等治疗。

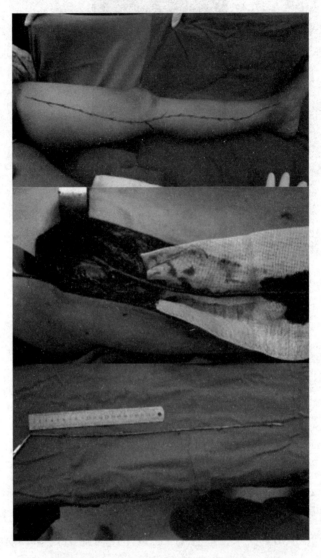

病例 12 图 3　术中情况（2019 年 3 月 9 日）

2019 年 3 月 21 日行"左大腿扩创＋第 2、3、4 趾残端修整术"，2019 年 3 月 25 日复查下肢动脉 CTA：①左侧股动脉－胫后动脉旁路术后改变；②双侧下肢动脉粥样硬化，其中左侧腘动脉几近闭塞；③左小腿及左足踝软组织稍肿胀（病例 12 图 4）。术后左下肢及左足创面均愈合良好（病例 12 图 5）。2019 年 3 月 28 日患者出院。

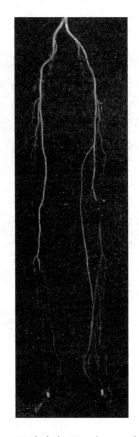

病例 12 图 4　下肢动脉 CTA（2019 年 3 月 25 日）

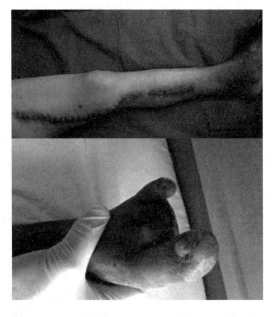

病例 12 图 5　术后恢复情况（2019 年 3 月 26 日）

2019 年 12 月 14 日随访,患者左下肢及左足趾残端伤口均愈合良好(病例 12 图 6)。

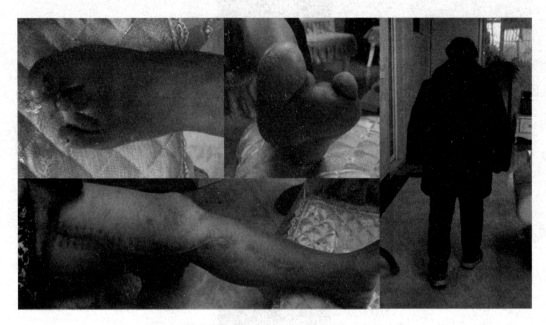

病例 12 图 6　恢复情况（2019 年 12 月 14 日）

三、疾病介绍

糖尿病足（diabetic foot，DF）患者截肢后的死亡率很高，5 年死亡率在 52% ~ 80%，并且与截肢程度密切相关，且大截肢手术会带来更高的心脑血管意外事件的发生。当保守治疗无效，需行血管重建技术，通常包括外科旁路手术或（和）经皮血管介入手术，都可以不同程度上改善血液供应，避免截肢或更严重的情况出现，从而也能减轻疼痛，增强局部免疫力，促进伤口愈合。进行血管重建的目的是改善其血液供应，至少要恢复一支动脉的血液供应，优先选择恢复供应血液到足溃疡解剖区域的动脉。血管重建术的选择取决于多种因素，包括糖尿病下肢动脉病变（lower extremity arterial disease，LEAD）的解剖位置、自体静脉的可利用性、范围和长度，患者的一般健康状况和并发症。对于创面愈合和截肢的主要结局，血管内介入与开放血管手术的效果非常相似，与血管内手术相比，外科血管重建术的长期通畅性更好，但住院时间更长，围手术期并发症和死亡率增加。当临床医师评估创面已没有愈合的可能或大截肢不可避免时，不应行血管重建治疗。部分患者由于存在严重并发症而导致麻醉风险过高，实施外科重建手术时围手术期并发症风险显著升高。尤其是存在以下情况的患者可能不适合进行血运重建：非常虚弱，预期寿命短，功能状态差，卧床，有大量组织破坏，足功能不可恢复，血运重建手术后不能行走。

四、病例点评

该患者患糖尿病 16 年，未规律服药，未监测血糖，糖尿病日常治疗及足部防护不被重视。10 个月前出现左下肢红肿，伴发凉、麻木、疼痛，休息及温水洗浴后水肿稍缓解，左足第 3 趾出现水泡、破溃，直至第 3 趾发黑坏死。患者入住我院后查体：足部温度偏低、足部搏动未触及，肢体抬高试验（Buerger）阳性，CTA、ABI 显示患者左侧股动脉闭塞，小腿三支动脉近端存在不同程度的硬化、闭塞，患者在 10 个月前左足已出现明显的皮温低、静息痛、足趾开始发黑等严重的缺血情况，但未给予足够的重视和诊治，直到足趾发黑坏死才来我院治疗。由于家属顾及下肢动脉介入术后发生再狭窄的风险较高，加之经济原因未选择血管腔内介入治疗，我们为解决患者血运重建，为患者提供了另一种手术，即外科旁路手术。我们取同侧大隐静脉后倒置，行股动脉–胫后动脉旁路术，在显微镜下吻合血管可以保证更高的通畅率。此患者入院后查冠脉 CTA 及冠脉造影提示冠脉三支病变，有较高的心血管风险，血管腔内治疗虽然是其合适的血运重建方式，但膝下血管腔内介入治疗再狭窄率较高，平均 3.5 个月，虽然反复多次进行腔内介入治疗是其优点，但复发间隔时间的缩短及狭窄程度的加重以及巨大的经济代价往往使大多数患者难以下决心选择。旁路手术虽然在住院时间、围手术期风险、手术难度等方面不具备优势，但在多学科团队的协作诊疗下，围手术期风险降到最低，手术难度在具备优势显微外科技术优势的支撑下也不再是难题，住院时间虽然长但住院花费和住院频次将大幅减少。术后患者足部温度恢复、动脉搏动可触及，CTA 显示动脉通畅，小腿动脉供血也明显好转，ABI 恢复至正常，静息痛消失，足趾创面渗血活跃，手术切口及足趾创面一期愈合。此患者采用外科旁路手术，获得了满意的治疗效果。糖尿病合并严重肢体缺血时不要轻易放弃保肢的尝试，即使采用踝部甚至足底水平的动脉旁路搭桥术，也是缺血性糖尿病足最重要和最关键的措施，提高溃疡治愈率，远期通畅率高，显著降低大截肢的发生率，提高患者的生存质量，提升患者对生活的自信心。

（张会峰　赵建军　河南省人民医院）

参考文献

[1]Thorud JC, Plemmons B, Buckley CJ, et al.Mortality After Nontraumatic Major Amputation Among Patients With Diabetes and Peripheral Vascular Disease : A Systematic Review[J].J Foot Ankle Surg, 2016, 55（3）: 591-599.

[2]Homlind K.Surgical revascularization and reconstruction procedures in diabetic foot ulceration[J].Diabetes Metab Res Rev, 2020, 36 Suppl 1 : e3256.

[3]Hinchliffe RJ, Brownrigg JR, ANDROS G, et al.Effectiveness of revascularization of the ulcerated foot in patients with diabetes and peripheral artery disease : a systematic review[J].Diabetes Metab Res Rev, 2016, 32 Suppl 1 : 136-144.

[4]Indes JE, Pfaff MJ, Farrokhyar F, et al.Clinical outcomes of 5358 patients undergoing direct open bypass or endovascular treatment for aortoiliac occlusive disease : a systematic review and meta-analysis[J].Journal of endovascular therapy, 2013, 20（4）: 443-455.

病例 13

下肢动脉腔内治疗失败后下肢动脉搭桥术治疗糖尿病足

一、病历摘要

患者女性,72岁,2020年8月19日以"发现血糖高32年,左足趾发黑坏疽3个月余"为主诉入我院。初步诊断:①2型糖尿病;②糖尿病足病(Wagner 4级);③糖尿病周围神经病变及糖尿病下肢血管病变;④冠心病;⑤高血压病3级(极高危)。

现病史:32年前发现血糖升高,最高血糖18mmol/L,诊断为糖尿病,长期皮下注射胰岛素治疗,血糖控制尚可。3年前无明显诱因出现左下肢间歇性跛行,跛行距离约500米,休息后症状缓解,可继续行走,不伴头晕、头痛,无胸闷、呼吸困难,就诊于我院药物对症治疗后好转出院。3个月前发现左足第1～4趾溃烂,伴间歇性跛行,就诊于我院血管外科,行左下肢动脉溶栓、抽栓、球囊后扩张、支架置入等治疗,左下肢跛行、冰凉、疼痛等症状改善,足趾溃烂仍逐渐加重,出现发黑坏死,来我院住院治疗。

既往史:冠心病2年余,高血压病2年余,最高血压210/90mmHg,长期口服药物治疗(具体不详),血压控制欠佳。有胆囊结石、甲状腺结节手术史,有心脏病、糖尿病家族史。

体格检查:体温36.6℃,脉搏80次/分,呼吸17次/分,血压130/86mmHg。神志清,精神差,心、肺、腹部查体未见明显异常。双下肢无水肿,双侧足背动脉搏动未触及,左足皮温低,左足第1～4趾发黑坏疽,踝关节活动正常(病例13图1)。

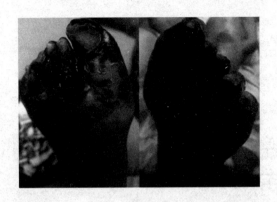

病例 13 图 1　入院时左足情况（2020 年 8 月 19 日）

二、诊疗经过

入院后检查：血常规＋CRP：白细胞 6.37×10⁹/L，中性粒细胞 3.65×10⁹/L，淋巴细胞 2.02×10⁹/L，红细胞 4.28×10¹²/L，血红蛋白 112.0g/L，C- 反应蛋白 4.93mg/L。降钙素原定量＜0.05ng/ml。肝功能：谷丙转氨酶 11.9U/L，谷草转氨酶 12.8U/L，碱性磷酸酶 117.1U/L，谷氨酰转肽酶 17.9U/L，白蛋白 33.9g/L。肾功能：肾小球滤过率 83.10ml/min，尿素 4.95mmol/L，肌酐 64μmol/L，尿酸 274μmol/L。糖化血红蛋白 8.5%，空腹血糖 8.4mmol/L。血脂、心肌酶谱、尿常规、甲功三项等未见明显异常。心电图：窦性心律；多数导联 ST-T 异常。给予控制血糖、改善循环、控制血压、营养支持等全身治疗，给予"头孢呋辛 1.5g q12h ivgtt"抗感染治疗。2020 年 8 月 24 日行"左足扩创＋跖骨远端截肢＋残端修整术"（病例 13 图 2）。术后 4 天患足残端部分皮肤坏死，伤口红肿有渗液（病例 13 图 3），拆线开放伤口，换药一直无好转，且组织坏死情况逐渐加重。

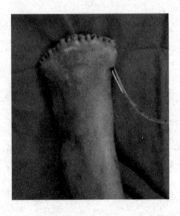

病例 13 图 2　截肢术后即刻（2020 年 8 月 24 日）

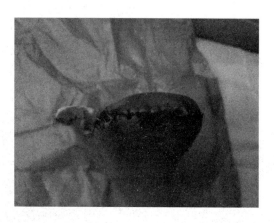

病例 13 图 3　截肢术后情况（2020 年 8 月 28 日）

　　2020 年 9 月 9 日行下肢动脉 CTA（病例 13 图 4）：①双下肢 CTA 提示动脉硬化；②左侧股动脉近中段支架置入术后改变；③双侧髂内动脉软硬斑，管腔中重度狭窄，局部似未显示；④右侧股动脉软硬斑，管腔重度狭窄，局部闭塞；⑤右侧胫后动脉及胫腓干软硬斑，管腔重度狭窄；⑥左侧股动脉远段及左侧腘动脉软硬斑，管腔重度狭窄；⑦左侧胫前动脉软斑，管腔轻度狭窄，局部中重度狭窄；⑧双足动脉稀疏。

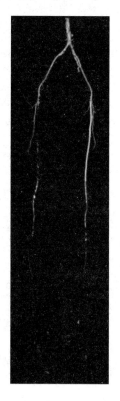

病例 13 图 4　下肢动脉 CTA（2020 年 9 月 9 日）

患足伤口皮肤坏死，伤口渗液无愈合倾向，既往已多次行下肢动脉介入手术，又出现下肢动脉闭塞情况，经多学科讨论会诊，采用显微外科技术行搭桥术，于2020年9月16日行"左下肢取大隐静脉倒置移植＋股动脉－胫后动脉搭桥术＋左足扩创VAC安装术"（病例13图5），术后给予抗感染、抗凝等对症治疗。

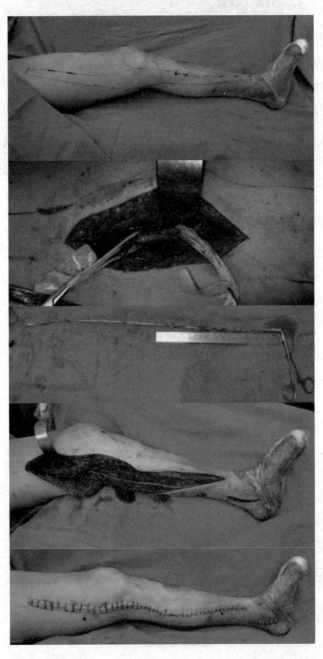

病例13图5　术中情况（2020年9月16日）

2020 年 9 月 25 日行"左足扩创缝合术"，术后给予常规换药（病例 13 图 6 ）。

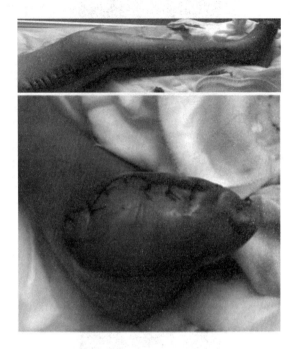

病例 13 图 6　术后情况（2020 年 9 月 26 日）

2020 年 10 月 4 日复查下肢动脉 CTA（病例 13 图 7 ）：①结合病史左下肢取大隐静脉倒置移植＋股动脉 – 胫后动脉搭桥术＋左足扩创 VAC 安装术后，左侧股动脉 – 胫后动脉旁路血管通畅良好；②双下肢 CTA 提示动脉硬化；③左侧股动脉近中段支架置入术后改变；④双侧髂内动脉软硬斑，管腔中重度狭窄，局部似未显示；⑤右侧股动脉软硬斑，管腔重度狭窄，局部闭塞；⑥右侧胫后动脉及胫腓干软硬斑，管腔重度狭窄；⑦左侧股动脉远段及左侧腘动脉软硬斑，管腔重度狭窄；⑧左侧胫前动脉软斑，管腔轻度狭窄，局部中重度狭窄；⑨双足动脉稀疏；患者病情稳定，伤口基本愈合，于 2020 年 10 月 12 日出院。

2020 年 11 月 11 日，患者小腿及足部创面已完全愈合（病例 13 图 8 ）。2020 年 12 月 01 日随访，足部创面恢复很好（病例 13 图 9 ）。

病例 13 图 7　复查下肢动脉 CTA（2020 年 10 月 4 日）

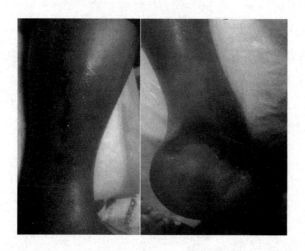

病例 13 图 8　伤口愈合情况（2020 年 11 月 11 日）

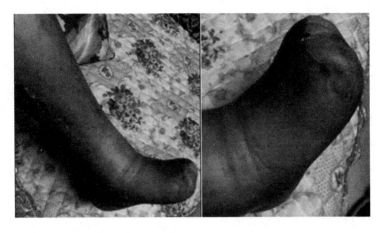

病例 13 图 9　伤口情况（2020 年 12 月 01 日）

三、疾病介绍

糖尿病下肢动脉病变（lower extremity arterial disease，LEAD）是 2 型糖尿病常见的并发症之一，主要表现为膝关节以下动脉中膜钙化、节段性狭窄或闭塞。许多机制导致了 LEAD 的进展，特别是动脉僵硬、血栓形成异常、炎症、内皮功能障碍。研究显示，LEAD 与糖尿病下肢截肢、心血管疾病和死亡率的增加明显相关。LEAD 是糖尿病足（diabetic foot，DF）的发生的重要原因之一，我国 2012 年的一项多中心调查显示 60% 的糖尿病足患者合并 LEAD。LEAD 通常早期无明显症状，随即可出现肌肉萎缩、皮肤干燥、弹性差、色素沉着、皮温下降，随着病情加重可逐渐出现间歇性跛行、静息痛、溃疡、坏疽。间歇性跛行是供应骨骼肌的动脉狭窄或阻塞，由于腿部血液供应不能满足肢体活动所需的血液和供氧，逐渐出现跛行、静息痛，甚至溃疡、坏疽。轻中度的 LEAD 的药物治疗包括控制血糖、血压、调节血脂、抗血小板和抗凝、扩血管药物等，临床常用的扩血管药物包括西洛他唑、前列地尔、已酮可可碱等，可在一定程度上改善下肢血液供应，缓解症状。中重度的下肢动脉闭塞，内科保守治疗效果十分有限，血运重建是不可回避的治疗方式。临床常用血管腔内介入治疗、在球囊扩张基础上的支架成形术以及基于导管的腔内减容手术，可使下肢血液供应短时间内明显改善，降低大截肢的发生率，促进溃疡愈合，但血管再狭窄的发生率较高，膝下动脉血管腔内治疗术后再狭窄的发生率可高达 94.2%，发生再狭窄的平均时间为术后 3.5个月。外科旁路手术糖尿病患者的两年通畅率可达 69%，大隐静脉旁路手术是目前远端血管重建技术通畅率最佳的术式，糖尿病合并严重肢体缺血行膝下自体静脉移植搭桥的远期通畅率具有很大优势。

四、病例点评

血管腔内治疗虽然可在短时间内改善血液供应，为足部溃疡提供愈合窗口期时间，甚至免于截肢的严重后果。该患者存在严重的下肢动脉闭塞，多次行下肢动脉腔内介入治疗，但很快再次闭塞，且闭塞加重导致肢体坏死，严重的静息痛，患者痛苦不堪，濒临截肢。利用显微外科技术采用自体大隐静脉移植行股动脉－胫后动脉搭桥术，术后旁路血管通畅良好，残端创面渗血活跃，皮温恢复正常，足部血供明显改善，阻止了足残端进一步坏死，伤口顺利愈合，虽然进行了功能性截肢，但患者恢复了下肢的行走功能，最大限度上保留了患者肢体。

本病例给我们以下几点重要提示：①对于糖尿病下肢动脉闭塞的患者，血管腔内治疗和外科旁路手术均能进行血运重建，但血管腔内介入治疗很快再次闭塞，多次治疗多次闭塞，发展为截肢的可能性很大，显微外科旁路手术解决了该患者下肢动脉容易反复闭塞的问题，可以理解为实际上也是血管腔内治疗效果不佳的一种补救措施；②血管腔内治疗和外科旁路手术均能进行血运重建，可以选择其中一种进行血运重建，也可以同时选择两种手术进行血运重建，该患者左侧股动脉支架植入后远端闭塞，其流出道（股动脉与搭桥的静脉吻合口）远端闭塞，近端通畅，腔内治疗植入的支架也为股动脉有较好的流出道提供了支持。具体是选择其中一种或两种同时手术，需要根据患者全身情况及具体血管等情况进行综合评估，做出利于患者的最好选择；③该病例也给我们一种更好的启示：患者下肢动脉介入治疗后多次闭塞，其血管闭塞程度、心脑血管等全身情况也越来越严重，外科开放手术的风险越来越大，尽早的进行外科旁路手术是对患者负责，而不必等到全身情况和血管闭塞发展到很严重时才进行旁路手术，延误甚至错过手术时机。国内外文献报道，日本、欧美等国糖尿病下肢动脉闭塞其旁路手术率远高于我国，取得了很好的治疗效果；④此外，在患者做外科旁路前，患者血管腔内介入治疗后很快中足截肢，截肢创面缺血、感染难以愈合，患足疼痛难忍，患者近乎绝望，这种情况往往伴有很高的意外情况发生，有很大的安全隐患，是医疗纠纷发生的阶段。无论何种血运重建都需要评估手术的风险和收益，能否有效改善血运是关键，否则创面难以愈合、感染加重、截肢平面升高、严重的并发症出现都可能使治疗将陷入更加被动和无奈的地步，容易爆发医患矛盾。所以，管床医生要正确评估手术的风险，不能一厢情愿认为，治疗后血供一定得到很好的改善。况且，糖尿病足创面能否顺利愈合，仍需要植皮、皮瓣修复、胫骨横向骨搬移、骨水泥诱导膜技术、PRP 技术等多种治疗方法的综合运用。最后，要做好充分的医患沟通，这位患者下肢腔内治疗花费加大，患严重冠心病、年龄大，选择做外科旁路手术，我们的选择是非常慎重的，也是非常周全的评估以及多次充分有效沟通的结果，外科旁路手术对这位患者来说，成功了获益很多，刻骨铭心的静息痛立即消失，疾病痛苦迅速解决，生活质量迅速改善。失败了，则使患者面临更大的不幸和痛苦，因而充分医患沟通，获得患者及家属理解，与医生一起共同战胜病魔！

（赵建军　张会峰　河南省人民医院）

参考文献

[1]Criqui MH，Aboyans V.Epidemiology of peripheral artery disease[J].Circ Res，2015，116（9）：1509-1526.

[2] Prompers L，Schaper N，APELQVIST J，et al.Prediction of outcome in individuals with diabetic foot ulcers：focus on the differences between individuals with and without peripheral arterial disease.The EURODIALE Study [J].Diabetologia，2008，51（5）：747-755.

[3] 班绎娟，冉兴无，杨川，等 . 中国部分省市糖尿病足病临床资料和住院费用等比较 [J]. 中华糖尿病杂志，2014，6（07）：499-503.

[4]PARASKEVAS KI，BAKER DM，POMPELLA A，et al.Does diabetes mellitus play a role in restenosis and patency rates following lower extremity peripheral arterial revascularization？ A critical overview [J].Ann Vasc Surg，2008，22（3）：481-491.

富血小板血浆凝胶治疗难治性糖尿病足

一、病历摘要

患者女性,69 岁,2021 年 8 月 31 日以"口渴、多饮 20 年,左足小趾外侧破溃 3 个月"为主诉入院。初步诊断为 2 型糖尿病足病、2 型糖尿病并周围神经病变并周围血管病变、高血压病 3 级(很高危)。

现病史:20 年前无明显诱因出现口渴、多饮,于当地医院就诊,测空腹血糖高达 18.0mmol/L,诊断 2 型糖尿病,给予口服药物治疗。1 年前开始出现双下肢发凉、麻木,左下肢为著,半年前感双下肢麻木、疼痛,仍以左下肢为著。3 个月前因足疼痛,自行给予左足小趾外侧风湿贴后出现皮肤破溃,自行给予消毒治疗,创面不愈合,有脓性渗出。2 个月前曾于外院住院治疗,效果不佳。20 天前左足小趾外侧创面仍有渗出,现来我科治疗。现规律皮下注射胰岛素(甘精胰岛素 22U/ 晚,门冬胰岛素三餐前 7U)控制血糖。

既往史:高血压 20 余年。否认吸烟饮酒史,否认糖尿病家族史。

体格检查:体温 36.4℃,脉搏 69 次 / 分,呼吸 18 次 / 分,血压 192/74mmHg。神志清,精神差,心、肺、腹部查体未见明显异常。双下肢无水肿,左侧足背动脉搏动弱,右侧足背动脉未触及。左足小趾外侧创面无红肿,渗出明显,大小约 1.8cm×0.6cm(病例 14 图 1)。

二、诊疗经过

入院后检查:

血常规 + CRP:白细胞 8.18×10^9/L,中性粒细胞 4.73×10^9/L,淋巴细胞 2.64×10^9/L,红细胞 4.71×10^{12}/L,血红蛋白 128.0g/L,CRP < 0.499mg/L。血沉 55mm/h。

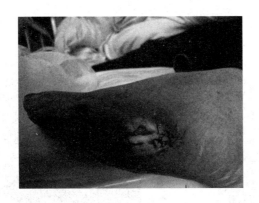

病例 14 图 1　PRP 治疗前

肝功能：谷丙转氨酶 22.4U/L，谷草转氨酶 23.4U/L，碱性磷酸酶 48.9U/L，谷氨酰转肽酶 20.1U/L，白蛋白 41.7g/L。

肾功能：尿素 8.52mmol/L，肌酐 63μmol/L，尿酸 562μmol/L。

空腹血糖 7.82mmol/L。

血脂：总胆固醇 5.09mmol/L，甘油三酯 2.38mmol/L，高密度脂蛋白胆固醇 1.08mmol/L，低密度脂蛋白胆固醇 3.21mmol/L，载脂蛋白 A_1 1.11g/L。

尿常规：白细胞 2+，蛋白质 +-，尿糖 -，酮体 -，细菌计数 10350.7。

心肌酶谱、甲功三项等未见明显异常。

心电图：窦性心律；完全性右束支阻滞；部分导联 ST-T 异常。

下肢动脉血管成像：①双下肢动脉硬化闭塞症；②所示腹主动脉下段、左髂总动脉混合斑，管腔轻度狭窄、局部溃疡形成；右髂总动脉混合斑，管腔中度狭窄，并局部溃疡形成可能；双侧髂内动脉混合斑，管腔局部重度狭窄；③所示双足周围软组织增厚；请结合临床及其他相关检查。

双下肢血管彩超：①双侧股总动脉内中膜增厚；②双下肢动脉多发斑块并右侧股浅动脉中段狭窄；③左侧胫前动脉中下段管腔内未见明显血流；④双下肢动脉呈缺血改变；⑤双侧股浅、股深、腘、胫前、胫后、足背动脉内膜面钙化。

给予控制血糖、降压、调脂、改善循环、营养神经等全身治疗，改善患者全身状况。对于足部创面处理方面，局部麻醉下反复清创至创面新鲜给予"哌拉西林他唑"抗感染治疗。闭式负压吸引，改善局部血液供应，促进愈合。创面较前无明显变化，于 2021 年 9 月 8 日行富血小板血浆（Platelet-Rich Plasma，PRP）治疗，将富血小板血浆凝胶置于清创换药后的伤口上（病例 14 图 2），凡士林纱布覆盖，于 2021 年 9 月 14 日再次行富血小板血浆治疗，见左足小趾外侧创面明显减小（病例 14 图 3），约

0.8cm×0.1cm，无渗出及无红肿。患者病情稳定后，于2021年9月15日出院自行换药治疗。

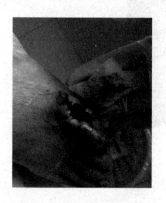

病例14图2　PRP治疗中

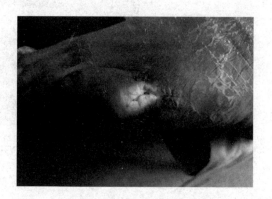

病例14图3　PRP治疗后

三、疾病介绍

糖尿病足溃疡（diabetic foot ulcers，DFU）是糖尿病最常见和最严重的并发症之一，大约80%糖尿病相关的下肢截肢与糖尿病足溃疡相关，并且给患者家庭和社会医疗系统带来巨大负担，大约有四分之一的糖尿病患者有最终发展为DFU的风险。糖尿病足溃疡多由周围神经病变或外周动脉疾病所引起，足部畸形、血糖控制不良、其他微血管并发症、既往糖尿病足溃疡史或截肢病史也会导致DFU的发生。DFU治疗的最终目的是实现伤口的快速闭合，以防止伤口感染、截肢和降低患者生活质量等不良后果。目前已有的治疗方法效果不佳，应采用现代技术来克服现有治疗的局限性，改善创面愈合过程。本例患者常规方法治疗后，疾病未得到有效控制，在我科采用富血小板血浆凝胶后，创面愈合加快，创面面积明显减小，效果绝佳。富血小板血浆（Platelet-Rich Plasma，PRP）是一种在创伤愈合过程中发挥重要作用的自体血液制品，它具有释放生物活性分子、生长因子（GF）和细胞因子的能力，具有镇痛、免疫调节、血管生成和细胞增殖，促进创伤愈合等作用，达到促进DFU愈合和抗感染的目的，同时多项研究证实了富血小板血浆对于DFU创面治疗的安全性和有效性。

四、病例点评

本文患者患糖尿病多年，存在严重下肢动脉闭塞症及足感染，在外院各种治疗仍不能有效控制创面感染，使创面愈合，换药增加了伤口愈合所需的时间，间接导致较高的医院费用，还可能导致感染进一步向深部扩散，延误伤口的最佳治疗时间，造成不可逆的损害，并有可能导致截肢。自体富血小板血浆凝胶是从患者自身的外周静脉血中获得的，经离心并与钙离子、凝血酶激活后，可释放出有利于受损组织修复再生的各种生长因子。Wenchun Qu 等人报道了一项关于富血小板血浆治疗慢性创面有效性和安全性的系统评价及 Meta 分析，结果表明，与非 PRP 治疗相比，PRP 治疗显著促进了下肢糖尿病溃疡的伤口完全闭合，缩短了伤口完全闭合的时间，减少了伤口面积和深度，Pino-Sedeño 等人研究报道显示，富血小板血浆缩短了伤口闭合时间，降低了不良事件的风险，PRP 治疗对慢性 DFU 的创面愈合有积极的影响，是治疗慢性 DFU 的安全选择，PRP 可作为治疗非愈合性 DFU 的一种生物辅助治疗方法。这些均证明富血小板血浆治疗已被临床证明是一种安全有效的治疗方法。本例病例的成功并不是个案，富血小板血浆越来越多地被应用于难治性创面、膝骨关节炎、慢性肌肉骨骼疼痛等疾病中。对某些糖尿病足创面修复，富血小板血浆或许是一种更简单有效、快速、成本更低的治疗选择。下面简单介绍富血小板血浆凝胶的制备及作用机制。

富血小板血浆简介：富血小板血浆（Platelet-Rich Plasma，PRP）是通过离心从全血中获得的一种由多细胞成分组成的血浆浓缩物，其中包含了超过生理浓度的血小板，以及超过 1500 种生物活性蛋白，包括血小板衍生生长因子（Platelet Derived Growth Factor，PDGF）、转化生长因子 -β（Transforming Growth Factor beta，TGF-β）、血管内皮生长因子（Vascular Endothelial Growth Factor，VEGF）、成纤维细胞生长因子（Fibroblast Growth Factor，FGF）等，对于组织修复有重要作用。这些生长因子具有局部和全身性的参与作用，促进分解代谢酶和细胞因子的抑制，调节炎症和局部血管生成，并将局部干细胞和成纤维细胞募集到受损部位，并诱导附近的健康细胞产生更多数量的生长因子。在过去几年中，使用 PRP 作为治疗工具在再生医学领域取得了重大进展，特别是在伤口愈合和皮肤再生、牙科、美容和整形外科、脂肪移植、骨再生、肌腱病领域、眼科、肝细胞恢复、美容手术、骨科、软组织溃疡和骨骼肌损伤等。

富血小板血浆凝胶的制备：本病例我们采用二次离心法制备 PRP，抽取枸橼酸钠抗凝剂 2ml，肘前静脉血约 18ml，充分混匀后使用专用离心机（病例14 图 4），200g（1210rpm）第一次离心，离心半径 11cm，时间为 10min，分三层（病例14 图 5），吸管吸取全部上清液及交界层下 3mm 红细胞行第二次离心（病例14 图 6），吸除上层 3/4 贫血小板血浆，剩余 3.5-4ml 即为 PRP（此法得到的 PRP 中血小板浓度为全血的 4-5 倍）。制备出的 PRP 与激活剂（2ml 10% 葡萄糖酸钙钙注射液配 500IU 凝血酶冻干粉）1ml 充分混合后形成 PRP 凝胶（病例14 图 7）。

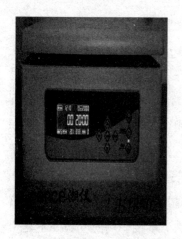

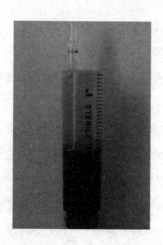

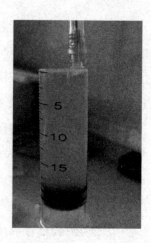

病例 14 图 4　二次离心法　　　　病例 14 图 5　二次离心法　　　病例 14 图 6　二次离心
PRP 制备设备　　　　　　　　　　PRP 第 1 次离心　　　　　　　法 PRP 第 2 次离心

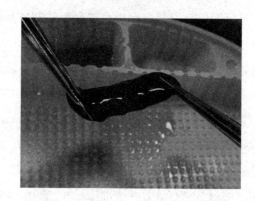

病例 14 图 7　二次离心法 PRP 凝胶

　　目前我科除二次离心法外，使用 NGL XCF3000 血液成分分离机（南格尔）及配套管路采集患者血小板（病例 14 图 8），采集完毕后 PRP 自动分装（病例 14 图 9），其余血液成分回输至人体，再进行 PRP 凝胶（病例 14 图 10、图 11）的制备，该方法制备 PRP，血小板浓度高、纯度高，除外手工差异因素，产品标准化，质量更有保障，可实现一次采集多次使用。血液成分分离机一次采集多次使用的优点，对于糖尿病足及糖尿病难治性创面的患者尤其适用，既可减轻患者心理负担，又节省医疗成本。

　　富血小板血浆在糖尿病足中的应用：糖尿病足（diabetic foot，DF）是糖尿病最严重的并发症之一，是由血管病变、神经病变与感染等综合因素作用所致，表现为足部溃疡、化脓甚至坏死。正常情况下，当细胞受到损伤因素的刺激后，可释放多种生长因子，刺激同类细胞或同一胚层发育来的细胞增生，促进修复过程，多肽类生长因子对细胞的再生与分化的影响最为关键。糖尿病患者由于血管生成不良、白细胞迁移减少、成纤维细胞早期衰老、炎症期延长和皮肤抗拉强度下降而导致创面愈合能力受损，导致伤口复发及难愈合。

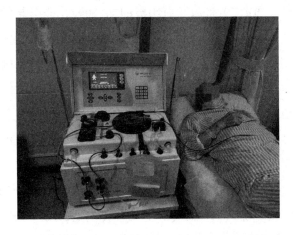

病例 14 图 8　血液成分分离机制备 PRP 过程

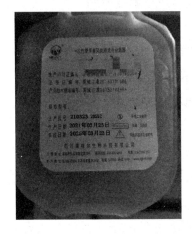

病例 14 图 9 血液成分分离机法制备
PRP 保存

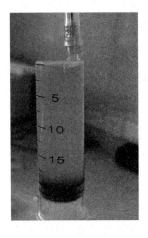

病例 14 图 10 血液成分分离机法制备
PRP 成品

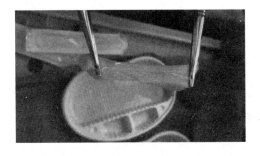

病例 14 图 11　血液成分分离机法制备 PRP 凝胶

富含血小板血浆是从全血中提取的血小板和血浆浓缩物，经不同途径激活后可释放出大量生长因子和细胞因子。这些生长因子可通过不同的途径和方式促进创面修复。血小板衍生生长因子（PDGF）来源于血小板的 α 颗粒，能引起成纤维细胞、平滑肌细胞和单核细胞的增生和游走，并且促进胶质细胞增生及胶原生成增加。PDGF 存在于创伤造成的急性伤口中，在慢性非愈合伤口中较少出现。它还刺激纤维连接蛋白和透明质酸的产生，这是细胞外基质的主要成分。PDGF 与转化生长因子 β（TGF-β）和表皮生长因子（EGF）具有协同作用。在创面愈合的上皮化阶段，PDGF 上调胰岛素生长因子 1（IGF-1）和血栓反应蛋白 1 的产生。PDGF 吸引炎性细胞，如中性粒细胞、单核细胞和成纤维细胞，促进肉芽组织的产生。

转化生长因子能够可逆地刺激或抑制细胞的生长和转化，转化生长因子-α 可刺激角质生成细胞、成纤维细胞和血管的生成，转化生长因子-β 可促进成纤维细胞趋化，产生胶原和纤维连接蛋白，抑制胶原降解，促进纤维化发生。这些生长因子在伤口愈合过程的早期释放，它们的缺乏将会延长伤口愈合时间。TGF-β 广泛参与创伤愈合过程，是中性粒细胞、巨噬细胞和成纤维细胞的趋化剂。它刺激胶原合成、肉芽组织形成和再上皮化。TGF-β 还刺激炎性细胞趋化，触发细胞产生细胞外基质。TGF-β 的作用呈剂量依赖性。例如，它在低浓度时促进成纤维细胞增殖，但在高浓度时诱导分化。血管内皮生长因子（VEGF）与 PDGF 相似，是一种有效的血管生成因子。VEGF 与 FGF2 和胎盘源性生长因子协同作用，因此这些因子的联合可能是血管生成的有效刺激因素。VEGF 引起血管通透性增加和血管形成。它激活单核细胞，但不影响成纤维细胞或血管平滑肌细胞。糖尿病患者血浆 VEGF 浓度升高，微循环中断导致缺氧和 VEGF 生成增加，有研究报道，糖尿病患者创面 VEGF 耗竭是溃疡的主要原因。

成纤维细胞生长因子家族（FGF）包括多个生长因子。在伤口愈合中，FGF2、FGF7（也称为角质形成细胞生长因子-KGF）和 FGF10（或 KGF2）被整合在一起。FGFs 是血管内皮细胞的有丝分裂原，通过促进毛细血管内皮细胞的增殖，促进新生血管的生长，从而起到血管生成因子的作用。FGF2 在急性创面中含量增加，在肉芽组织形成、再上皮化和组织重构中发挥作用，促进角质形成细胞和成纤维细胞的增殖、分化和迁移。此外，FGF2 增加了成纤维细胞的胶原酶的产生。FGF2 参与启动肉芽组织的形成，通过刺激毛细血管内皮细胞的浸润和增殖，靶向肉芽组织中的血管生成，从而缩短闭合时间，增加创面强度。FGF2 水平在慢性伤口中的含量减少，因此降低了其愈合率。

血小板活化脱颗粒后分泌大量的生长因子，因此，在生长因子含量减少的慢性创面中，富血小板血浆是生长因子的有效来源，由于其具有促进免疫调节、血管生成、细胞增殖和镇痛的多种生长分子而有利于糖尿病足的创面愈合。富血小板血浆凝胶将PDGF、TGF-β、VEGF、EGF、IGF1等生长因子转运到创面，并且在其表面持续释放，促进伤口闭合，促进血管生成和再上皮化。PRP还通过抑制细胞因子释放，抑制炎症反应，与巨噬细胞相互作用，促进组织愈合和再生。

富血小板血浆凝胶治疗DFU效果显著，缩短了伤口闭合时间，降低了不良事件的风险，为患者提供了一种安全有效的新疗法。目前关于富血小板血浆的离心方案和应用剂量方面的临床随机对照研究鲜见报道，需要高质量的循证医学证据证实各离心方案的疗效。

（庄卫生 李天舒 河南省人民医院）

参考文献

[1]Boulton AJ.The pathway to foot ulceration in diabetes[J].Med Clin North Am，2013，97（5）：775-790.

[2]Hingorani A，LaMuraglia GM，Henke P，et al.The management of diabetic foot：a clinical practice guideline by the society for vascular surgery in collaboration with the American podiatric medical association and the society for vascular medicine[J].J Vasc Surg，2016，63（2 Suppl）：3S-21S.

[3]Tzeravini E，Tentolouris A，Tentolouris N，et al.Advancements in improving health-related quality of life in patients living with diabetic foot ulcers[J].Expert Rev Endocrinol Metab，2018，13（6）：307-316.

[4]Babaei V，Afradi H，Gohardani HZ，et al.Management of chronic diabetic foot ulcers using platelet-rich plasma[J].Journal of Wound Care，2017，26（12）：784-787.

[5]Hossam EM，Alserr AHK，Antonopoulos CN，et al.Autologous Platelet Rich Plasma Promotes the Healing of Non-Ischemic Diabetic Foot Ulcers.A Randomized Controlled Trial[J].Annals of Vascular Surgery，2022，82：165-171.

[6]Didangelos T，Koliakos G，Kouzi K，et al.Accelerated healing of a diabetic foot ulcer using autologous stromal vascular fraction suspended in platelet-rich plasma[J].Regenerative Medicine，2018，13（3）：277-281.

[7]Amable PR，Carias RBV，Teixeira MVT，et al.Platelet-rich plasma preparation for regenerative medicine：optimization and quantification of cytokines and growth factors[J]. Stem Cell Research & Therapy，2013，4（3）：67.

[8]Qu W，Wang Z，Hunt C，et al.The Effectiveness and Safety of Platelet-Rich Plasma for Chronic Wounds：A Systematic Review and Meta-analysis[J].Mayo Clinic Proceedings，2021，96（9）：2407-2417.

[9]del Pino-Sedeño T，Trujillo-Mart í n MM，Andia I，et al.Platelet-rich plasma for the treatment of diabetic foot ulcers：A meta-analysis：Platelet-rich plasma for diabetic foot ulcers[J].Wound Repair and Regeneration，2019，27（2）：170-182.

[10]Kaux J-F，Emonds-Alt T.The use of platelet-rich plasma to treat chronic tendinopathies：A technical analysis[J].Platelets，2018，29（3）：213-227.

[11]Kaux JF，Drion P，Croisier JL，et al.Tendinopathies and platelet-rich plasma（PRP）：from pre-clinical experiments to therapeutic use[J].Journal of Stem Cells and Regenerative Medicine，2015，11（1）：7-17.

[12]Dai W-L，Zhou A-G，Zhang H，et al.Efficacy of Platelet-Rich Plasma in the Treatment of Knee Osteoarthritis：A Meta-analysis of Randomized Controlled Trials[J]. Arthroscopy：The Journal of Arthroscopic & Related Surgery，2017，33（3）：659-670.e1.

[13]Currie LJ，Sharpe JR，Martin R.The Use of Fibrin Glue in Skin Grafts and Tissue-Engineered Skin Replacements：A Review：[J].Plastic and Reconstructive Surgery，2001，108（6）：1713-1726.

[14]谷涌泉.中国糖尿病足诊治指南［J］.中国临床医生杂志，2020，48（1）：19-27.

[15]步宏，李一雷，等.病理学（第9版）[M].北京：人民卫生出版社，2018：36-37.

[16]Barrientos S，Brem H，Stojadinovic O，et al.Clinical application of growth factors and cytokines in wound healing：Wound management：growth factors & cytokines[J].Wound Repair and Regeneration，2014，22（5）：569-578.

[17]Pierce GF，Tarpley JE，Tseng J，et al.Detection of platelet-derived growth factor（PDGF）-AA in actively healing human wounds treated with recombinant PDGF-BB and absence of PDGF in chronic nonhealing wounds[J].Journal of Clinical Investigation，1995，96（3）：1336-1350.

[18]Knighton DR，Ciresi KF，Fiegel VD，et al.Classification and Treatment of Chronic Nonhealing Wounds：[J].Annals of Surgery，1986，204（3）：322-330.

[19]Bennett SP，Griffiths GD，Schor AM，et al.Growth factors in the treatment of diabetic foot ulcers[J].British Journal of Surgery，2003，90（2）：133-146.

[20]Carmeliet P，Moons L，Luttun A，et al.Synergism between vascular endothelial growth factor and placental growth factor contributes to angiogenesis and plasma extravasation in pathological conditions[J].Nature Medicine，2001，7（5）：575-583.

[21]Cooper ME，Vranes D，Youssef S，et al.Increased renal expression of vascular endothelial growth factor（VEGF）and its receptor VEGFR-2 in experimental diabetes[J]. Diabetes，1999，48（11）：2229-2239.

[22]Wang Z，Zhang J，Zhang B.Vascular endothelial growth factor gene expression in patients' ischemic skeletal muscle with diabetic foot[J].Zhonghua Yu Fang Yi Xue Za Zhi [Chinese Journal of Preventive Medicine]，2002，36（7）：505-507.

[23]Veves A，Giurini J.（Eds.）.The diabetic foot[J].Boston：Humana Press，2006.

[24]Gharee-Kermani M，Pham S.Role of Cytokines and Cytokine Therapy in Wound Healing and Fibrotic Diseases[J].Current Pharmaceutical Design，2001，7（11）：1083-1103.

[25]Mishra A，Woodall J，Vieira A.Treatment of Tendon and Muscle Using Platelet-Rich Plasma[J].Clinics in Sports Medicine，2009，28（1）：113-125.

病例 15

药源性皮质醇增多症并继发型糖尿病合并胫前溃疡

一、病例摘要

患者女性，38岁，于2021年9月28日以"发现血糖升高10个月，右小腿溃烂4个月"为主诉入院。初步诊断：①药源性皮质醇增多症（继发型糖尿病）；②右小腿慢性溃疡；③高血压病（2级高危）；④脂代谢紊乱。

现病史：10个月前体检发现血糖偏高，未进一步检查及口服降糖药物治疗。4个月前因外伤致小腿前内侧出现破溃，当地换药，病情加重。3个月前到上海市某三甲医院治疗，2021年6月25日在全麻下行局部病灶切除清创缝合术及植皮手术治疗，同时口服二甲双胍及阿卡波糖片稳定血糖，血糖控制平稳，取皮区愈合，植皮区治疗失败，创面未愈合。8天前到郑州某三甲医院住院治疗，继续给予常规创面换药，病情无缓解，今来我院，以"药源性皮质醇增多症 继发型糖尿病、右小腿慢性溃疡、高血压病2级高危、脂代谢紊乱"入院。发病来，神志清，精神可，饮食、睡眠可，大小便正常，体重无明显改变。

既往史：既往有坏疽性脓皮病10年，一直口服甲泼尼龙片治疗；有高血压5年，口服赖诺普利片血压控制平稳；患骨质疏松症2年。无吸烟、饮酒史。其他病史无特殊。

体格检查：体温36.6℃，脉搏80次/分，呼吸20次/分，血压138/95mmHg，身高164cm。体重65kg，BMI 24.17。专科检查：满月脸、水牛背、向心性肥胖、双下肢偏细、腹部、双乳腺、前臂区域散在多条宽大紫纹。右小腿胫前侧皮肤肿痛，溃烂，大小约3.0cm×4.0cm，创面表浅，基底为暗红色、颗粒大小不等的肉芽组织，周边皮肤部分发黑，紫暗，未见明显脓性分泌物。

二、诊疗经过

外院治疗情况：X 线（外院 2021 年 6 月 22 日）：右侧胫腓骨未见异常，胫骨旁软组织内多发钙化灶。

彩超（外院 2021 年 9 月 21 日）：①二尖瓣少量反流；②双侧股总静脉、股浅静脉、腘静脉、胫后静脉、胫前静脉、腓静脉、小腿肌间静脉、足背静脉未见明显异常。

入院后辅助检查：尿微量白蛋白、感觉阈值、ABI 未查；糖化血红蛋白 7.3% 骨密度：骨质疏松；尿常规：未见异常；血常规：白细胞 8.49×10^9/L，中性粒细胞计数 5.72×10^9/L，中性粒细胞百分比 67.4%，淋巴细胞计数 1.58×10^9/L，血红蛋白 139g/L，CRP ＜ 0.499mg/L。心电图：窦性心律；部分导联 T 波异常。

组织培养（2021 年 9 月 29 日）：一般细菌培养＋药敏检测结果：金黄色葡萄球菌。头孢西丁筛选阳性、左旋氧氟沙星敏感、克林霉素耐药、环丙沙星敏感、红霉素耐药、庆大霉素敏感、利奈唑胺敏感、苯唑西林耐药、青霉素耐药、利福平敏感、复方磺胺敏感、奎奴普汀/达福普汀敏感、四环素敏感、替考拉宁敏感、万古霉素敏感。结核涂片＋真菌涂片＋革兰染色：镜检未见到抗酸杆菌、真菌。

依据细菌培养结果：我们将入院时经验性给予"头孢唑肟"抗感染治疗，于 2021 年 10 月 3 日调整为利奈唑胺片口服治疗。

病理（2021 年 9 月 29 日）：鳞状上皮增生、角化亢进，上皮下见中性粒细胞、淋巴细胞浸润及炎性肉芽组织形成，符合炎性改变。

2021 年 9 月 28 日住院期间照片（病例 15 图 2）。

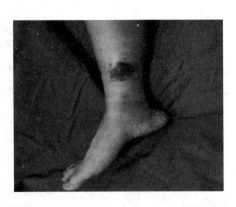

病例 15 图 1　患者入院后给予中医中药煨脓生肌疗法"百忧清"膏药外敷治疗

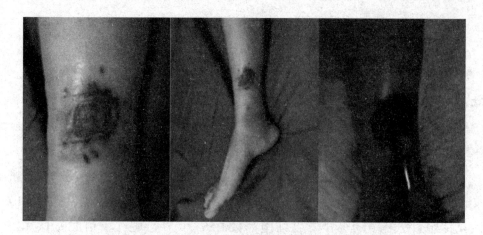

病例 15 图 2　2021 年 09 月 29 日"百忧清"膏药外敷治疗

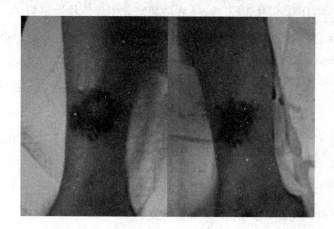

病例 15 图 3　2021 年 09 月 30 日"百忧清"膏药外敷治疗

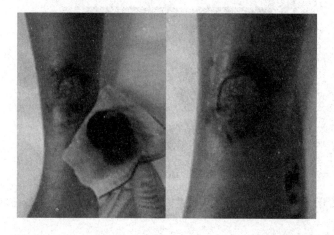

病例 15 图 4　2021 年 10 月 01 日"百忧清"膏药外敷治疗

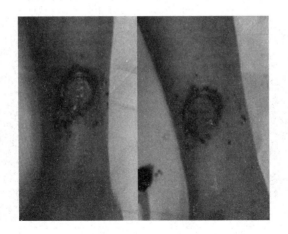

病例 15 图 5 2021 年 10 月 02 日"百忧清"膏药外敷治疗情况

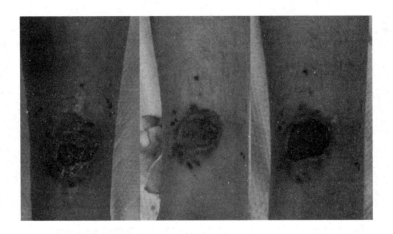

病例 15 图 6 2021 年 10 月 04 日"百忧清"膏药外敷治疗情况

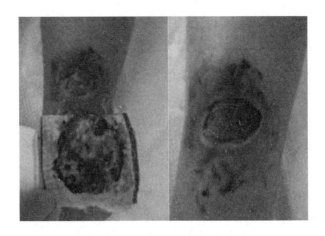

病例 15 图 7 2021 年 10 月 05 日"百忧清"膏药外敷治疗情况

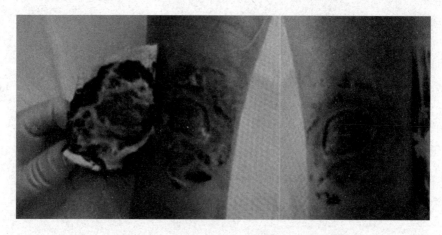

病例 15 图 8　2021 年 10 月 07 日"百忧清"膏药外敷治疗情况

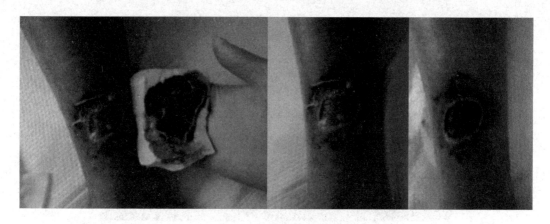

病例 15 图 9　2021 年 10 月 08 日"百忧清"膏药外敷治疗情况

　　2021 年 10 月 9 日入院后第 11 天通过使用中医中药煨脓生肌疗法"百忧清"膏药外敷治疗（病例 15 图 1 至图 9），新鲜肉芽有所增长，周围白色皮缘开始生长，由于患者经多方治疗花费很大，无力支撑继续住院费用，口服降糖药物能够满意控制血糖，降糖药方案继续保持不变。建议患者出院回当地进一步使用"百忧清"膏药换药治疗，但是病人担心治疗再次失败，加上换药周期长，见效慢，创面容易继发感染，患者反复请求选择更好的治疗方法，我们综合考虑，最终决定在神经阻滞麻醉下给予患者行"载抗生素骨水泥安装术（骨水泥中添加万古霉素及庆大霉素）"（病例 15 图 10）。手术顺利，出院回家，定期随访。

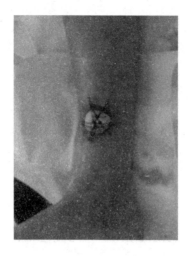

病例 15 图 10　骨水泥填充创面

2021 年 11 月 09 日随访照片，患者出院回家后骨水泥缝线自动脱落，创面较前缩小 70%，创面新鲜，无明显渗出物，诱导膜生长良好，继续给予中药膏药"百忧清"治疗（病例 15 图 11）。

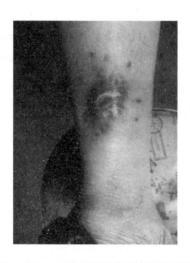

病例 15 图 11　骨水泥脱落后创面明显缩小

2021 年 11 月 24 日随访照片，继续给予中药膏药"百忧清"治疗 2 周后接到患者报喜，创面完全愈合（病例 15 图 12）。

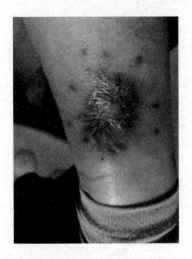

病例 15 图 12　创面愈合

最终诊断：①药源性皮质醇增多症 继发型糖尿病；②右小腿慢性溃疡；③载抗生素骨水泥安装术后；④高血压病（2级高危）；⑤高脂血症。

三、疾病介绍

创伤、糖尿病、血管性疾病均可致下肢溃疡，特别是糖尿病患者，常伴发多种并发症及合并症，如外周血管疾病、神经病变等，导致微循环障碍，影响营养物质的吸收和代谢产物的清除，加之神经病变抵抗力下降，痛、温觉障碍或消失，降低了伤口愈合的速度，因此易发生感染和组织损伤，创面愈合一般数周至数月，甚至数年。特别是胫前溃疡，由于胫前皮下软组织少，局部血循环不足，加上行走负重等原因，更容易造成溃疡创面难以愈合，一旦伴有细菌感染，溃疡创面愈合难度更大。

关于下肢溃疡的治疗，目前一般遵循如下治疗模式：①基础治疗：自我管理教育、血生化监测及调控；②标准治疗：清创与抗感染、局部减压、外周动脉疾病管理、新型辅料（水胶体敷料、水凝胶敷料、藻酸盐敷料、泡沫型敷料、抗菌辅料）、自体富血小板凝胶、创面生物制剂、干细胞治疗等；③辅助治疗：负压伤口治疗、高压氧疗；④手术治疗。

四、病例点评

该患者既往有坏疽性脓皮病10年，口服甲泼尼龙片治疗，药源性皮质醇增多，自身皮质醇功能减退，免疫力差，血糖高，肌肉萎缩，胶原蛋白合成减少，皮肤菲薄，创面修复及皮肤愈合能力下降。一般胫前溃疡难以愈合，该患者长期脓皮症，长期服用激素，更难以愈合。

受制于患者经济困难，平均住院日，人均费用等各种因素影响，我们最终给予患者安装载抗生素骨水泥治疗，疗效显著，避免了反复换药，节约人工成本，减少了长期换药给患者带来的身体上和精神上的痛苦，变开放创面为闭合创面，在特殊的环境下皮肤自我修复，减少了再次感染的机会。慢性难治性创面发病机制复杂、治疗难度大、治疗周期长、费用高，严重影响患者的生活质量。目前载抗生素骨水泥在慢性难以愈合的创面治疗中的优势逐渐显现出来，其简单、易学、经济、愈合快、具有可操作性、患者无痛苦等优点逐渐被国内外学者所认同与推广。

（张会峰　吕丽芳　河南省人民医院）

（房冠华　民权县人民医院）

参考文献

[1] 陈力，李华.封闭负压技术修复难愈性胫前溃疡 [J]. 全科医学临床与教育，2010，08（4）：437-438.

[2]Schaper NC，van Netten JJ，Apelqvist J，et al.Practical Guidelines on the prevention and management of diabetic foot disease（IWGDF 2019 update）[J].Diabetes Metab Res Rev，2020，36 Suppl 1：e3266.

[3]Lim JZ，Ng NS，Thomas C.Prevention and treatment of diabetic foot ulcers [J].JR Soc Med，2017，110（3）：104-109.

[4]Jones NJ，Harding K.2015 International Working Group on the Diabetic Foot Guidance on the prevention and management of foot problems in diabetes[J].Int Wound J，2015，12（4）：373-374.

[5] 朱思文，张莉，蒋邦红，等.富血小板血浆联合负压封闭引流技术治疗慢性难愈性创面的研究 [J]. 中华全科医学，2021，19（2）：205-208.

病例 **16**

中西医结合治疗难治性胫前溃疡

一、病历摘要

患者女性,58 岁,2020 年 11 月 16 日以"发现血糖高 17 年,右下肢溃烂 2 个月余"为主诉入我院。

现病史:"2 型糖尿病"病史 17 年,给予"二甲双胍片 0.5g/d"口服,未监测血糖。6 年前出现视物模糊,未诊治。5 年前出现多饮、多尿、体重减轻症状,自测空腹血糖 10mmol/L,改服"二甲双胍 1.0g/d"。3 年前因乏力于某医院住院治疗,出院后降糖方案调整为"诺和锐三餐前各 8U 皮下注射、重组甘精胰岛素注射液(长秀霖)每晚 28U 皮下注射"控制血糖,偶测空腹血糖达 17 ~ 18mmol/L,此方案约坚持半年,后于太康县某医院调整降糖方案为"达格列净 10mg/ 天;格列美脲 2mg/ 次,2 次 / 天;阿卡波糖 100mg/ 次,2 次 / 天",此方案约坚持 1 年,因阴道炎停达格列净,调整降糖方案为"阿卡波糖 100mg/ 次,2 次 / 天;阿格列汀 25mg/ 天,诺和龙 1mg/ 次,2 次 / 天;二甲双胍肠溶片 1g/ 次,2 次 / 天",血糖控制不详。2 个月前蚊虫叮咬后右下肢胫腓骨前侧中段出现一约 0.5cm×0.5cm 红色皮疹,挠抓后相继出现 3 个,破溃,边缘发红,约半月症状逐渐加重,后于医院住院治疗(具体不详),溃疡持续进展,现右下肢胫腓骨前侧中段可见三处分别约 2.5cm×3cm、1cm×1.5cm、2cm×2cm 溃烂,发黑,遂来我院诊疗。

既往史:高血压病 20 年,血压最高 230/110mmHg,口服"非洛地平 5mg/d,比索洛尔 2.5mg/d,福辛普利 10mg/d"治疗,血压控制在 160/80mmHg 左右。甲状腺功能减退症病史 20 余年,口服"左甲状腺素钠片 25μg/d"治疗,脑梗死病史 8 年,冠心病 冠脉支架植入术后 2 年,现口服"阿司匹林肠溶片 100mg/d,瑞舒伐他汀钙片 10mg/d,氯吡格雷片 75mg/d,单硝酸异山梨酯 60mg/d,螺内酯片 20mg/d,曲美他嗪片 20mg/ 次，2 次 / 天"治疗。

体格检查：体温 36.8℃，脉搏 68 次 / 分，呼吸 17 次 / 分，血压 170/86mmHg，身高 165cm，体重 70kg，BMI 25.71。右下肢胫腓骨前侧中段可见三处分别约 2.5cm×3cm、1cm×1.5cm、2cm×2cm 溃烂，发黑（病例 16 图 1），双侧腘动脉搏动可，双足背动脉及胫后动脉搏动弱，双下肢无水肿。

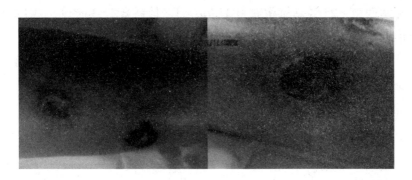

病例 16 图 1　入院创面情况

初步诊断：① 2 型糖尿病合并胫前溃疡；② 2 型糖尿病伴多并发症 糖尿病性周围血管病变、糖尿病性周围神经病变、糖尿病性视网膜病变；③高血压 3 级很高危组；④冠状动脉粥样硬化性心脏病 冠脉支架植入术后；⑤陈旧性脑梗死；⑥原发性甲状腺功能减退症。

二、诊疗经过

入院后辅助检查：

血常规：白细胞 $5.09×10^9$/L，中性粒细胞 $4.02×10^9$/L，中性粒细胞百分比 78.9%，血红蛋白 109g/L。

C- 反应蛋白：0.87mg/L。降钙素原：< 0.05ng/ml。

肝肾功＋电解质：白蛋白 37g/L，肌酐 41μmol/L，葡萄糖 11.01mmol/L。糖化血红蛋白：8.1%。

甲功三项：游离三碘甲腺原氨酸 4.09pmol/L，游离甲状腺素 15.99pmol/L，超敏促甲状腺素 3.31μIU/ml（0.27 ~ 4.2μIU/ml）。

血脂：总胆固醇 3.16mmol/L，三酰甘油 1.88mmol/L，高密度脂蛋白胆固醇 0.71mmol/L，低密度脂蛋白胆固醇 1.75mmol/L。

ANA ＋ ENA：抗核抗体（IF）1 ：1000 核颗粒型，抗 U1-nRNP 抗体（WB）阳性(＋)。

风湿三项：类风湿因子定量（RF）54.1U/ml，抗链球菌"O"定量 158U/ml，C-反应蛋白定量 0.47mg/L。

尿常规：尿蛋白 +。

尿微量白蛋白：A/C 220.17mg/g，尿微量白蛋白 114.49mg/L，肌酐 0.52g/L。

24 小时尿蛋白定量：0.16g/24h。

骨标志物四项：25 羟基维生素 D 12.7ng/ml，骨钙素 11.3ng/ml，总 I 型前胶原氨基端延长肽 33.11ng/ml，β – 胶原特殊序列 0.3ng/ml。

凝血、心肌酶谱、乙肝五项＋ HIV ＋ HCV ＋ HPV、ANCA 定量、抗环瓜氨酸肽抗体（CCP）、免疫全套、均未见明显异常。

皮质醇和 ACTH 节律检测，见病例 16 表 1。

病例 16 表 1　皮质醇和 ACTH 节律检测

	8AM	4PM	0AM
ACTH（pg/mL）	5.84（12 ~ 46）	8.09（6 ~ 23）	< 5
皮质醇（μg/dL）	13.01（6.7 ~ 22.6）	8.06（3.35 ~ 11.3）	4.40

24 小时尿皮质醇：195.8μg/24h（58 ~ 403μg/24h）。

心电图：窦性心律，V$_1$、V$_2$ 导联中末 r'波，部分导联 ST-T 段异常。

眼底照相：双眼可见出血和渗出。

骨密度：正常。

感觉阈值：左下肢：轻度感觉减退期。左上肢：轻度感觉功能障碍期。

彩超：肺动脉主干内径稍增宽；左室壁对称性稍增厚；肺动脉瓣轻度反流；主动脉瓣退行性变；左室松弛功能减退；甲状腺体积大、回声弥漫性改变并血供稍丰富；甲状腺左侧叶实性结节；甲状腺右侧叶片状混合回声；甲状腺右侧叶囊性回声；双侧颈动脉及右侧锁骨下动脉斑块形成；右侧颈外动脉内膜面钙化；胆囊息肉样变并壁毛糙；双肾囊肿；双侧股总、腘、胫前、胫后动脉及左侧股浅动脉斑块形成；右侧胫前动脉不均质回声及低回声填充（不除外重度狭窄可能）；双侧足背动脉内膜面钙化。

CT 血管成像：①腹主动脉、双侧髂总、髂内动脉多发软硬斑，管腔轻度狭窄；②双侧股动脉、腘动脉及腓动脉软硬斑，管腔轻度狭窄；③双侧胫前动脉、左侧胫后动脉多发软硬斑及硬斑，近中段断续显影，考虑闭塞可能。

胸部正位：双肺纹理增多。

入院第 1 天：患者胫前破溃直接原因为蚊虫叮咬，查体右下肢胫前可见 3 处浸润性红斑，有色素沉着，红斑基础上可见类圆形溃疡，边缘不齐，基底可见渗出结痂，周围红肿，双下肢无水肿（病例16图2）。生化检查提示免疫指标异常，血常规、CRP及PCT基本正常，无发热，不排除结缔组织病或其他皮肤病可能，请皮肤科及风湿免疫科会诊，同时给予改善循环、营养神经、控制血糖、调脂、抗血小板聚集、降压、补充甲状腺激素等对症治疗。

入院第2～4天：皮肤科会诊意见：诊断为硬化性脂膜炎？血管炎？皮肤感染？建议：①皮损处活检＋病理，明确诊断；②皮损取材检查＋显微摄影术＋真菌图片，必要时进行真菌培养、鉴定，以排除真菌感染的可能，待结果回示，明确诊断后指导治疗。遵皮肤科会诊意见执行。风湿免疫科会诊意见：诊断为结缔组织病？建议：①皮肤持续破溃原因不明，无法确定系结缔组织病所致，可待皮肤科活检结果回示；②结缔组织病可能性大，建议皮肤活检结果明确后再行进一步方案，遵风湿免疫科会诊意见执行。因患者彩超及下肢血管造影提示下肢血管病变，请血管外科会诊，建议转血管外科行下肢动脉腔内治疗。患者及家属沟通同意后，暂转科治疗（2020年11月22日至2020年11月25日于血管外科治疗，2020年11月23日手术）。

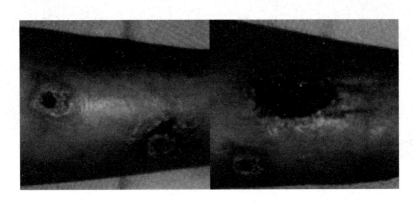

病例16图2 创面情况

入院第9～13天（2020年11月26日）：患者创面未见明显好转，请手足外科会诊，建议择期右下肢扩创手术治疗。于2020年11月26日启用抗生素"头孢米诺2.0g q12h静脉点滴"。2020年11月27日考虑之前一个类似患者诊疗经过，暂停手术，给予复方多粘菌素B软膏外用，预防感染。2020年11月28日行床旁清洁换药，可见右下肢胫前3处浸润性红斑，边缘不齐，周围红肿，中心区发软，按压可见黑痂下有脓血流出，感痒疼不适（病例16图3）。并行分泌物一般细菌培养＋药敏，抗酸＋真菌涂片＋革兰染色检查，加用"奥硝唑氯化钠注射液0.5g q12h静脉点滴"。

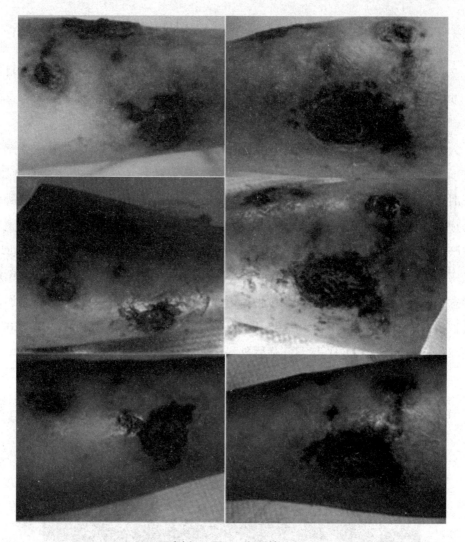

病例 16 图 3　创面情况

入院第 14 天（2020 年 12 月 1 日）：2020 年 11 月 30 日皮肤活检病理结果示（病例 16 图 4）：表皮缺失，覆盖厚痂，真皮胶原纤维增生，血管周围密集淋巴细胞、中性粒细胞浸润，皮下脂肪间隔增宽，部分脂肪小叶坏死，被纤维组织替代，并有中等量淋巴细胞浸润，诊断结合临床。查体：3 处溃疡面覆盖黑色硬痂，周围红肿较前明显加重。依据分泌物（2020 年 11 月 28 日）药敏结果大肠埃希氏菌（替加环素、比阿培南、阿莫卡星、氯霉素、多粘菌素、亚胺培南、美罗培南敏感，头孢他啶、头孢噻肟、头孢唑林、头孢吡肟、哌拉西林、左氧氟沙星耐药），停用"头孢米诺、奥硝唑"，改用"亚胺培南西司他丁钠 1g q12h 静脉点滴"抗感染，请皮肤科会诊，考虑"硬化性脂膜炎"诊断。建议：甲泼尼龙 60mg qd 静脉点滴，卤米松乳膏 1g/ 次，2 次 / 天外用，患者药敏结果提示大肠埃希菌（ESBL）阳性，且已使用亚胺培南，不再考虑多西环素口服，辅以补钾、补钙、护胃以预防糖皮质激素不良反应。与患者及家属沟通同意后，加用"甲泼尼龙60mg qd 静脉点滴，卤米松乳膏 1g/次，2次/天外用"。

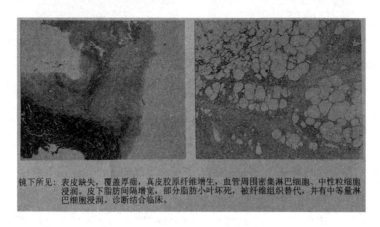

镜下所见：表皮缺失，覆盖厚痂，真皮胶原纤维增生，血管周围密集淋巴细胞、中性粒细胞浸润。皮下脂肪间隔增宽，部分脂肪小叶环死，被纤维组织替代，并有中等量淋巴细胞浸润。诊断结合临床。

病例16图4　皮肤病理结果

入院第15～17天（2020年12月2日至2020年12月4日）：应用激素第2日，创面较前稍有好转，溃疡周边红肿稍减轻，但后续改善不明显，2020年12月4日查体：右下肢胫前浸润性红斑，边缘不齐，可见新发溃疡，覆盖黑色硬痂较前变软，痂下可见坏死组织。考虑溃疡面持续增加，创面明显坏死组织，2020年12月4日行扩创术＋负压封闭引流术（病例16图5），并取组织培养＋病理，病理结果（病例16图6）：胫前组织镜下示肌肉组织，坏死组织，退变坏死的脂肪组织，多量炎细胞浸润。

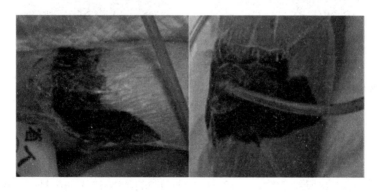

病例16图5　术后

病理大体所见:

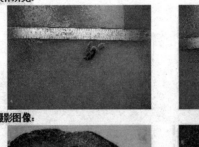

显微摄影图像:

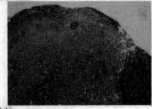

病理诊断:

【胫前组织】
镜下示皮肤组织破溃伴大量炎性坏死,皮下纤维组织间及肌肉组织见可见大量急慢性炎细胞浸润,小血管周可见急慢性炎细胞浸润,部分管壁玻璃样变性、部分伴纤维素样坏死,局部退变坏死的脂肪组织内见多量炎细胞浸润呈脂膜炎改变,灶性呈肉芽肿性炎,请结合临床。
特殊染色:Masson及弹力纤维:(-),六胺银:(-)。

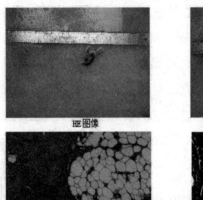

| HE 图像 | ALK-D5F3检测图像 |

| ALK-D5F3阳性对照图像 | ALK-D5F3阴性对照图像 |

免疫组化诊断:

补充报告1:
免疫组化结果:Masson(+),弹力纤维(蓝绿色)。

病例 16 图 6 2020 年 12 月 4 日术中组织病理结果

入院第 22 ~ 28 天(2020 年 12 月 9 日至 2020 年 12 月 15 日):2020 年 12 月 4 日术中取组织培养结果示:近平滑假丝酵母菌(5- 氟胞嘧啶、二性霉素 B、伏立康唑、伊曲康唑、氟康唑、卡泊芬净敏感)。复查血常规:白细胞 11.87×10^9/L,中细粒细胞计数 9.52×10^9/L,C- 反应蛋白< 0.499mg/L。肝功能:白蛋白 37.2g/L。停用 "甲泼尼

龙、卤米松"，拆除负压，皮肤科会诊，会诊后考虑皮肤溃疡伴感染。建议：①控制感染，可多处多层行组织细菌、真菌培养，具体判断感染情况，选用有效抗感染药物；②促进创面修护，胫前血液循环差，可考虑应用营养血管药物促修护，如龙血竭片外用加口服；③若上述治疗不佳，仍不排除脂膜炎、血管炎可能，必要时在抗菌药物下加用甲泼尼龙 0.5mg/（kg·d）。感染科会诊建议：①加做病理组织真菌染色；②根据已有药敏结果（大肠埃希菌），调整亚胺培南为 0.5g Q6h 静脉点滴，根据术中组织培养结果（近平滑假丝酵母菌），加用伊曲康唑 0.2g qd 口服，后期根据创面愈合情况酌情调整；③创面应用银离子敷料以促进愈合。床旁换药。2020 年 12 月 11 日再次行组织培养，结果回示：近平滑假丝酵母菌（5- 氟胞嘧啶、二性霉素 B、伏立康唑、伊曲康唑、氟康唑、卡泊芬净敏感）。2020 年 12 月 12 日患者诉胫前溃疡创面间断发作性疼痛，难以忍受，加用氨酚羟考酮（泰勒宁）止痛。2020 年 12 月 15 日患者诉应用亚胺培南时右下肢疼痛难忍，感染科后会诊后调整为"美罗培南 1.0g Q8h 静脉点滴"。

　　入院第 31 ～ 36 天（2020 年 12 月 18 日至 2020 年 12 月 23 日）：患者创面持续不好转，服用泰勒宁止疼后，疼痛仍间断反复，复查血常规提示血红蛋白明显下降，排除消化道出血、牙龈出血、皮下出血等常见原因，追问病史，考虑可能为创面持续失血及近来纳差，营养摄入不足有关。12 月 14 日病理结果示（病例 16 图 7）：皮肤组织破溃伴大量炎性坏死，皮下纤维组织间及肌肉组织可见大量急慢性炎细胞浸润，小血管周可见急慢性炎细胞浸润，部分管壁玻璃样变性、部分伴纤维素样坏死，局部退变坏死的脂肪组织内见多量炎细胞浸润呈脂膜炎改变，灶性呈肉芽肿性炎。特殊染色：

病理大体所见：
　　灰黄组织，最大径0.3cm，对剖，质脆，全取。

显微摄影图像：

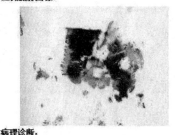

病理诊断：
　　【右下肢胫前】镜下示少许玻璃样变的胶原纤维、钙盐沉积及少量坏死组织。

病例 16 图 7　组织病理结果

Masson 及弹力纤维 :(－)，六胺银 :(－)。多学科会诊。请风湿免疫科建议完善结合分枝杆菌 T 细胞检测，G 试验，GM 试验，抗双链 DNA 抗体定量测定，抗磷脂综合征总抗＋抗体谱分型定量，狼疮抗凝物质筛查试验，狼疮抗凝物质确认试验，蛋白 C 测定，蛋白 S 测定。结果回示未见明显异常。诊断：结缔组织病。建议：诊断成立，但全身症状不明显，甲泼尼龙琥珀酸钠 40mg 静脉点滴，qd，美罗培南、伊曲康唑继续应用，辅以护胃、补钾等，择日复查血常规、ESR、CRP、肝功能。

入院第 38～79 天（2020 年 12 月 25 日至 2021 年 2 月 4 日）：2020 年 12 月 25 日查体:胫前 3 处溃疡，1 处较小，已结黑痂，另两处分为 4.0cm×4.5cm、4.0cm×5.6cm，边缘清晰，可见黑色硬痂，创面周边红肿好转，创面内可见红色肉芽、腐肉及发黑的失活组织（病例 16 图 8）。清洁换药，同时皮下注射人粒细胞刺激因子注射液 200μg。2020 年 12 月 26 日血糖控制不佳，停用甲泼尼龙琥珀酸钠 40mg，调整为甲泼尼龙片 16mg 每天 1 次口服。因创面持续进展。2020 年 12 月 28 日行 PRP 治疗(病例 16 图 9)。2021 年 1 月 3 日查体 : 胫前两处破溃大小分别为 5.5cm×4.0cm、4.3cm×3.8cm，边缘清晰，可见灰黑色样痂，痂下可见新鲜肉芽，创面内新鲜肉芽表面附有少量黄色分泌物（病例 16 图 10）。停用美罗培南，调整为 "头孢克洛缓释片 1 片 2 次 / 天口服"。甲泼尼龙片逐渐减量，2021 年 2 月 4 日减量至 4mg/ 天，院外持续服用。分别于 2021 年 1 月 4 日、2021 年 1 月 12 日、2021 年 1 月 19 日、2021 年 1 月 26 日、2021 年 2 月 4 日多次行 PRP 治疗（病例 16 图 11），效果不明显。于 2021 年 2 月 4 日出院，院外应用中药膏药（不含激素）外敷并持续服用头孢克洛缓释片、伊曲康唑 1 个月，甲泼尼龙片持续服用，直至创面愈合。

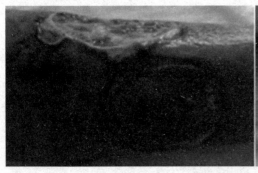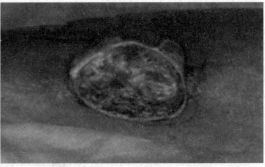

病例 16 图 8　创面情况

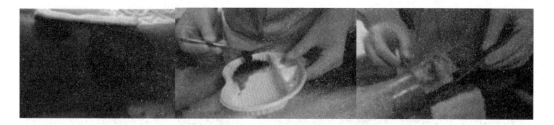

病例 16 图 9　PRP 治疗

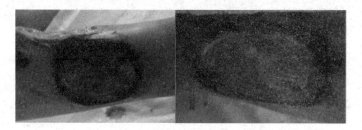

病例 16 图 10　创面

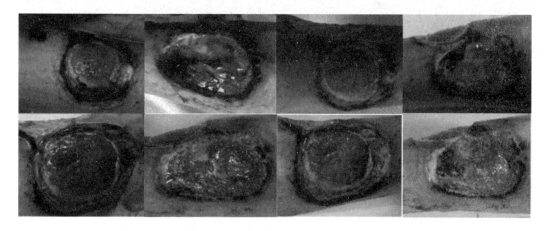

病例 16 图 11　创面

院外（病例 16 图 12）：

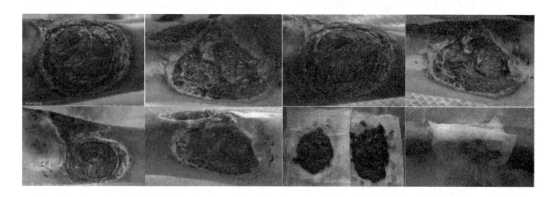

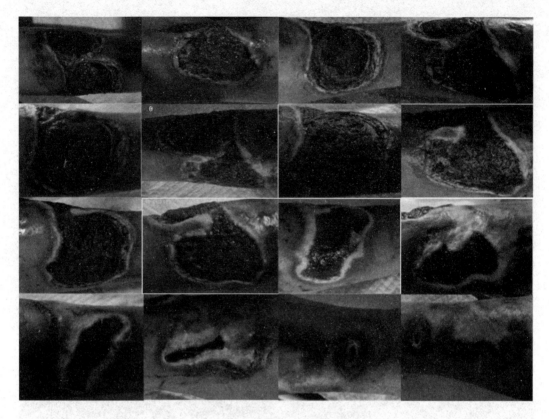

病例 16 图 12　创面

最终诊断：①2 型糖尿病合并胫前溃疡；②2 型糖尿病伴多并发症 糖尿病性周围血管病变 糖尿病性神经病变 糖尿病性视网膜病变 糖尿病性肾病；③结缔组织病；④高血压 3 级 很高危组；⑤冠心病 支架植入术后；⑥脑梗死；⑦原发性甲状腺功能减退症。

三、疾病介绍

慢性难愈性创面目前没有明确的定义，国际创伤愈合学会对慢性难愈性创面的定义为：由于各种内外界因素引起的经过常规治疗干预，不能经过正常、及时、有序地修复，或通过 3 个月的修复仍不能按生物学规律达到功能及解剖完整的创面。主要包括压迫性溃疡、糖尿病溃疡、下肢静脉性溃疡以及创伤性溃疡等。具有发生机制复杂、病程长的特点，是创面修复外科长期难以解决的治疗难题，具有很高的致残率。随着糖尿病、代谢性疾病等发病率逐年增高，尤其是糖尿病溃疡等问题凸显，慢性难愈合创面的发病率也呈逐年增高的趋势。研究显示，全球慢性创面患病率为 1% ~ 3%，而我国每年需进行创面治疗的患者在 1 亿人次左右，其中慢性难愈合创面患者的治疗达

3000万人次左右，已经成为严重影响患者生活质量、加重社会和家庭负担的慢性疾病之一。

创伤、糖尿病、血管性疾病均可致下肢溃疡，特别是糖尿病患者，常伴发多种并发症及合并症，如外周血管疾病、神经病变等，导致微循环障碍，影响营养物质的吸收和代谢产物的清除，加之神经病变抵抗力下降，痛、温觉障碍或消失，降低了伤口愈合的速度，因此易发生感染和组织损伤，创面愈合一般数周至数月，甚至数年。特别是胫前溃疡，由于胫前皮下软组织少，局部血循环不足，加上行走负重等原因，更容易造成溃疡创面难以愈合，一旦伴有细菌感染，溃疡创面愈合难度更大。

关于下肢溃疡的治疗，目前一般遵循如下治疗模式：①基础治疗：自我管理教育、血生化监测及调控；②标准治疗：清创与抗感染、局部减压、外周动脉疾病管理、新型敷料（水胶体敷料、水凝胶敷料、藻酸盐敷料、泡沫型敷料、抗菌辅料）、自体富血小板凝胶、创面生物制剂、干细胞治疗等；③辅助治疗：负压伤口治疗、高压氧疗；③手术治疗。

该患者糖尿病病史多年，血糖控制一般，入院时已合并周围神经病变、周围血管病变、肾病等，且合并脑梗死、冠心病（支架置入术后）及内分泌代谢疾病甲减。患者入院前2个月余有蚊虫叮咬病史，后续创面持久不愈合，越发加重，入院后查患者免疫指标异常，但多次风湿科会诊，考虑目前虽结缔组织病可诊断，但患者全身症状不明显，建议暂不启用免疫抑制剂，仅给予激素应用。余给予控制血糖、血脂、血压，改善循环，营养神经，心理疏导等基础治疗，避免负重、创面清创、抗感染、负压引流、自体富血小板凝胶等治疗，但患者溃疡面持续扩大，治疗失败。借鉴既往病例经验，改用中药外敷，5个月后创面愈合，再次证明中医治疗在糖尿病足诊疗体系中的巨大潜力。

四、病例点评

该病例合并结缔组织病，诱因为蚊虫叮咬，免疫因素贯穿始终，入院后完善检查请风湿科医生会诊，建议小剂量应用激素治疗，改善免疫紊乱状态，住院期间给予综合治疗，但溃疡面仍未见改善，可归类为慢性难治性创面。慢性难治性创面发病机制复杂、治疗难度大、治疗周期长、费用高，严重影响患者的生活质量。

既往研究表明，自体血小板凝胶能够显著提高糖尿病慢性难治性皮肤溃疡的愈合。自体富血小板凝胶（autologous platelet-rich gel，APG）是通过采集患者外周血，用分离方法获得富含血小板的血浆，再加入钙剂及凝血酶使血浆形成凝胶样物质覆盖创面，血小板活化后释放出多种细胞因子，包括成纤维细胞因子，血管内皮生长因子等，这些细胞因子在创面产生生物效应促进损伤组织修复再生，同时血小板本身及血小板活化释放一些抗菌活性肽也有助于抵抗微生物以防止创面感染。Meta 分析显示使用 APG 能够达到加速肉芽组织生长和上皮化作用，促进溃疡愈合。Babaei 等对应用富血小板血浆（platelet-rich plasma，PRP）进行治疗的 150 例糖尿病足患者做了系统性研究，发现应用 PRP 4 周时，患者创面开始明显缩小；无论糖尿病足创面大小，均能够在 8 周内愈合。李立等的研究证明，PRP 能够抑制 NOD 样受体热蛋白结构域相关蛋白 3（nod-like receptor family pyrin domain-containing protein 3，NLRP3）炎性反应复合物 AL-1β 信号通路（该通路上调可阻碍糖尿病足创面的愈合），从而加快糖尿病足创面愈合进程。因此有研究者建议推荐 APG 为难愈性足溃疡的标准治疗方案之一。根据中国糖尿病足防治指南（2019 版）推荐及结合既往研究结果，我们对患者进行了 6 周 APG 治疗，但创面未见明显缩小，提示治疗失败，是否与患者存在免疫紊乱及应用激素有关，暂不清楚。

该难治性胫前溃疡在我院治疗不佳，院外在基础治疗基础上，服用激素及抗感染药物、应用中药外敷即靶位体液渗透疗法，数月后原有创面完全愈合，又一次证明中医的奥妙之处。靶位体液渗透疗法是通过靶位定向透皮提引式治疗，将纯中药药物直接作用于患部，通过溃疡创面将病患部不具备生理要求的病理性体液持续不断地提引于体外，病患区域及溃疡创面在有了持续性的生理性体液的反复更新下，使受损的组织有了尽快复苏生长的条件，血液循环得到改善，同时又对坏死组织经过酶解、酸化、水化、皂化等功能，使得自然液化与正常组织排斥分离，净化创面。靶位体液渗透疗法之所以能达到如此效果，一方面是因为从根本上直接作用，将病患部的病理性体液持续性的排出，消减了患部内的致炎因子，改善腔面和周围皮肤及软组织血液循环，使血流增加，改善微循环，促进新陈代谢，提高患部的免疫功能和抗感染能力；另一方面膏药的穿透性杀菌、抑菌作用，导致细菌失去繁殖能力，使其毒力减弱，从而又达到了抗感染的目的，最终达到彻底治愈糖尿病足的目的。

近年来，由于高效广谱抗生素、免疫抑制剂、抗恶性肿瘤药物等的广泛应用，条件致病性真菌引起的侵袭性真菌病日益增多。糖尿病足病患者病程长，常伴发多种并发症及合并症、微循环障碍、营养物质的吸收和代谢产物的清除障碍，免疫调节能力下降，长期抗感染药物应用，势必会导致真菌感染机会增加，而抗真菌药物大多价格昂贵、有一定的不良反应、周期长，所以依从性较低。

对于真菌治疗，除了抗真菌药外，中药也被报道有很好的抗真菌作用，目前所发现的具有抑制真菌作用的中草药已达 300 余种。如土荆皮具有抗真菌活性，对真菌抑制作用较强，尤其针对白色念珠菌；蛇床子对酵母菌、黄曲霉、黑曲霉三种真菌具有明显的抑制作用；苦参外用具有抗病原体作用，苦参中的苦参碱可通过抑制白色念珠菌细胞膜的 CYP51 酶活性，影响麦角固醇生物合成，从而发挥抗真菌活性；五味子有效成分中含有多烯类化学结构，能与真菌细胞膜麦角甾醇产生不可逆结合，改变细胞膜的渗透性，使细胞内钾离子等漏出，从而破坏真菌的正常代谢并抑制其生长；乌梅对金黄色葡萄球菌、大肠埃希菌、白假丝酵母菌均具有一定的抑制作用；龙胆泻肝汤氯仿提取物可通过影响菌丝相关基因的表达来抑制菌丝的形成，从而降低白念珠菌对机体的侵袭力。

高良姜中的多酚类和黄酮类物质可能是发挥其抑菌作用的主要物质，黄酮类物质可能是通过破坏并抑制其合成细胞壁和细胞膜，而产生抑菌效果；高良姜和芦荟中又都存在皂苷类物质，皂苷类物质则可以抑制一些酶的合成或合成蛋白质所需的关键酶类，从而抑制微生物的生长和繁殖。田兵等研究发现，芦荟苷能通过破坏细胞的结构从而达到抑制微生物生长的目的，抑菌效果明显优于芦荟大黄素。研究显示，丁香酚和石竹烯是丁香中的主要抑菌成分，丁香、肉桂、石菖蒲中都含有挥发油成分，而挥发油可能为黑曲霉、酵母的抑制因子。Lee 的研究显示，石菖蒲中的 α - 细辛醚和 β - 细辛醚对白粉菌（一种真菌）有抑制作用。黄雯等研究发现，荷叶生物碱可以抑制有丝分裂，从而抑制酵母生长，荷叶中的黄酮类物质可以破坏细胞壁和细胞膜的完整性。有机酸在中药材中广泛存在，它们可能通过改变细胞膜结构和打破微生物胞内外渗透压平衡，从而抑制微生物某些重要蛋白质和 DNA 的合成，石菖蒲、高良姜、芦荟中的有机酸都可能有助于其产生抑菌效果。研究显示，属于香豆素类化合物的蛇床子素，对真菌孢子萌发有显著的抑制作用。黄芪的有效成分是黄酮类化合物，以黄芩苷为主，而黄芩苷对白假丝酵母菌有抑制作用，苦参碱可以通过抑制白色念珠菌细胞膜 CYP450 酶活性，进一步抑制白色念珠菌细胞膜麦角固醇生物合成，降低细胞膜中麦角固醇含量，破坏真菌细胞膜结构的完整性从而抑制细胞功能起到抗真菌作用。复方仙鹤草肠炎胶囊可以通过增加拟杆菌中益生菌的相对丰度和中性粒细胞的数量来消除真菌，从而促进抗菌肽的产生并产生杀菌作用。

糖尿病足属中医"消渴""脱疽"范畴。早有典籍记载："消渴之久，或变水肿，或足膝发恶疮，致死不救。""脱疽者，外腐而内坏也。"靶位体液渗透疗法避免了因全身给药而患病部位药物浓度低的缺陷，方法简单、多靶点作用、节约医疗资源、减少抗生素耐药、成本效益比优，是一种行之有效的治疗方法。但由于中药的多梯度和多靶点，具体机制尚不完全清楚，未来需要更多的临床、基础研究证实，从而更清晰地认识"药物—宿主和药物—微生物"的相互作用，相信随着更加深入的研究，祖国中草药这一瑰宝能够得到进一步发展，更好地服务于临床。

（张会峰　牛瑞芳　河南省人民医院）

（殷晶晶　孟州市第二人民医院）

参考文献

[1]Liao X ，Liang JX，Li SH，et al.Allogeneic Platelet-Rich Plasma Therapy as an Effective and Safe Adjuvant Method for Chronic Wounds[J].Journal of Surgical Research，2019，246：284-291.

[2] 蒋琪霞，周济宏，董珊，等．院外环境中便携式负压伤口治疗用于创伤伤口的效果评价 [J]. 医学研究生学报，2020，33（12）：1300-1305.

[3] 刘强，邵家松．慢性难愈性创面的形成机制及治疗进展 [J]. 中国临床新医学，2013，12（9）：917-920.

[4]Briggs M，Closs SJ.The prevalence of leg ulceration：a review of the literature[J].Eur Wound Manage Assoc J，2003，3：14-20.

[5] 付小兵．战时治烧伤，平时治创面：有关烧伤学科发展的一点思考 [J]. 中华烧伤杂志，2018，34（7）：434-436.

[6]Jiang Y，Huang S，Fu X，et al.Epidemiology of chronic cutaneous wounds in China[J].Wound Repair Regen，2011，19（2）：181-188.

[7] 陈力，李华．封闭负压技术修复难愈性胫前溃疡 [J]. 全科医学临床与教育，2010，08（4）：437-438.

[8]Schaper NC，van Netten JJ，Apelqvist J，et al.Practical Guidelines on the prevention and management of diabetic foot disease（IWGDF 2019 update）[J].Diabetes Metab Res Rev，2020，36 Suppl 1：e3266.

[9]Lim JZ，Ng NS，Thomas C.Prevention and treatment of diabetic foot ulcers[J].JR Soc Med，2017，110（3）：104-109.

[10]Jones NJ，Harding K.2015 International Working Group on the Diabetic Foot Guidance on the prevention and management of foot problems in diabetes[J].Int Wound J，

2015，12（4）：373-374.

[11] 朱思文，张莉，蒋邦红，等.富血小板血浆联合负压封闭引流技术治疗慢性难愈性创面的研究 [J]. 中华全科医学，2021，19（2）：205-208.

[12]Li L，Chen D，Wang C，et al.Autologous platelet-rich gel for treatment of diabetic chronic refractory cutaneous ulcers：A prospective，randomized clinical trial[J].Wound Repair Regen，2015，23（4）：495-505.

[13] 袁南兵，王椿，王艳，等.自体富血小板凝胶的制备及其生长因子分析 [J]. 中国修复重建外科杂志，2008，22（4）：468-471.

[14]Chen L，Wang C，Liu H，et al.Antibacterial effect of autologous platelet-rich gel derived from subjects with diabetic dermal ulcers in vitro[J].J Diabetes Res，2013，2013：269527.

[15]Picard F，Hersant B，Bosc R，et al.The growing evidence for the use of platelet-rich plasma on diabetic chronic wounds：A review and a proposal for a new standard care[J]. Wound Repair Regen，2015，23（5）：638-643.

[16]Li Y，Gao Y，Gao Y，et al.Autologous platelet-rich gel treatment for diabetic chronic cutaneous ulcers：A meta-analysis of randomized controlled trials[J].J Diabetes，2019，11（5）：359-369.

[17]Qi M，Zhou Q，Zeng W，et al.Growth factors in the pathogenesis of diabetic foot ulcers[J].Front Biosci（Landmark Ed），2018，23（2）：310-317.

[18]Babaei V，Afradi H，Gohardani HZ，et al. Management of chronic diabetic foot ulcers using platelet-rich plasma[J].J Wound Care，2017，26（12）：784-787.

[19] 李立，柴益民.富血小板血浆促糖尿病创面愈合机制的初步研究 [J]. 上海医学，2017，40（3）：169-172.

[20] 许冰，秦作梁.抗真菌中草药研究概况 [J]. 云南医药，1984，01：5-10.

[21] 黄江涛.抗真菌单味及复方中药试验研究进展 [J]. 河北中医，2012，34（9）：1426-1428.

[22] 兰健，杨淇，廖萌，等.丁香等58种中草药对3种真菌抑制作用的研究 [J]. 食品科技，2016，14（12）：199-202.

[23] 胡月琴，王燕燕.苦参碱抗感染作用研究进展 [J]. 安徽医药，2016，20（7）：1229-1232.

[24] 李治建，周凡，窦勤，等.苦参碱体外抗念珠菌活性及对白色念珠菌细胞膜

生物合成的影响 [J]. 新疆医学，2018，48（6）：603-606.

[25] 赵晓洋，葛荣明，闫哈一，等. 五味子半夏等八种中药抗真菌作用 [J]. 中国皮肤性病学杂志，1992，6（3）：149-150.

[26] 宋波，刘颎，吕丽艳，等. 苦参、黄芩、乌梅对金黄色葡萄球菌、大肠埃希菌和白假丝酵母菌抗菌活性的研究 [J]. 中国微生态学杂志，2010，22（6）：507-508，513.

[27] 王霞，吴大强，施高翔，等. 龙胆泻肝汤氯仿提取物对白念珠菌 VVC 临床株菌丝抑制作用研究 [J]. 中国真菌学杂志，2016，11（6）：341-347.

[28] 李钟美，黄和. 高良姜提取物抑菌活性及稳定性研究 [J]. 食品与机械，2016，32（2）：55-59.

[29] 游庭活，刘凡，温露，等. 黄酮类化合物抑菌作用研究进展 [J]. 中国中药杂志，2013，（21）：3645-3650.

[30] 田兵，华跃进，马小琼，等. 芦荟抗菌作用与蒽醌化合物的关系 [J]. 中国中药杂志，2003，28（11）：1034-1037.

[31] 禹智辉，丁学知，夏立秋，等. 薤头总皂苷抗菌活性及其作用机制 [J]. 食品科学，2013，（15）：75-80.

[32] 钟少枢，吴克刚，柴向华，等. 7 种单离食用香料对食品腐败菌抑菌活性研究 [J]. 食品工业科技，2009，（5）：68-71.

[33] 王理达，胡迎庆，屠鹏飞，等. 13 种生药提取物及化学成分 的抗真菌活性筛选 [J]. 中草药，2001，32（3）：241-244.

[34]Lee HS.Fungicidal property of active component derived from Acorus gramineus rhizome against phytopathogenic fungi[J].Bioresour Technol，2007，98（6）：1324-1328.

[35] 黄雯，王平，黄赤夫，等. 荷叶抗菌活性成分研究进展 [J]. 经济林研究，2010，（2）：137-141.

[36] 张军，田子罡，王建华，等. 有机酸抑菌分子机制研究进展 [J]. 畜牧兽医学报，2011，（3）：323-328.

[37] 石志琦，沈寿国，徐朗莱，等. 蛇床子素对植物病原真菌抑制机制的初步研究 [J]. 农药学学报，2004，6（4）：28-32.

[38] 刘秀红，付萍. 黄芩苷和黄芩苷锌对白假丝酵母菌的敏感性检测 [J]. 皮肤病与性病，2015，37（1）：1-3.

[39]Li J，Jin ZH，Li JS，et al.Activity of Compound Agrimony Enteritis Capsules

against invasive candidiasis : Exploring the differences between traditional Chinese medicine prescriptions and its main components in the treatment of diseases[J].J Ethnopharmacol, 2021, 277 : 114201.

混合因素糖尿病足趾溃疡综合治疗

一、病历摘要

患者男性，68 岁。主诉：右足麻凉伴皮肤颜色逐渐变紫 2 个月，踇趾远端破溃渗出增多 1 周。

现病史：患者 2 个月前发现右足出现麻木、发凉，皮肤颜色发紫，未予以重视，后渐进发展，1 周前远端出现破溃，面积较小，未就诊，近 1 周来破溃面积增大，渗出增多，于 2018 年 2 月 23 日来我科门诊就诊，门诊拟诊"糖尿病足"收入院。

既往史：冠脉粥样硬化性心脏病 8 年余，曾口服"倍他乐克缓释片 47.5mg 1 次 / 日""拜阿司匹林肠溶片 100mg 1 次 / 日"治疗，近期未服药治疗；高脂血症 8 年余，曾口服"普伐他汀钠 20mg 1 次 / 日"治疗，近期未用药治疗；高血压病史 6 年，血压最高 180/100mmHg，目前口服"硝苯地平控释片（拜新同）30mg 1 次 / 日"，血压控制在 120 ~ 130/80 ~ 90mmHg；颈椎病病史 5 年；4 年前因右下肢动静脉瘘行右下肢静脉瘘栓塞术，3 年前因脑梗死导致癫痫发作，目前口服"左乙拉西坦片（开浦兰）500mg 2 次 / 日"治疗。1 年半前于我院内分泌科出院诊断为"低 T_3 综合征、双下肢动脉粥样硬化闭塞症、左大隐静脉血栓、颈动脉粥样硬化、前列腺增生、混合型颈椎病"。

否认结核病、乙肝史及其密切接触史。30 余年前操作切面机导致右中指、无名指远侧指间关节远端缺失。1 年前右侧踝关节双踝骨折。否认食物、药物过敏史。父亲糖尿病，发病年龄不详。

专科查体（病例 17 图 1）：右足颜色发暗，无明显肿胀，右足踇趾远端破溃，有少量渗出，渗出物轻度异味，右足背动脉搏动弱，感觉减退，末梢血运差。

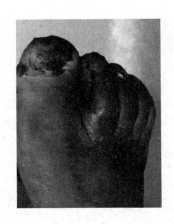

病例 17 图 1　患者入院时右足情况

入院后常规检查：血液常规（静脉血）：白细胞 8.1×10^9/L，中性粒细胞百分比 83%，中性粒细胞 6.7×10^9/L，血红蛋白 129g/L，血小板 294×10^9/L。2018 年 2 月 23 日，生化全项：天冬氨酸氨基转移酶 12U/L，总胆红素 9.8μmol/L，直接胆红素 2.7μmol/L，间接胆红素 7.1μmol/L，总蛋白 71.1g/L，钠 132mmol/L，氯 99mmol/L，钙 2.32mmol/L，磷 1.28mmol/L，血清铁 10.1μmol/L，血清镁 0.72mmol/L，淀粉酶 36U/L，钾 4.68mmol/L，二氧化碳结合力 23mmol/L，肌酐 50μmol/L，尿酸 360μmol/L，血清葡萄糖 19.9mmol/L，磷酸肌酸激酶 54U/L，丙氨酸氨基转移酶 15U/L，乳酸脱氢酶 151U/L，球蛋白 33.1g/L，A/G 1.15，白蛋白 38g/L，碱性磷酸酶 94U/L，谷酰转肽酶 24U/L，尿素氮 6.35mmol/L。

双下肢血管超声：①双下肢动脉硬化；②右大隐静脉曲张；③右大腿内侧膝上局段血栓形成。

影像学检查（病例 17 图 2）：下肢血管 CTA：腹主动脉下段、双侧髂总动脉、双侧髂内外动脉、双侧股动脉、双侧腘动脉，以及双侧胫前、后动脉、双侧腓动脉管壁增厚，可见多发条状钙化密度斑块及混合密度斑块，管腔中度狭窄，显著处 30% ~ 40%。双侧胫前、胫后、腓动脉管壁增厚，可见多发条状钙化密度斑块及混合密度斑块，管腔不同程度狭窄，右侧胫前、胫后、腓动脉远端断续显影，管腔变细，左足动脉显影。右侧大腿增粗，大隐静脉迂曲、增粗，管壁钙化，右侧小蚓静脉迂曲扩张。

初步诊断：糖尿病足（右）、足软组织感染（右）、2 型糖尿病性周围血管病变、2 型糖尿病性周围神经病变、2 型糖尿病性肾病Ⅲ期、高血压病 3 级（极高危）、冠状动脉粥样硬化心脏病、心脏扩大、心律失常、窦性心动过速、心功能Ⅱ级、高脂血症、陈旧性脑梗、继发性癫痫、颈动脉硬化、颈椎病（混合型）、左大隐静脉血栓、前列腺增生、右下肢静脉瘘栓塞术后。

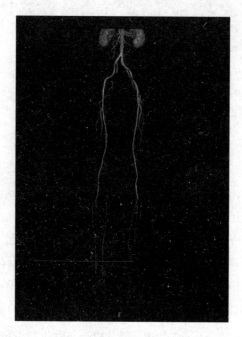

病例 17 图 2　双下肢血管造影

二、诊疗经过

入院后完善相关检查,给予抗炎,消肿营养神经,改善循环,创面换药等对症处理,为改善右足麻木发凉症状,于 2018 年 2 月 26 日在局部麻醉下行右腰交感神经毁损术,术后患者主诉麻、凉缓解,踇趾创面情况较前改善(病例 17 图 3),术后继续抗炎,消肿,营养神经,改善循环,创面换药等对症处理。

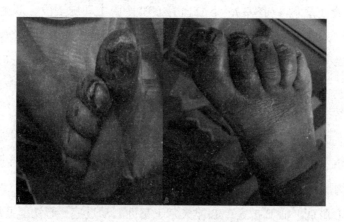

病例 17 图 3　踇趾创面情况较前改善

注:A. 右侧腰交感神经节毁损术后,踇趾创面渗出减少;B. 右侧腰交感神经节毁损术后,足背皮肤颜色较前改善。

为进一步改善右下肢血运情况，促进创面愈合，行血管介入手术，术前完善血液学检查，行血管介入手术术前血液学检查：血清同型半胱氨酸测定 11.8μmol/L；抗凝血酶Ⅲ定量 100%；类风湿因子定量 9.13U/ml；血液流变学检查：综合评价轻度异常；抗心磷脂抗体 –IgG 阴性，抗心磷脂抗体 –IgM 阴性。于 2018 年 3 月 8 日在局部麻醉下行右下肢动脉球囊扩张术，球囊扩张右侧胫前、胫后、腓动脉闭塞段，将其开通（病例 17 图 4）。术后右下肢麻木发凉症状改善较明显。继续抗炎，消肿，营养神经，改善循环，创面换药等对症处理，创面采取隔日换药（病例 17 图 5），术后 14 天创面愈合出院（病例 17 图 6）。

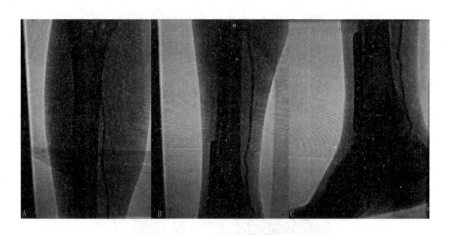

病例 17 图 4　动脉球囊扩张术

注：A. 球囊扩张右侧胫前、胫后、腓动脉闭塞段使其开通；B. 球囊扩张右胫后动脉远端使其开通；C. 球囊扩张右胫后动脉远端使其开通，足底血供得到改善。

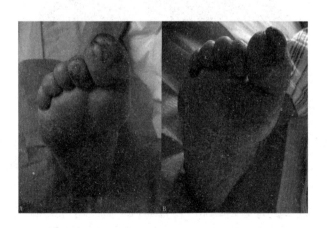

病例 17 图 5　术后右下肢麻木发凉症状改善较明显

注：A. 右下肢动脉球囊扩张术后 3 天创面恢复情况；B. 右下肢动脉球囊扩张术后 7 天创面恢复情况。

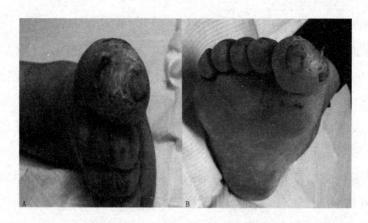

病例 17 图 6　术后 14 天创面愈合出院

注：A. 右下肢动脉球囊扩张术后 14 天出院时创面情况；B. 右下肢动脉球囊扩张术后 14 天出院时创面情况。

患者出院 2 个月后，因右足第 2 趾破溃流脓再次入院。专科查体：右足第 2 趾远端皮肤破溃，破溃面积约直径 0.5cm 腔隙，见脓性分泌物外渗，周围皮肤软组织肿胀，沿溃疡腔隙可探及骨质，趾间关节活动不能（病例 17 图 7）。

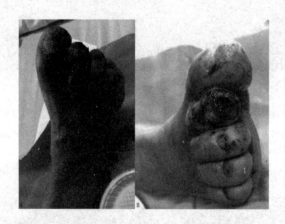

病例 17 图 7　右足第 2 趾溃疡复发

注：A. 右足第 2 趾趾体畸形（骨折）；B. 右足第 2 趾破溃流脓。

影像学检查：右足 X 线检查：右足第二趾近节趾骨基底部骨质形态欠规整。右足诸关节对位尚可，间隙不窄，未见明确骨质破坏征象。右足血管管壁钙化。右胫骨及腓骨术后所见（病例 17 图 8）。右足 CT 平扫：右足第 2 趾远端趾间关节周围软组织内多发气体密度影，远节趾骨骨质破坏，符合坏疽，其他诸骨未见明显骨质异常（病例 17 图 9）。

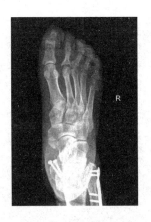

病例 17 图 8　右足 X 线表现

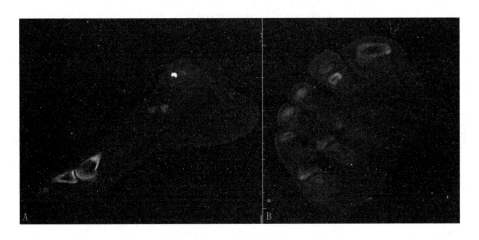

病例 17 图 9　右足 CT 平扫（右）

　　患者入院后完善检查，结合影像学检查符合骨髓炎诊断，行右足第 2 趾离断术。术后给予抗炎，消肿营养神经，改善循环，创面换药等对症处理（病例 17 图 10）。

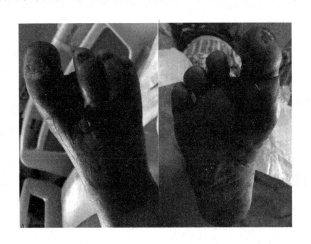

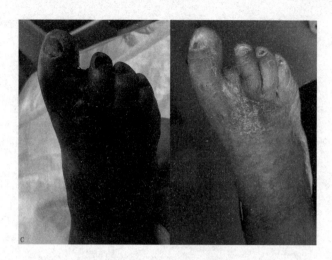

病例 17 图 10　右足第 2 趾离断术后

注：A. 右足第 2 趾离断术后（足背）；B. 右足第 2 趾离断术后（足底）；C. 术后 1 周创面情况；D. 术后 3 周创面随访情况。

三、疾病介绍

糖尿病患者因周围神经病变与外周血管疾病合并过高的机械压力，可引起足部软组织及骨关节系统的破坏与畸形形成，进而引发一系列足部问题，从轻度的神经症状到严重的溃疡、感染、血管疾病、Charcot 关节病和神经病变性骨折。糖尿病足溃疡的病因诊断需要进行全面的血管及神经检查，针对糖尿病足形成的原因进行分析，采取综合治疗的手段。

糖尿病足周围神经病变、周围血管病变引起足部麻木、发凉症状的鉴别：周围神经病变（DPN）是指在排除其他原因的情况下，糖尿病患者出现与周围神经功能障碍相关的症状和（或）体征脚凉、脚麻是糖尿病患者出现周围神经病变的早期典型症状。糖尿病神经病变引起的脚麻有几个特点：①从远端开始；②较多有对称性；③逐渐向上发展；④除了麻，还会有袜套样感觉、踩棉花感、蚁走感等。糖尿病足下肢缺血有分期，糖尿病患者出现症状后即需要进行治疗，避免病情发展。糖尿病足周围血管病变分 4 期，即 1 期症状是常有下肢发凉、麻木，腿部抽筋，是足部血供不好的表现。2 期症状是间歇性跛行，就是患者行走一段距离后，产生下肢疼痛，被迫停止运动，休息一会儿后，疼痛缓解，再次行走一段距离后，疼痛再次出现。随着缺血的加重，病人行走的距离会越来越短。3 期症状是静息痛，患者休息时即可出现下肢疼痛，尤其在夜间入睡时疼痛更甚。4 期症状为组织缺血坏死，严重时，会出现肢体坏疽，甚至危及生命，导致病人最终截肢。

腰交感神经节毁损术与糖尿病周围神经病变：腰交感神经节毁损术是一项通过化学性神经破坏药物毁损部分腰交感神经组织，从而阻断其神经传导功能的治疗技术。临床上常采用 L_2 交感神经节毁损术，因为 L_2 以下的各交感神经节前纤维均经 L_2 交感神经节向下走行，然后经灰交通支返入腰神经，支配下肢，阻滞 L_2 交感神经节可以通过阻断血管运动纤维和伤害感受性纤维，使交感神经兴奋性降低，使其支配的下肢血管扩张，同时下肢侧支循环建立，增加有效灌注量。该方法对于血栓闭塞性脉管炎、下肢静脉栓塞等下肢血管疾病伴发的疼痛同样有效。因此该种方法对于神经混合因素引发糖尿病足尤为适用，通过对相应部位交感神经节的毁损，解除交感神经对下肢组织的紧张性作用，促使下肢血管的扩张及侧支循环的建立，从而尽最大限度地缓解下肢血运，最终达到缓解疼痛、皮肤溃疡愈合的目的。

介入方法下膝下血管开通对于糖尿病足治疗的意义：糖尿病足患者的血管病变是普通的动脉硬化，早期即可累及膝下血管，直接影响足部的血供，且经常出现长段的闭塞性病变，而不是短段的狭窄性病变。传统的搭桥手术往往属于"小血管搭桥"的范围，血管本身很细，流出道又不好，所以远期通畅率不高，再狭窄或再阻塞率很高。介入方法下膝下血管开通不需要开刀和大的麻醉，对患者的打击小。治疗是在原有病变的血管腔内进行，尽量不破坏侧支循环。因为创伤小，就大大增加了患者手术的可能性，一些体质很弱、高龄的患者也能耐受；因为对侧支破坏少，所以即便发生再阻塞，一般也不会比治疗前更差，而且再阻塞后还有再次治疗的机会。

四、病例点评

分析该病例患者两次入院，以足部麻木发凉及溃疡为出发点，分别行腰交感神经节毁损术、下肢动脉球囊扩张术、截趾术，依据病情的发生发展，患者最初产生的右足麻木、发凉症状是由糖尿病足周围神经病变与血管病变混合产生的，腰交感神经节毁损术、下肢动脉球囊扩张术对于患肢主干循环及微循环改变很有意义，可以使患足血供得到改善，有利于创面愈合，因此患者第一次出院后，创面愈合且患足麻凉症状缓解，但是混合因素中周围神经病变可使患者对温度、疼痛不敏感，有时由此发生烫伤、割伤、硌破后不自知的情况，该病例患者第二次入院时，追问病史患者诉第一次出院后未给予患足防护，且有右足第 2 趾完全骨折变形破溃时仍然无痛感，因此符合糖尿病周围神经病变情况，关于此病因治疗应以防护为主，例如矫形鞋具的穿戴等。

对于混合因素（周围血管病变、周围神经病变）糖尿病足趾溃疡的治疗需要采取综合治疗的方法，内科进行控制血糖水平，调整抗生素，改善微循环及营养神经药物的基础上，可以针对周围血管病变采取的介入引导下膝下血管的开通，重建下肢主干血管的侧支循环，应用腰交感神经节毁损术改善下肢侧支循环的同时改善因周围神经病变引发麻木、发凉等症状。

足溃疡愈合后患者需每天检查足部及鞋子，以发现隐匿的组织破坏与鞋子内的机械应力增高，通过改造鞋子、模具式内垫或使鞋子加深，可有效缓冲足部应力并提供支持保护。

（王江宁　高　磊　首都医科大学附属北京世纪坛医院）

参考文献

[1]Piatko VE，Sukhotin SK.Chemical lumbar sympathectomy in patients with chronic ischemia of the lower extremities[J].Anesteziologiia I Reanimatologiia，2004，（4）：31.

[2]Feigl GC，Dreu M，Mlz H，et al.Susceptibility of the genitofemoral and lateral femoral cutaneous nerves to complications from lumbar sympathetic blocks：is there a morphological reason？ British Journal of Anaesthesia，2014，112（6），1098–1104.

[3]Fichelle JM.How can we improve the prognosis of infrapopliteal bypasses.Comment am é liorer mirabilite des pontages infrapoplit é s[J].Journal Des Maladies Vasculaires，2011，36（4）：228.

糖尿病足截趾后难以愈合

一、病例摘要

患者女性，61 岁，农民，2018 年 2 月 22 日以"发现血糖升高 16 年，右足溃烂 1 个月"为主诉第 1 次入院。初步诊断为 2 型糖尿病、糖尿病足（Wagner 1 级，TEXAS 1 级 C 期）、糖尿病周围血管病变，糖尿病周围神经病变，糖尿病肾病（CKD 4 期）"。

现病史：16 年前无明显诱因出现消瘦，1 个月内体重下降约 5kg，无心悸、手抖、怕热症状，于当地医院就诊，测空腹血糖 11mmol/L，诊断为 2 型糖尿病，给予"格列吡嗪 5mg/ 次，2 次 / 天"治疗，同时生活方式干预，平素未监测血糖。4 个月前于当地诊所测空腹血糖 23mmol/L，给予"二甲双胍 500mg/ 次，2 次 / 天、格列齐特 40mg/ 次，2 次 / 天"治疗，血糖控制差，后改为"二甲双胍 1000mg/ 次，2 次 / 天、格列齐特 40mg/ 次，2 次 / 天"口服治疗。1 个月前热水泡脚后出现右足第 4、5 趾间皮肤溃烂，给予溃疡灵外用，创面溃烂无明显缓解，遂就诊于当地医院，查糖化血红蛋白为 11%；尿微量白蛋白测定为 > 320μg/ml；感觉阈值测定：双下肢感觉轻度缺失。遂给予胰岛素泵降糖治疗（具体不详），目前降糖方案"甘舒霖 30R 早晚 14U、阿卡波糖 50mg/ 次，3 次 / 天"，今为进一步治疗来院就诊，门诊以"2 型糖尿病足病"收入院。

既往史：阑尾切除术病史 20 年，否认冠心病、脑血管病史。

家族史：无特殊。

体格检查：体温 36.4℃，脉搏 72 次 / 分，呼吸 18 次 / 分，血压 120/85mmHg，身高 160cm，体重 61kg，BMI 23.83。神志清，精神可，心、肺、腹部查体未见明显异常。右足第 4、5 趾间可见 2cm×3cm 创面，伴少量脓性分泌物，无骨质外露，无臭味，双足背皮温低，双侧足背动脉波动未触及（病例 18 图 1）。

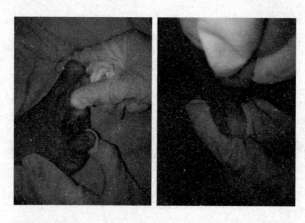

病例 18 图 1 入院时创面情况（2018 年 2 月 22 日）

二、治疗经过

入院后辅助检查：肝功＋血脂：谷氨酰转肽酶 60U/L，白蛋白 30.9g/L，总蛋白 57.7g/L，总胆固醇 7.88mmol/L，三酰甘油 3.06mmol/L，高密度脂蛋白胆固醇 0.87mmol/L，低密度脂蛋白胆固醇 4.79mmol/L。肾功能：尿素 7.16mmol/L。尿常规：尿糖 3+，尿蛋白 3+。糖化血红蛋白 8.3%。凝血六项：纤维蛋白原 4.96g/L。ABI（病例 18 图 2）：左侧 1.01，右侧 0.92。激光多普勒血流灌注（病例 18 图 3）：加热后血流增加百分比左侧为 203%（中度异常），右侧为 264%（中度异常）。经皮氧分压（病例 18 图 4）：左足背为 35mmHg（轻度异常），右足背为 31mmHg（轻度异常）。彩超：二、三尖瓣轻度反流；左室松弛功能减退；双侧颈总动脉内中膜厚度增厚；双侧颈动脉斑块形成；双侧股浅、股深、腘及足背动脉内膜面钙化。足部 X 线：右侧骰骨旁不规则骨样密度影，考虑副骨可能（病例 18 图 5）。

入院后予以胰岛素泵（基础率 0.7U/h，三餐前追加 5U）联合二甲双胍 0.85g bid、阿卡波糖 50mg tid 控制血糖、他汀调脂稳定斑块、前列地尔改善血供、硫辛酸及甲钴胺营养神经及其他对症支持治疗。对于足部创面处理方面，给予头孢唑肟 2g q12h 预防性抗感染治疗。患者足背动脉未触及，根据患者 ABI 值、经皮氧分压、激光多普勒血流灌注以及下肢彩超结果，考虑下肢血供尚可，暂未考虑疏通血管治疗。2018 年 2 月 25 日在局部麻醉下行"右足第四趾残端修整术"，术后常规换药，伤口清洁，敷料干燥，无明显渗出（病例 18 图 6）。创面好转，2018 年 3 月 5 日出院，在家自行换药治疗。

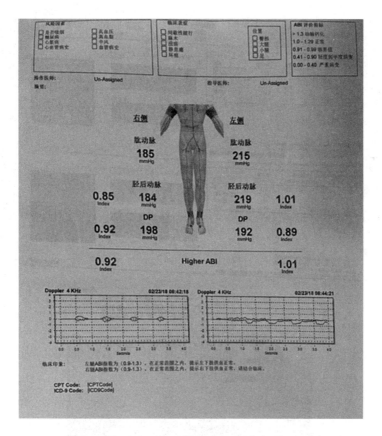

病例 18 图 2　ABI 检查结果（2018 年 2 月 23 日）

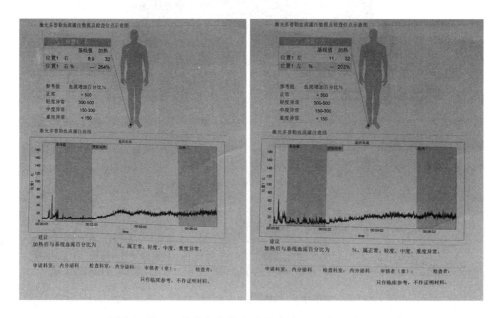

病例 18 图 3　激光多普勒血流灌注（2018 年 2 月 24 日）

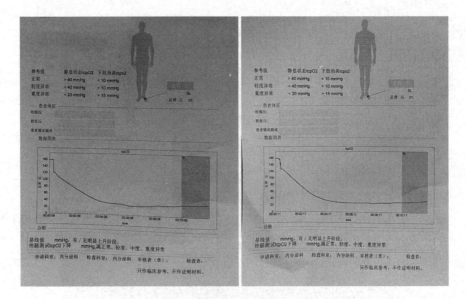

病例 18 图 4　经皮氧分压（2018 年 2 月 24 日）

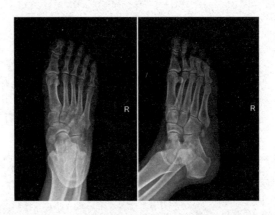

病例 18 图 5　入院后足部 X 线片（2018 年 2 月 24 日）

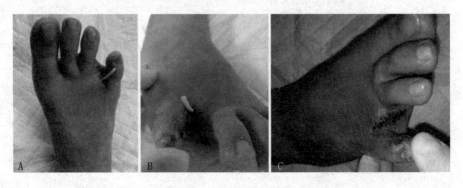

病例 18 图 6　创面恢复情况（2022 年 2 月 27 日及 3 月 5 日）

注：A、B.2022 年 2 月 27 日创面情况；C.2022 年 3 月 5 日创面情况。

第二次住院：

2018 年 3 月 5 日出院，出院后在当地诊所自行换药，1 天前换药时发现伤口可见少量脓性分泌物，创面未愈合，2018 年 3 月 7 日患者以"发现血糖升高 16 年，右足第 4 趾残端修整术后 10 天"为主诉第 2 次入我院。

体格检查：体温 36.3℃，脉搏 68 次 / 分，呼吸 19 次 / 分，血压 148/61mmHg，右足第 4、5 趾间可见少量脓性分泌物，无骨质外漏，无臭味，双足背皮温低，双侧足背动脉未触及（病例 18 图 7）。

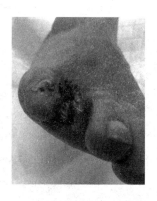

病例 18 图 7　入院时创面情况（2018 年 3 月 7 日）

入院后辅助检查结果：血常规＋CRP：CRP 15.90mg/L。肝功能：谷丙转氨酶 45U/L，谷草转氨酶 40U/L，谷氨酰转肽酶 96U/L，白蛋白 34.5g/L。尿常规：尿糖 3+。凝血功能：纤维蛋白原 5.44g/L，D- 二聚体测定 1.27μg/ml。

入院后给予二甲双胍 0.85g bid 联合阿卡波糖 50mg tid 控制血糖；头孢唑肟 2g q12h 抗感染治疗；他汀调脂稳定斑块；前列地尔改善血供；硫辛酸及甲钴胺营养神经及其他对症支持治疗。为促进创面愈合，2018 年 3 月 9 日在全麻下行"右足第 4 趾扩创＋残端修整术"（病例 18 图 8），术中发现患者下肢血供欠佳，2018 年 3 月 12 日转至血管外科完善下肢 CTA，进一步评估患者下肢血供情况，必要时行介入治疗。2018 年 3 月 16 日在局部麻醉下行"右下肢动脉造影＋球囊扩张成形术"。分别于 2018 年 3 月 14 日、2018 年 3 月 22 日行下肢 CTA 检查（病例 18 图 9），比较介入术后下肢血供情况，患者术后右侧胫前动脉及右侧足背动脉血供有所改善，但下肢血运仍较差。2018 年 3 月 29 日转至内分泌科继续治疗，2018 年 3 月 30 日在床旁行"清创术＋VSD 安装术"，每日常规换药，创面愈合较差（病例 18 图 10），建议行"骨搬移手术"，患者及家属表示拒绝，要求出院。

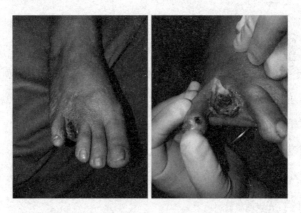

病例 18 图 8　在全麻下行"右第 4 趾扩创＋残端修整术"（2018 年 3 月 9 日）

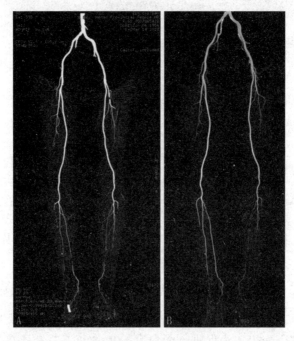

病例 18 图 9　下肢 CTA

注：A.2018 年 3 月 14 日下肢 CTA；B.2018 年 3 月 22 日下肢 CTA。

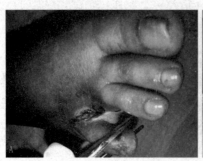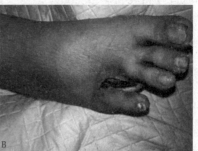

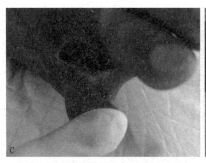
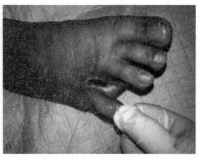

病例18图10 创面情况（2018年3月28日至4月9日）

注：A.2018年3月28日创面情况；B.2018年4月4日创面情况；C.2018年4月7日创面情况；D.2018年4月9日创面情况。

第三次入院：

2018年4月10日，以"右足第4趾残端修整术后创面不愈合1个月余"第3次入我院，于手外科暨创伤显微外科治疗。

体格检查：右足第4趾缺如，第3、5趾之间可见一长3.0cm×1.0cm不愈合伤口，创面外露，伴少量脓性分泌物，无骨质外露，无特殊异味，双足背皮温低，双侧足背动脉波动未触及。

入院评估下肢血供情况，激光多普勒血流灌注（病例18图11）：加热后血流增加百分比左侧306%（轻度异常），右侧407%（轻度异常）。经皮氧分压（病例18图12）：左足背27mmHg（轻度异常），右足背60mmHg（正常），评估创面情况，建议行手术治疗，患者拒绝。2018年4月11日转至内分泌科继续保守治疗，给予头孢米诺2g q2h经验性抗感染治疗、二甲双胍0.5g bid、阿卡波糖片50mg tid、谷赖胰岛素5U tid皮下注射、甘精胰岛素30U皮下注射控制血糖。考虑到患者肉芽组织生长慢，局部有脓性分泌物，感染尚未控制，2018年4月14日改用更加广谱的抗生素头孢唑肟2g q12h抗感染治疗。每日换药时，给予创面外用生长因子促肉芽组织生长。2018年5月13日，创面基本愈合（病例18图13）。

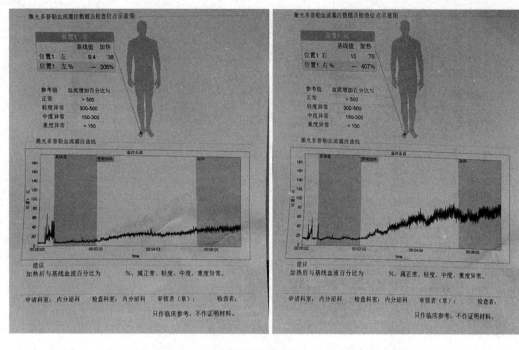

病例 18 图 11　激光多普勒血流灌注（2018 年 4 月 16 日）

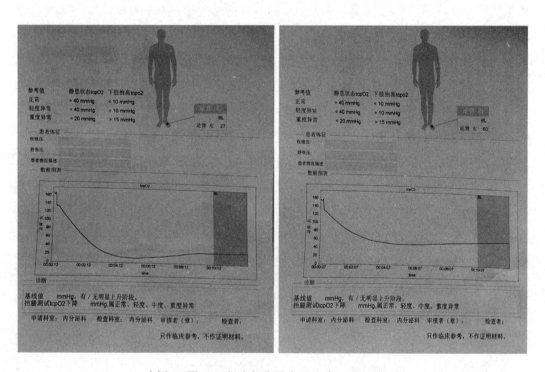

病例 18 图 12　经皮氧分压（2018 年 4 月 16 日）

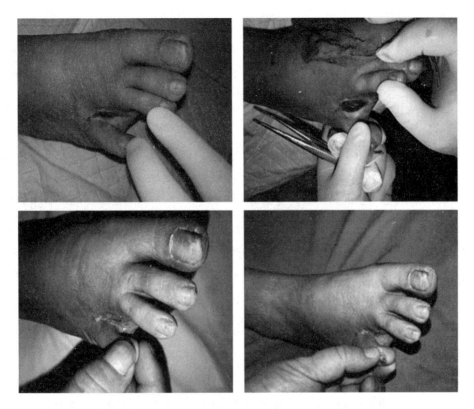

病例 18 图 13　创面情况（2018 年 4 月 13 日至 5 月 13 日）

注：A.2018 年 4 月 13 日创面情况；B.2018 年 4 月 21 日创面情况；C.2018 年 5 月 3 日创面情况；D.2018 年 5 月 13 日创面情况。

三、疾病介绍

外周动脉疾病（peripheral artery disease，PAD）是指有临床症状、体征及血管评估异常（通过无创或有创检查方法评估）的动脉硬化闭塞性血管病变，可导致一个或多个肢体末端循环紊乱或受损，是最常见的血管疾病之一。据估计，全球有超过 2 亿人患有 PAD，常见的危险因素包括吸烟、糖尿病、高血压、高胆固醇血症和空气污染。糖尿病是 PAD 的主要危险因素，也是 PAD 患者截肢和死亡率增加的独立预测因素。糖尿病患者在发生严重的组织缺失前，PAD 确诊率低，因为许多患者缺乏典型的 PAD 临床症状，如间歇性跛行和静息时疼痛。由于患者存在周围神经病变和中层动脉钙化以及下肢水肿，诊断试验有可能不可靠。对于糖尿病足溃疡患者，尽可能早地识别出 PAD 非常重要，因为 PAD 增加了溃疡难愈合、感染和大截肢的风险，也增加了心血管病变的致残率和病死率。

对疑似 PAD 患者进行诊断评估、分期和影像学检查以及最终血管重建,是成功治疗不可或缺的一部分。结合《慢性肢体威胁性缺血治疗的全球血管指南》《国际糖尿病足工作组:糖尿病足防治国际指南(2019)》中的《糖尿病足溃疡周围动脉病变诊断、预后与管理指南》《中国糖尿病足防治指南(2019 版)(Ⅱ)》所推荐的诊疗评估步骤,我们应从以下几个方面评估:

1. 病史 对于所有表现出疑似 PAD 的体征或症状的患者,都应进行全面的血管评估。首先仔细记录肢体症状,有无缺血性静息痛,溃疡发生的部位等;其次详细记录 PAD 的危险因素,常见的危险因素有年龄、吸烟、合并心脑血管疾病、血脂异常等。此外,先前的血管和腔内血管重建术和截肢病史也十分重要。

2. 体格检查 适当的临床体格检查能够提示足溃疡患者存在 PAD,但是排除这类患者 PAD 的敏感性太低。由于大多数糖尿病合并 PAD 的患者合并神经病变以及痛觉缺失,许多患者缺乏典型的临床症状。这类患者存在动静脉短路,使得皮肤相对温暖,因此足部皮肤温度测定结果并不可靠。触及足部动脉搏动也不能可靠地排除 PAD,因为有些患者虽然存在明显的缺血,但是检查者依然可能触及动脉搏动。因此,对于所有的糖尿病合并足溃疡的患者,需要有更客观地评估。

3. 无创血流动力学测试 对于大多数糖尿病合并足溃疡的患者,临床检查并不能可靠地排除 PAD,还要评估足背动脉多普勒波形和踝收缩压(ankle pressure,AP)及踝肱动脉压指数(ankle brachial index,ABI)或趾收缩压(toe pressure,TP)、趾肱指数(toe-brachial index,TBI)及经皮氧分压(trans-cutaneous pressure of oxygen,TcPO$_2$)等。

ABI < 0.9 可用于检出 PAD,但是 ABI > 0.9 并不能排除 PAD。大多数糖尿病足溃疡合并 PAD 的患者有神经病变,常伴有下肢动脉中层钙化,可导致动脉僵硬以及 ABI 值升高。测定 TBI ≥ 0.75 提示存在 PAD 可能性较小。TP 也可以假性升高,其影响因素与 ABI 相似。内踝、足背动脉及腓肠肌中段水平上测到的腓动脉三相动脉搏动图也是很有用的非创伤性影像学检查。如果同时采用多项检查,能提高诊断的准确性。在 ABI 0.9 ~ 1.3、TBI ≥ 0.75 和有三相足动脉搏动图波形的情况下,诊断 PAD 的可能性较小。如果还不能确定,需要进一步进行其他的影像学检查,进一步明确诊断(病例 18 图 14)。

遗憾的是,很多临床医生主要关注 ABI,对三相动脉波动图及 TBI 不重视甚至忽视。这样的话,难以避免会引起对下肢缺血的误判。在目前普遍的血流检测仪中都能同时检测三者,对临床医生非常方便和有帮助。现在市场上,有不少相关产品,便于携带和操作(病例 18 图 15)。

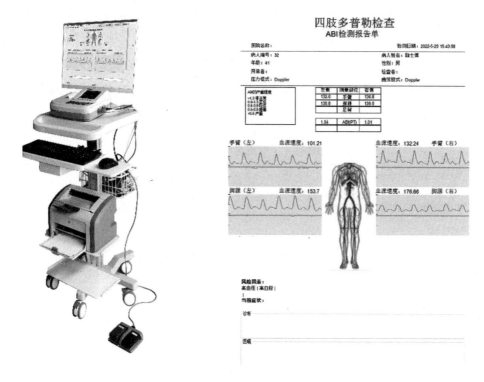

病例 18 图 14　外周血管检测仪及检测结果

注：A.血流检测仪可以同时检测 ABI、TBI 及三相动脉波动图；B.该仪器检测的结果。

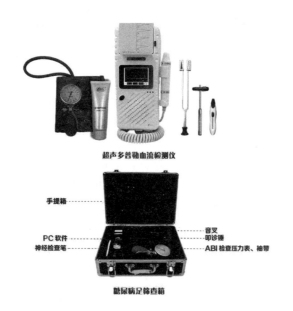

病例 18 图 15　便携式超声多普勒血流检测仪和糖尿病足筛查箱

4. 影像学检查 $TP < 30mmHg$ 或 $TcPO_2 < 25mmHg$ 的患者的足溃疡相对难以愈合，而且截肢风险性显著增加，需要对这些患者行影像学检查。此外对于合并足溃疡和 PAD 以及存在其他预示预后更差的因素，也应行影像学检查。常见的影像学检查有彩色多普勒超声（CDUS）、计算机断层血管造影（CTA）以及增强磁共振血管造影检查（CE-MRA）等（病例 18 表 1）。

病例 18 表 1　常用影像学检查优缺点

检查	优点	缺点
彩色多普勒超声（CDUS）	为非侵入性	①需要复杂的仪器设备 ②需要受过专门培训的专业人员
计算机断层血管造影（CTA）	从肾动脉直到足部动脉都可以观察到	①严重的钙化可以影响到较小动脉的评估 ②可能引起过敏反应和发生造影剂引起的肾病
增强磁共振血管造影（CE-MRA）	采用的对比剂肾毒性很低	①分辨率受限和伪像 ②安装起搏器、患有幽闭恐惧症和严重肾功能不全不可用

如果糖尿病足溃疡合并 PAD 的患者在规范治疗 4 ~ 6 周后创面仍未愈合，需要考虑行血管重建治疗。积极地尽早血管重建治疗可以改善结局，但是血管重建治疗也不是越早越好。部分患者虽然没有接受血管重建治疗，但是足溃疡仍然可以愈合。因此，对于每一例患者都应行个体化的评估，不能采取"一刀切"的治疗。创面愈合过程与灌注缺失的严重程度和其他足部特征，如组织缺失的量、存在的感染等众多因素相关。建议对所有患者进行肢体分期的系统性分类，如 WIFI 分类系统，该分类系统整合了多种主要因素（如伤口、缺血、感染），与截肢的风险和伤口愈合相关，能够帮助和指导临床医师评估截肢情况。

所有怀疑 PAD 的患者都应该进行完整的病史采集和体格检查，并完善无创血流动力学检测，行 WIFI 分类系统评估。下一步是选择一种合适的影像学检查，以获得高质量诊断性血管影像，并指导血运重建。在可行的情况下，CDUS 是推荐的首选无创性成像方式。如需要更完整的无创性解剖成像，可以选择 MRA 或 CTA。

四、病例点评

这是一例典型的糖尿病足溃疡合并 PAD 的患者。在首次入院时，我们仅仅检查了

ABI、TcPO$_2$ 及 CDUS，根据检查结果，认为患者下肢血管功能尚可，暂未考虑疏通血管治疗。首次清创术后，创面情况尚可，让患者出院。后因创面未愈合，甚至有化脓，再次入院后，复查 CTA，发现患者下肢闭塞严重，于血管外科行"右下肢动脉造影＋球囊扩张成形术"，术后再次复查 CTA，发现患者下肢血管改善并不明显，后续行清创及负压吸引治疗，创面仍然迟迟不愈合。第三次入院后，严格控制血糖，运用更强有力的抗生素的，此外每日换药时加外用生长因子针促进创面生长愈合，才使得创面逐渐愈合。常见的无创血流动力学检查有时并不能准确反应患者下肢血供情况，对于糖尿足溃疡患者，尽可能早地识别出 PAD 非常重要，因为 PAD 与难愈性足溃疡有关，增加了溃疡难愈、感染和大截肢的风险。临床医生需要系统性评估患者下肢血供情况，尽可能避免更大的风险。

（张会峰　吕丽芳　河南省人民医院）

（刘加文　郑州大学在读硕士研究生）

参考文献

[1] 张会峰，许樟荣，冉兴无 . 糖尿病足的相关定义和标准 [J]. 中华糖尿病杂志，2020，12（6）：363-368. DOI：10.3760/cma.j.cn115791-20200430-00258.

[2]Richter L，Freisinger E，Lü ders F，et al.Impact of diabetes type on treatment and outcome of patients with peripheral artery disease[J].Diab Vasc Dis Res，2018，15（6）：504-510. doi：10.1177/1479164118793986

[3] 血管外科学会，欧洲血管外科学会和世界血管学会联盟全球血管指南编写小组 . 慢性肢体威胁性缺血治疗的全球血管指南（全译）[J]. 中华血管外科杂志，2021，6（Z1）：1-108，F3. DOI：10.3760/cma.j.cn101411-20210112-00005.

[4]Robert J.Hinchliffe，Rachael O.Forsythe，Jan Apelqvist，等 . 国际糖尿病足工作组：糖尿病足溃疡周围动脉病变诊断、预后与管理指南——《国际糖尿病足工作组：糖尿病足防治国际指南（2019）》的一部分 [J]. 感染、炎症、修复，2019，20（4）：195-206. DOI：10.3969/j.issn.1672-8521.2019.04.001.

[5]Asadi-Yousefabad SL，Nammian P，Tabei SMB，et al.Angiogenesis in diabetic mouse model with critical limb ischemia；cell and gene therapy[J].Microvasc Res，2022，141：104339. doi：10.1016/j.mvr.2022.104339.

[6] 中华医学会糖尿病学分会，中华医学会感染病学分会，中华医学会组织修复与再生分会 . 中国糖尿病足防治指南（2019 版）（Ⅱ）[J]. 中华糖尿病杂志，2019，11（3）：161–189．DOI：10.3760/cma.j.issn.1674–5809.2019.03.005.

ECMO 局部灌注游离皮瓣修复糖尿病足创面

一、病例简要

患者男性，46岁，主因"右足底反复破溃24年，渗液伴臭味增多1周"收入我科。

现病史：患者入院前24年右足因开放伤致第2、3跖骨骨折，在我院行切开清创骨折固定手术，术后创口始终未完全愈合，在家自行换药，1周前破溃增大伴渗液增多，臭味大，为求进一步诊治来我院就诊，门诊收入我科，病程期间二便精神睡眠欠佳，体温无明显异常。

既往史：平素身体一般。否认高血压。糖尿病15年，未曾规律服用降糖药物，血糖控制欠佳。否认高脂血症、冠心病、脑卒中，否认肝炎，否认结核及其密切接触史。2012年右侧股骨颈骨折行经皮螺钉固定手术，后螺钉已取出。2019年胃出血输入血800ml，无输血不良反应。否认药物及食物过敏史，预防接种按计划进行。

专科检查：右足底第1跖骨处可见8cm×3cm创面，创面可见灰黑色坏死样筋膜组织伴灰黑色渗出物（病例19图1），异味大，周围皮肤红肿明显，有压痛。右足痛温觉及触觉功能减退，足背动脉及胫后动脉搏动减弱。

入院检查：血常规：白细胞 12.73×10^9/L，中性粒细胞百分比82%。生化：白蛋白34.3g/L，血糖24.22mmol/L，C-反应蛋白121.81mg/L。

降钙素原（PCT）0.11ng/ml，红细胞沉降率80mm/h。

核磁共振检查（病例19图2）：右足软组织不均匀肿胀，STIR示弥漫网线状、条片状稍高信号，足内侧缘偏掌侧皮缘破溃，第1跖、趾骨弥漫异常信号，T_2WI抑脂序列呈稍高信号，第1跖趾关节见少量积液。第2跖骨远端及第3跖骨基底部见线状稍长 T_1 异常信号，T_2WI 抑脂序列未见异常信号；余多骨髓腔呈不均匀稍长 T_2 异常信号，

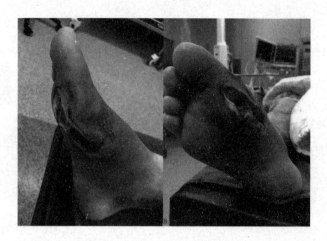

病例 19 图 1　足部创面情况

　　注：右足底第 1 跖骨处可见 8cm×3cm 创面，创面可见灰黑色坏死样筋膜组织伴灰黑色渗出物，异味大，周围皮肤红肿明显。

T_1WI 未见明确信号减低。右踝关节腔内见少许液性异常信号。

　　下肢动脉彩超未见异常。

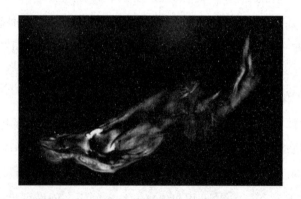

病例 19 图 2　右足核磁共振影像

二、诊疗经过（病例 19 图 3 至图 9）

　　患者入院后完善相关检查，明确手术适应证，急诊行扩大清创手术。术后给予控制血糖、抗炎、消肿、营养神经等治疗，创面每日换药，后分别两次行清创手术，彻底去除感染骨及软组织后行游离皮瓣移植术覆盖骨及肌腱外露创面，同时术后给予 ECOM 灌注皮瓣使皮瓣建立侧支循环，最终皮瓣成活。

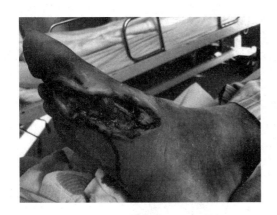

病例 19 图 3　入院后行清创手术处理

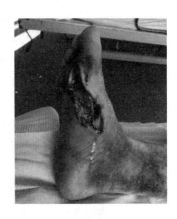

病例 19 图 4　两次清创彻底去除坏死骨组织

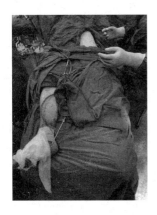

病例 19 图 5　选取股前外侧
游离皮瓣进行足部创面修复

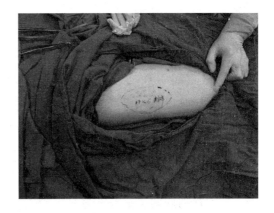

病例 19 图 6　选取股前外侧游离皮瓣
进行足部创面修复

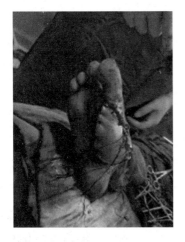

病例 19 图 7　游离皮瓣覆盖骨及
肌腱外露创面

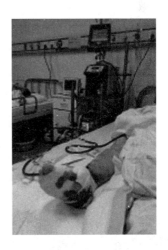

病例 19 图 8　术后给予 ECOM
灌注皮瓣使皮瓣建立侧支循环

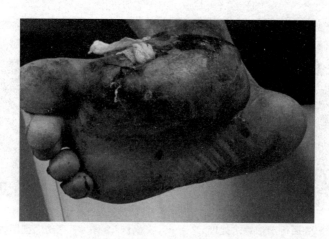

病例 19 图 9　最终皮瓣成活

三、疾病介绍

1. 单独应用游离皮瓣修复糖尿病足创面的局限性　糖尿病足是糖尿病的慢性并发症之一，也是患者截肢率、致死率最高的并发症之一。造成这些严重情况的一个重要原因就是血管病变，病变血管管腔狭窄、堵塞，血液流通受阻，致使血液对下肢神经、软组织的营养供应不足甚至无法供应，从而导致神经发生病变、软组织易损伤且无法愈合、软组织感染等症状。骨科、显微外科治疗糖尿病足经常通过皮瓣来修补创面，国内外治疗糖尿病足在有些血管生理条件较好的情况下，应用局部的游离皮瓣来修复骨外露创面的效果已经得到证实。但是由于糖尿病足在晚期血管病变较严重，无法找到带血管的皮瓣可转移，游离皮瓣在足的远端也无法找到可供选择的血管，带血管的皮瓣就无法实施。

2. ECMO 局部灌注皮瓣技术　带血管的皮瓣从远端分离出来后通过 ECMO 动力泵加压与下肢生理条件良好的大动脉及远端静脉相连接，保证皮瓣的血液供应，确保皮瓣的存活率，待皮瓣存活后在不断开自体血液供应的情况下植于糖尿病足创面，利用毛细血管重建的原理，21 天后再断蒂，使皮瓣成活，进一步解决由于肢体血液循环障碍导致的皮瓣存活率低，甚至无法存活的情况，从而提高皮瓣存活率。

3. 皮瓣灌注与动脉化静脉皮瓣　静脉皮瓣是主要血供通过静脉系统进入及流出的皮瓣，相比较传统的动脉皮瓣，静脉皮瓣有其自身的优点，包括设计容易、不需要深度解剖、不牺牲皮瓣供区的主干血管，皮瓣供区的位置不受限制，皮瓣供区的并发症少。基于血管进入和离开皮瓣以及这些血管内血流的方向提出了静脉皮瓣的三种分型。Ⅰ型：单蒂静脉皮瓣，Ⅱ型：双蒂静脉皮瓣，Ⅲ型：动脉化的静脉皮瓣这种静脉皮瓣是由近端动脉与皮瓣静脉的近端吻合后灌注，并且从远端静脉流出。该病例应用 ECMO 技术寄养游离皮瓣，当侧支循环建立后，再将皮瓣断蒂，最终皮瓣成活，存在失败风险，而且选择的是动脉皮瓣，例如选取的股前外侧皮瓣，则解剖范围较大，损伤皮瓣供区的主干血管，因此为了简化操作程序，更有利于皮瓣成活，后期研究选择静脉皮瓣，模仿Ⅲ型静脉皮瓣的原理，体外灌注系统的动脉端连接皮瓣静脉，将自体静脉血引出进行氧合后，来灌注组成静脉皮瓣的静脉。静脉动脉化灌注的理论基础为：静脉动脉化后组织早期血流的主要途径为动脉血流入细静脉后，经细静脉间交通支回流至起回流作用的细静脉内；静脉转流后微静脉可起到代替毛细血管的作用。目前认为，静脉动脉化可通过血压进行有效地静脉血管扩张，关闭或使静脉瓣失效，血液流经缺血部位进行循环，随之开放微静脉短路，为周围组织有效提供血运，随着缺血组织血管化的完成，血流则逐渐变为生理性血流循环，从而有效保证组织成活。

四、病例点评

由于糖尿病足在晚期血管病变较严重，无法找到带血管的皮瓣可转移，游离皮瓣在脚的远端也无法找到可供选择的血管，带血管的皮瓣就无法实施，如关节骨外露无法用植皮方法修复，只能采取转移皮瓣或游离皮瓣来修复，一些患者就面临截肢风险，但由于肢体血液循环障碍，导致皮瓣存活率低甚至无法存活，因此我们欲将带血管的皮瓣从远端分离出来后通过动静脉泵加压与下肢生理条件良好的大动脉及远端静脉相连接，保证皮瓣的血液供应，确保皮瓣的存活率，待皮瓣存活后在不断开自体血液供应的情况下植于糖尿病足创面，进一步解决由于肢体血液循环障碍导致的皮瓣存活率低，甚至无法存活的情况，从而提高皮瓣存活率。

ECMO 技术在皮瓣局部灌注中的应用提高了皮瓣移植后的成活率，该技术解决了传统皮瓣移植可能出现的因远端肢体血供不足引起的皮瓣坏死的情况，避免了因皮瓣坏死造成的毒素二次入血及对伤口的二次伤害，同时避免了感染症状的发生，移植皮瓣成活；传统糖尿病足创面治疗周期一般在数月乃至 3～5 年，而通过外科皮瓣移植，一个月内即可使闭合创面，缩短治疗时间。治疗费用低，同时节约医疗成本，有效地减轻社会负担，让更多的患者能够更好地回归社会。

（王江宁　高　磊　首都医科大学附属北京世纪坛医院）

参考文献

[1]Lechleitner M，Abrahamian H，Francesconi C，et al.[Diabetic neuropathy and diabetic foot syndrome（Update 2019）][J].Wien Klin Wochenschr，2019，131（Suppl 1）：141-150.

[2] 王江宁，高磊 . 糖尿病足慢性创面治疗的新进展 [J]. 中国修复重建外科杂志，2018，32（07）：832-837.

[3] Alexandrescu VA，Brochier S，LimGBA A，et al.Healing of Diabetic Neuroischemic Foot Wounds With vs Without Wound-Targeted Revascularization：Preliminary Observations From an 8-Year Prospective Dual-Center Registry[J].J Endovasc Ther，2020，27（1）：20-30.

[4]Khin NY，Dijkstra ML，Huckson M，et al.Hypertensive extracorporeal limb perfusion for critical limb ischemia[J].J Vasc Surg，2013，58（5）：1244-1253.

[5] 王雷，聂鑫，尹叶锋 . 体外循环灌注系统下应用脉络宁治疗下肢挤压伤 - 挤压综合征模型猪 [J]. 中国组织工程研究，2019，23（11）：1723-1729.

[6] 杨磊，高磊，王雷 . 体外循环系统下加压灌注改善模型猪下肢血运 [J]. 中国组织工程研究，2018，22（04）：553-557.

[7] 高磊，王江宁，尹叶锋 .2019《国际糖尿病足工作组糖尿病足预防和治疗指南》解读 [J]. 中国修复重建外科杂志，2020，34（01）：16-20.

[8]Lane RJ，Phillips M，Mcmillan D，et al.Hypertensive extracorporeal limb perfusion（HELP）：a new technique for managing critical lower limb ischemia[J].J Vasc Surg，2008，48（5）：1156-1165.

病例 20

多学科合作治疗重度糖尿病足感染

一、病历摘要

患者男性,56岁,以"发现血糖升高8年,右足破溃2周"2022年02月08日入院。初步诊断:①糖尿病性足病(Wagner4级);②2型糖尿病;③糖尿病性周围神经病变;④冠心病(PCI术后)。

现病史:患者8年前无明显诱因出现口干、多饮、多尿、消瘦症状,外院查空腹血糖9.6mmol/L,诊断为2型糖尿病,予口服"二甲双胍片(具体剂量不详)",上述症状有好转,未坚持饮食、运动控制,不监测血糖。5年前因冠心病住院时停用二甲双胍片,换用胰岛素治疗(具体名称及剂量不详),不监测血糖。3年前自行停用胰岛素,换用保健品控制血糖。2年前至今未用任何药物。病程中无明显双眼视物模糊、手足麻木、刺痛症状。半年前出现泡沫尿,未在意。2周前洗浴后发现右足破溃,继而出现感染,10日前出现发热,体温最高达38℃,就诊于某医院,查空腹血糖28mmol/L,糖化血红蛋白13.2%,白细胞15.69×10⁹/L,嗜中性粒细胞百分率85.3%,C-反应蛋白225.7mg/L,予"门冬+甘精胰岛素"强化降糖、抗感染(具体不详)、局部换药及对症治疗,破溃未见明显好转,范围逐渐增大,遂来我院。

既往史:患者5年前诊断冠心病、心肌梗死,置入支架1枚。吸烟40余年,40支/天,饮酒40年,白酒1斤/天。父母、1姐1妹1弟均患糖尿病。

体格检查:体温39.4℃,脉搏103次/分,呼吸20次/分,血压140/75mmHg,身高165cm,体重61kg,BMI 22.4。神志清,精神差,心、肺、腹部查体未见明显异常。专科情况:双侧股动脉、腘动脉搏动尚可,双侧足背动脉搏动可及。双侧足部10g尼龙丝检查压力觉减弱,震动觉减弱,痛温觉减弱,踝反射正常。右下肢中度水肿,右足肿胀,皮温高,足背外侧可见大小约15cm×8cm皮肤破溃,创面延伸至第5趾,第

5 趾局部发黑，创面内见较多脓液及坏死肌肉、肌腱组织，可闻及恶臭，周边皮肤明显红肿，探及两处向足底走形窦道，内有大量脓液（病例 20 图 1）。

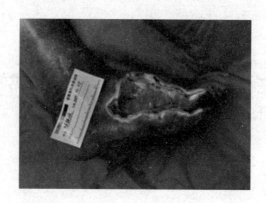

病例 20 图 1　入院时创面（2022 年 2 月 8 日）

二、诊疗经过

入院后化验及检查：血常规：白细胞计数 16.79×10^9/L ↑，血红蛋白 76.00g/L ↓，嗜中性粒细胞百分率 88.1%，血小板计数 301.00×10^9/L。尿常规：葡萄糖 30mmol/L ↑，蛋白质 1.0g/L ↑。空腹血糖 15.20mmol/L ↑，白蛋白 24.16g/L ↓，心肌酶、血脂、肾功、电解质未见异常。D- 二聚体 999.00ng/mL ↑。B 型钠尿肽（BNP）299.2pg/ml ↑，C- 反应蛋白 154mg/L ↑，白细胞介素 6 197.0pg/mL ↑，血沉 108mm ↑，降钙素原 0.224ng/ml ↑，尿微量白蛋白 / 肌酐 67.3mg/g ↑。创面分泌物培养：无乳链球菌，对青霉素、氨苄西林、左氧氟沙星等均敏感。骨组织病理（右足第 5 趾）：组织中急慢性炎细胞浸润，伴坏死，符合糖尿病坏疽改变。心电图：窦性心律；正常心电图。右足 X 光片：右足软组织弥漫性肿胀，足背侧及底部软组织内多量、弥漫性气体影，踝部软组织内少量气体影。颈部血管超声：双侧颈总动脉内 - 中膜不均匀增厚伴斑块，管腔无明显狭窄；右锁骨下动脉斑块形成。心脏超声：符合冠心病、冠状动脉支架术后心脏改变；主动脉瓣钙化；左室舒张功能减低，收缩功能正常。双下肢血管超声：双侧股动脉内中膜增厚、双侧足背动脉血流量少；右侧小腿肌间静脉扩张。ABI：右足 1.15，左足 1.15；TBI：右足 0.56，左足 0.66。

入院后给予降糖、抗血小板聚集、调脂稳斑、利尿、抗感染、纠正贫血、纠正低蛋白、切开引流、清创换药等处理，创面感染有所控制后（病例 20 图 2），因足部感染重、窦道较深、累及跖跗关节，常规清创存在一定困难，为彻底去除坏死组织，先后三次联合骨科行足部感染清创缝合术、克氏针内固定术、植皮术等治疗（病例 20 图 3、

图 4、图 5）。

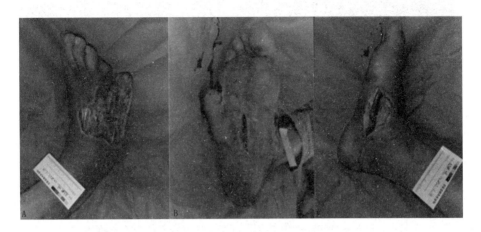

病例 20 图 2　右侧第 5 趾截趾、清创及扩创术后创面（2022 年 2 月 14 日）

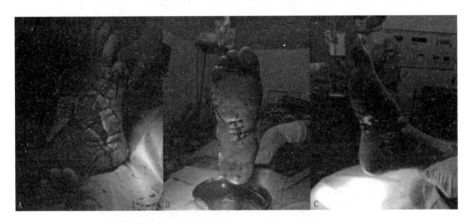

病例 20 图 3　清创缝合术（2022 年 2 月 18 日）

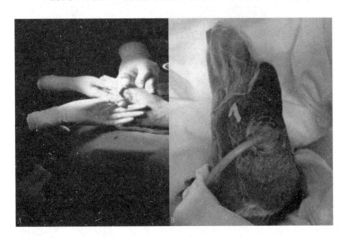

病例 20 图 4　克氏针内固定术、VSD（2022 年 2 月 25 日）

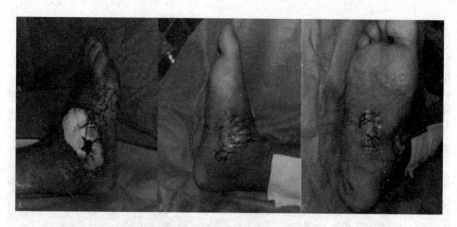

病例 20 图 5　同侧小腿取皮＋右足背创面植皮术后 2 天（2022 年 3 月 4 日）

2022 年 3 月 11 日拆除植皮处包扎敷料后，右足背外侧部分植皮成活，创面外侧缘可见坏死皮肤组织及分泌物，腓骨短肌肌腱暴露并游离，足背外侧向足底方向形成约 3cm×3cm 腔隙，腔隙内无明显坏死组织及分泌物（病例 20 图 6）。

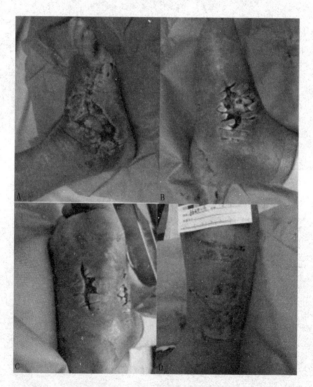

病例 20 图 6　拆除植皮处加压包扎敷料后（2022 年 3 月 11 日）

足部创面予负压吸引，小腿取皮处继续给予美皮康贴敷，创面逐渐愈合。2022 年 04 月 06 日患者足部创面明显缩小出院（病例 20 图 7）。

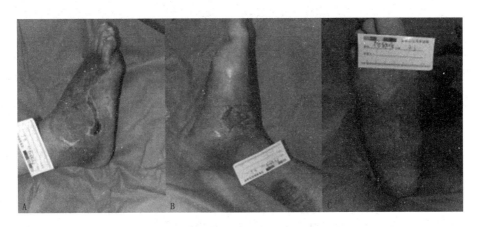

病例 20 图 7　患者出院时创面（2022 年 4 月 6 日）

三、疾病介绍

本患者糖尿病病程长，平素血糖管理差，下肢血供尚可，右足破溃后，未积极处理，因血糖高，足部感染迅速加重，溃烂范围加深变大，远端出现足趾坏疽、骨髓炎，近端累及跖跗关节，入院后体温最高达 39.4℃，心率增快，出现全身炎症反应综合征（SIRS），合并中度贫血、低蛋白血症，足部感染重［IDSA 4（O）级］，且心血管意外风险高，保足治疗或手术截肢治疗均存在很大风险。本例患者经过多学科合作联合诊治，患足得以保全及修复，效果满意。

四、病例点评

糖尿病足的创面呈现出多样性，往往是"横看成岭侧成峰，远近高低各不同"，尽管国内外指南不断更新，用来规范临床医疗实践，但都缺乏对临床医生治疗糖尿病足患者的实际步骤和方法的讨论。所以，医生对患者病情及创面的评估及如何把握每一阶段治疗对创面愈合更有利就显得尤为重要。

1. 全身状况的评估及治疗　糖尿病足患者的评估应全面、仔细，涉及患者全身状况、下肢血供情况、创面情况三个维度的综合评估。

全身状况最重要，应优先评估。心血管疾病和肾脏等重要脏器病情的严重程度直接影响足病的预后。该患者有冠心病、陈旧性心梗、冠脉支架植入病史。入院后化验心肌酶正常、心电图未见明显缺血改变，心脏超声提示符合冠心病改变，BNP 轻度升高，虽无明显心肌缺血、心衰体征，但糖尿病神经病变往往会掩盖临床症状，而且患者有高热，体液丢失过程中，容易引起血流动力学改变，故本患者心血管风险高。肾脏方面，患者尿 ACR 升高，尚无肾功能不全。患者营养状况差，存在贫血、低蛋白血症，此状态会削弱机体免疫力，增加院内感染风险，导致组织缺血、缺氧、水肿，不利于创面愈合。

足部感染根据 IDSA 感染严重性分级。具备中度感染的表现，且合并 ≥ 2 项全身炎症反应综合征（SIRS）表现即可诊断重度感染：温度 > 38℃或 < 36℃；心率 > 90 次/min；呼吸频率 > 20 次/min 或 $PaCO_2$ < 32mmHg；白细胞计数 > 12000/μl 或 < 4000/μl 或杆状核细胞粒细胞 ≥ 10%。结合患者入院体征及化验回报，本患者符合 SIRS，属于糖尿病足重度感染。若感染控制不及时可能出现菌血症、败血症、感染性休克，甚至死亡。因此，入院后为首先保证患者生命安全，给予四针胰岛素方案降糖、静脉抗菌药物、冠心病二级预防、改善全身营养状况等治疗。

2. 下肢供血及创面情况的评估 足部创面的评估应充分考虑血供、感染、溃疡深度、面积、是否形成窦道及有无骨质破坏（骨髓炎）等。仔细的评估有利于清创方式选择、皮瓣设计、抗菌药物的选用及疗程确定甚至判定预后。按 PEDIS 分级评估，本患者：①血流灌注（1级）：ABI 右足 1.15，左足 1.15；TBI 右足 0.56，左足 0.66，双侧足背动脉可触及，下肢血管超声未见明显狭窄、闭塞，提示下肢血供尚可；②溃疡面积较大：约 120cm²；③溃疡深度（3级）：溃疡深及骨质；④感染（4级）：创周红斑 > 2cm，深及骨质，合并全身炎症反应综合征；⑤感觉（2级）：患者有保护性感觉缺失。按 TEXAS 分级评估，患者溃疡累及关节，有感染，血供可，为4级B期。

糖尿病足感染（diabetic foot infection，DFI）恶化的重要一步就是致病微生物入侵骨。在严重的糖尿病足软组织感染中，糖尿病足骨髓炎（diabetic foot osteomyelitis，DFO）可以高达 60%。DFO 是导致糖尿病患者截肢的重要危险因素，所以应同时评估有无 DFO。骨髓炎诊断的金标准是骨病理和骨培养。在临床评估中可参考探针探骨试验（PTB）和足部 X 线。探骨试验的敏感性为 87%，特异性为 91%，阳性预测值为 57%，阴性预测值为 98%。还可通过足部溃疡的面积和深度判断有无骨髓炎，即溃疡面积 > 2cm² 及溃疡深度 > 3mm 则表明存在骨髓炎，该方法敏感性为 56%，特异性为 92%，与骨髓炎相关性为 82%。本患者入院时右足第 5 趾坏疽，足背溃疡面积 > 2cm²，深度 > 3mm，PTB 阳性，病理回报骨组织中急慢性炎细胞浸润，故合并骨髓炎。

3. 多学科合作的创面治疗 随着医疗技术的不断进步，专业不断细化，各学科交叉融合。国内外指南均建议采用多学科团队（Multidisciplinary team，MDT）的模式治疗 DFU。多学科协作诊疗不仅能为患者提供最佳的诊疗方案，还能提高医院的诊疗能力和具有真正竞争力的学术水平。发达国家多年的糖尿病足防治经验证明，多学科协助能够有效地降低 DFU 的发生发展，提高治愈率，降低截肢率和医疗费用，缩短住院时间，提高患者生活质量。Hou M 等人从质量、效率和成本三个维度评估 MDT 的效果，结果显示在空间布局调整和临床路径优化的基础上开展多学科合作，提供比普通医疗团队或单个专科医生更全面、更综合的护理，可以降低致残率，缩短住院时间。在一项评估 MDT 方法在亚洲人群 DFU 治疗中的临床和经济效果研究中，回顾性比较两组病人足病门诊回访次数、1 年内小截肢率、1 年内大截肢率及成本规避情况，结果显示在亚洲人群中使用 MDT 方法对 DFU 患者进行治疗，小截肢率及大截肢率均显著降低，年成本减少 186 万美元。

在前期评估的同时给予内科有限清创去除坏疽足趾和视野内坏死感染组织。感染虽有所控制，但溃疡部位较深，窦道内坏死组织清理较困难，常规内科清创常常达不到理想的效果，且合并骨髓炎，累及跖跗关节，清创及关节处理成为难点。对于复杂性糖尿病足的治疗，国内外指南都强调 MDT 的重要性，外科医师及时介入有利于降低糖尿病截肢率和截肢平面。为保足治疗，此患者联合骨科进行了三次 MDT 合作。首先，外科清创后给予皮瓣设计与缝合，覆盖关节、肌腱等重要组织；其次，二期清创，采用克氏针固定跖跗关节以保障关节稳定；最后，行植皮治疗覆盖大部分创面。

内科和外科对于糖尿病足溃疡创面早期清创方式确有不同，内科主要为有限清创，常"蚕食"进行，即少量多次的清除坏死组织，很大程度上保留了肢体和功能，但可能愈合时间长，保肢失败。对于合并严重感染的糖尿病足患者，外科大多短时间内扩大创面、彻底清除坏死组织，又称"鲸吞清创法"。Piaggesi 等比较了足溃疡的非外科保守治疗与外科治疗的结局，保守治疗的足溃疡的愈合率、平均愈合时间、感染率和复发率分别为 79.2%、128.9d、12.5% 和 40.0%，外科治疗则相应为 95.5%、46.7d、4.5% 和 14.3%，结果显示积极的外科治疗效果明显好于保守治疗。通过清创将陈旧性创面转为急性创面，激活了创伤修复的过程，为组织增生和修复奠定了基础。本病例在彻底清除坏死组织后给予一期缝合，缝合可以快速闭合创面，避免感染，加速创面愈合。虽然外科手术短期获益明显，但是术后可能足部骨性结构的破坏和缺失会引起下肢生物力学功能的改变，导致溃疡的复发及再发。"蚕食清创法"和"鲸吞清创法"都可以用于糖尿病足清创，视情况可灵活选用、先后使用。本病例在"蚕食清创法"联合有效抗感染后选择"鲸吞清创法"，通过多学科合作取得了显著效果。

对于骨髓炎的治疗，选择抗菌药物保守治疗还是外科感染骨切除治疗尚没有统一的标准。单纯抗菌药物治疗可减少外科干预后足部生物力学改变，保留更多足部结构，但长期应用抗生素会带来毒副反应，增加医疗费用。保守治疗中抗菌药物建议全身使用，先静脉途径，后序贯口服途径，一般疗程推荐 4 ~ 6 周。若感染骨被去除，则疗程为2周。推荐使用生物利用度高且有良好骨渗透性的抗菌药物，如莫西沙星、万古霉素、替考拉宁等，也可以根据药敏结果选用抗生素种类。外科在骨髓炎的治疗中有绝对优势，手术有利于感染组织、坏死骨的彻底清除。患者第5跖骨及第4、5跖跗关节受累，合并骨髓炎，MDT过程对明显感染骨质给予清创后克氏针固定、皮瓣覆盖，联合抗生素治疗，其骨髓炎得以控制。

经过上述治疗，患足感染有所控制，创面由炎症反应期逐渐过渡到肉芽增生期，患足足背外侧创面缺损基本被肉芽组织填充，因创面较大，再上皮化所需时间长，这可能会导致水分丢失、感染机会增加、日常生活受限等。长期换药虽然能够愈合，但属于瘢痕性愈合，皮肤耐磨性差，容易再发糖尿病足。通常当创面床准备已经完成，就应该考虑皮肤覆盖以尽快闭合创面。Shetty Rahul等人对52例患者进行随机对照试验，试验组为超薄皮肤移植（UTSG），对照组为常规敷料，比较两组愈合时间、住院次数、费用和伤口的最终结果。在12周的研究期结束时，使用UTSG处理的84.61%的伤口完全愈合，而使用传统方法处理的伤口只有53.84%完全愈合。此项研究证明了UTSG似乎有利于实现DFU的更快愈合和改善伤口的最终结果。综合考虑，我们再次采取了MDT治疗模式，联合骨科行皮肤移植快速覆盖患足足背外侧创面，最大限度上修复大部分创面，加速愈合。

总之，不同类型糖尿病足溃疡的治疗策略不同，在糖尿病足多学科合作背景下，及时对全身情况及创面进行评估和判断，采用MDT治疗模式是本例糖尿病足治疗成功的关键，临床上值得推广应用。

（张 妲 空军特色医学中心）

（于媛媛 陕西省榆林市中医医院）

参考文献

[1]Amogne W，Reja A，Amare A.Diabetic foot disease in Ethiopian patients：a hospital based study[J].Ethiopian Journal of Health Development，2011，25（1）：17-21.

[2]Saltoglu N，Yemisen M，Ergonul O，et al.Predictors for limb loss among patient with diabetic foot infections：an observational retrospective multicentric study in Turkey[J]. Clin Microbiol Infect，2015，21（7）：659-664.

[3]Walsh JW，Hoffstad OJ，Sullivan MO，et al.Association of diabetic foot ulcer and

death in a population-based cohort from the United Kingdom[J].Diabet Med，2016，33（11）：1493-1498.

[4]Bus SA，van Netten JJ，Lavery LA，et al.IWGDF guidance on the prevention of foot ulcers in at-risk patients with diabetes[J].Diabetes Metab Res Rev，2016，32 Suppl 1：S16-24．DOl：10.1002/dmrr.2696.

[5]Armstrong DG，Boulton AJM，Bus SA.Diabetic foot ulcers and their recurrence[J].N Engl J Med，2017，376（24）：2367-2375．DOI：10.1056/NEJMra1615439.

[6]Lipsky BA，Aragón-Sánchez J，Diggle M，et al.IWGDF guidances on the diagnosis and management of foot infections in persons with diabetes[J].Diabetes Metab Res Rev，2016，32 Suppl 1：45-74．DOI：10.1002/dmrr.2699.

[7]Hill SL，Holtzman GI，BuseR.The effects of peripheral vascular disease with osteomyelitis in the diabetic foot[J].Am J Surg，1999，177（4）：282-286.

[8]LaveryLA，ArmstrongDG，PetersEJ，et al.Probe-to-bone test for diagnosing diabetic foot osteomyelitis：reliable or relic？[J].Diabetes Care，2007，30（2）：270-274.

[9]Lipsky BA.Osteomyelitis of the foot in diabetic patients[J].Clin Infect Dis，1997，25（6）：1318-1326.

[10]狄建忠，李琨，任庆贵，等.多学科团队诊疗模式在临床应用的研究进展[J].中国医院，2016，20（1）：79-80.

[11]Hou M，Gong X，Chang W，et al.Will Multidisciplinary Collaboration Reduce the Disability Rate of Diabetic Foot（2009-2019）？ A Study Based on the Perspective of Organizational Reform.Front Public Health，2021，9：760440.DOI：10.3389/fpubh.2021.760440.PMID：34692633；PMCID：PMC8531470.

[12]Lo Zhiwen Joseph，Chandrasekar Sadhana，Yong Enming，et al.Clinical and economic outcomes of a multidisciplinary team approach in a lower extremity amputation prevention programme for diabetic foot ulcer care in an Asian population：A case-control study[J].Int Wound J，2022，19：765-773.

[13]中华医学会糖尿病学分会.中国2型糖尿病防治指南（2017年版）[J].中华糖尿病杂志，2018，10（1）：4-47．DOI：10.3760/cma.j.issn.1674-5809.2018.01.003.

[14]Piaggesi A，Schipani E，Campi F，et al.Conservative surgical approach versus non-surgical management for diabetic neuropathic foot ulcers：a randomized trial[J].Diabet Med.1998，15（5）：412-417.

[15]陈孝平，汪建平，赵继宗.外科学（第9版）[M].北京：人民卫生出版社，2018：123.

[16]Mutluoglu M，Sivrioglu AK，Eroglu M，et al.The implications of the presence of osteomyelitis on outcomes of infected diabetic foot wounds[J].Scand J Infect Dis，2013，45(7)：497-503. DOI：10.3109/00365548.2013.765589. Epub 2013 Feb 5. PMID：23384323.

[17]Lipsky BA，Berendt AR，Cornia PB，et al.Infectious Diseases Society of America.2012 Infectious Diseases Society of America clinical practice guideline for the diagnosis and treatment of diabetic foot infections[J].Clin Infect Dis，2012，54（12）：e132-173. DOI：10.1093/cid/cis346.

[18]Edmonds ME，Foster AVM.Stage 4：the infected foot.Managing the diabetic foot[M].3rd edition.London：Wiley Backewell，2014：147-194.

[19]Tone A，Nguyen S，Devemy F，et al.Six-week versus twelve-week antibiotic therapy for nonsuegically treated diabetic foot osteomyelitis：a multicenter open-label controlled randomized study[J].Diabetes Care，2015，38（2）：302-307. DOI：10.2337/dc14-1514.

[20]Suh HP，Park CJ，Hong JP.Special Considerations for Diabetic Foot Reconstruction[J].Reconstr Microsurg，2021，37（1）：12-16. DOI：10.1055/s-0040-1714431. Epub 2020 Aug 13. PMID：32791540.

[21]Shetty Rahul，Giridhar BS，Potphode Ankush.Role of ultrathin skin graft in early healing of diabetic foot ulcers：a randomized controlled trial in comparison with conventional methods[J].Wounds，2022，33：57-67.

病例 21

骨水泥诱导膜技术治疗糖尿病足

一、病历摘要

患者男性，53 岁。2020 年 06 月 02 日以"口干、多饮、多尿 8 年，左足趾破溃 1 个月"为主诉入院。初步诊断：①2 型糖尿病；②糖尿病足（Wagner 3 级）；③糖尿病周围神经病变④高三酰甘油血症；⑤脂肪肝；⑥亚临床甲状腺功能减退症；⑦低蛋白血症。

现病史：8 年前开始无明显诱因出现饮水量及尿量增多，每日 2 ~ 3L，夜尿明显增多，2 ~ 3 次，不伴有心慌、手抖、食欲亢进等，起初患者未在意，后上述症状逐渐加重，就诊于当地医院，查空腹血糖偏高，诊断为 2 型糖尿病，予以口服药物降糖（具体不详），后因血糖控制不佳使用胰岛素降糖，现使用门冬 30 早 18U、晚 18U 皮下注射，联合盐酸二甲双胍片（格华止）0.5g 2 次 / 天口服降糖，未规律监测血糖。于 2019 年 7 月因左足第 5 趾外侧破溃在我院住院治疗，先后行"左足烧伤扩创＋创面负压封闭引流术""左足烧伤扩创＋自体皮移植术"。1 个月前无明显诱因出现左第 1 跖趾关节内侧自发性水泡，后水泡破溃，并左足第 1 足趾红肿，有脓性分泌物渗出，伴左足第 5 跖骨术后间断渗出（量少）。偶有头晕，无头痛，无心慌、胸闷、胸痛，无腹痛、腹泻，无恶心、呕吐，无咳嗽、咳痰，无发热、寒战，无晕厥等不适，就诊于当地门诊使用抗生素治疗（具体不详），并清创换药对症，仍有脓性分泌物渗出，伴有疼痛明显，现为进一步诊治，来院，门诊以"糖尿病足"收住我科。

既往史：无吸烟、饮酒史。否认家族性遗传病史。2008 年因外伤致左小腿骨折行手术治疗，2019 年因左第 5 跖骨外侧破溃在我院住院治疗，行"左足烧伤扩创＋创面负压封闭引流术""左足清创扩创＋自体皮移植术"。否认输血史，否认食物或药物过敏史。

体格检查（病例21图1）：身高169cm，体重85kg，BMI 29.8。左足皮肤颜色暗沉，左小腿有一约10cm陈旧性手术瘢痕，左足第5跖骨清创植皮术后改变，足背侧局部结痂，少血炎性渗出。左足第1足趾内侧见一约2.5cm×3cm皮肤破损区域，可见脓性分泌物渗出，左足第一足趾红肿，皮温高，压痛阳性，左足足部动脉未触及。

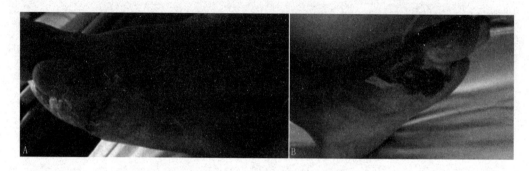

病例21图1　首次入院创面情况（2020年6月2日）

二、诊疗经过

第一次住院：

患者入院后积极完善相关检查：血常规：白细胞8.15×10⁹/L，淋巴细胞百分比28.10%，中性粒细胞百分比62.90%，红细胞4.11×10¹²/L，血红蛋白122g/L，血小板287×10⁹/L；肾功+心肌酶谱+离子类：尿素氮4.08mmol/L，钾4.33mmol/L，钠143.30mmol/L，氯104.60mmol/L，钙2.16mmol/L，肌酐50.0μmol/L，尿酸293μmol/L，肌酸激酶68U/L，肌酸激酶同工酶12U/L，乳酸脱氢酶119U/L；D-二聚体0.77mg/L；C-反应蛋白+肝功+血脂：C-反应蛋白44.4mg/L，总蛋白69.1g/L，白蛋白28.3g/L，球蛋白40.80g/L，总胆固醇3.41mmol/L，三酰甘油1.90mmol/L，低密载脂蛋白1.8mmol/L，总胆红素2.7μmol/L，直接胆红素0.7μmol/L，间接胆红素2.0μmol/L，谷草转氨酶9U/L，谷丙转氨酶10U/L；糖化血红蛋白8.90%；尿微量蛋白101.80mg/L；尿常规、粪常规、甲功五项均未见明显异常。心电图：窦性心律，正常心电图。胸片+左足拍片：两侧肺野纹理增粗。左足第五跖骨中远端骨质破坏，结合临床，符合糖尿病足X征象。请结合临床。心脏B超：二尖瓣反流（轻度），主动脉瓣反流（轻度），三尖瓣反流（轻度），左室舒张功能减低。EF值67%，FS值37%。下肢血管B超：左侧下肢胫前动脉远心端、足背动脉不完全闭塞伴血流稀少。双侧下肢动脉管壁粥样硬化改变（以双侧股浅动脉及右侧足背动脉为著，血流通畅）。双侧下肢静脉未见明显异常，血流通畅。明确诊断后予以控制血糖平稳、抗感染、补液、清创换药等对症治疗。X线检查：提示第 5 足跖骨骨质破坏（病例 21 图 2）。

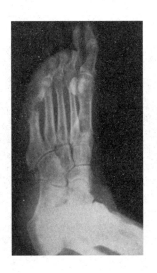

病例21图2 左足 X 线检查提示骨质破坏（2020 年 6 月 3 日）

患者入院后积极完善相关检查，明确诊断后予以控制血糖平稳、经验性给予"头孢呋辛 1.5g q8h 静脉滴注"、纠正低蛋白、营养指导、清创换药等对症治疗。患者拍片提示第 5 足跖骨质破坏。分泌物培养提示：金黄色葡萄球菌，对万古霉素敏感，停用头孢呋辛。2020 年 6 月 7 日全麻下行"左足第 5 跖骨坏死清创死跖骨去除＋载万古霉素抗生素骨水泥填充＋左足第 1 趾感染清创骨水泥填充术"（病例 21 图 3），术后万古霉素抗炎，多模式镇痛，营养指导，控制血糖，换药等对症处理，术后 3 日出院。3 周后二次手术。

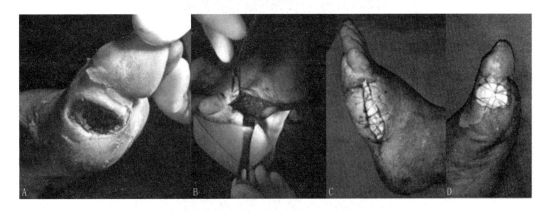

病例21图3 初次术中创面清创及骨水泥占位大体照（2020 年 6 月 7 日）

患者术后创面生长好，再次入院，于 2020 年 7 月 1 日麻醉下行"左足糖尿病足清创取骨水泥＋慢性溃疡修复术"。术中见诱导膜生成良好，保护诱导膜，创面缝合（病例21图4），并于次日出院。

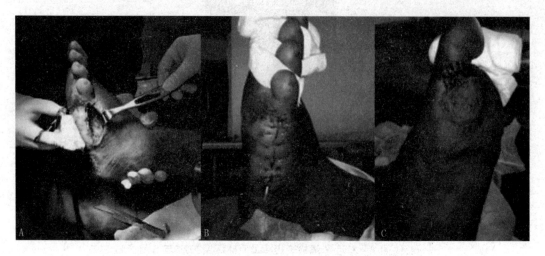

病例 21 图 4　诱导膜生成良好，术中创面缝合放置引流

出院后3周创面愈合，逐渐恢复行走能力，负重行走情况（病例21图5）。

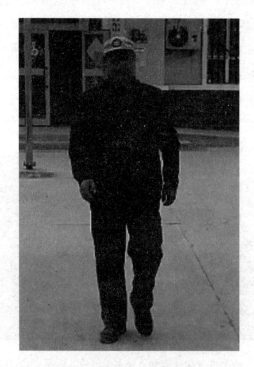

病例 21 图 5　负重行走情况

近期对患者进行随访，软组织情况良好，不影响日常生活、工作（病例21图6）。

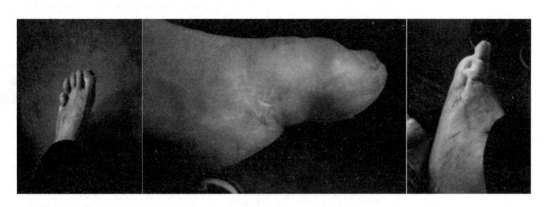

病例21 图6　2022 年 8 月 8 日拍摄软组织情况（图片为患者家属在家拍摄）

　　治理过程中，我们感受到营养指导、运动、健康教育在治疗、预后中起到重要作用。营养指导治疗贯穿糖尿病足病患者疾病管理始终，以电话随访、门诊复诊方式进行跟踪。考虑患者依从性问题，对病例筛选严格，经治疗后相关炎性指标下降明显，营养指标提升。运用诱导膜技术分次手术糖尿病足，手术操作相对简单、创伤小、并发症较少，可提高糖尿病足保肢水平，提高患者生存质量。

三、疾病介绍及点评

　　这是载抗生素骨水泥在糖尿病足创面中应用的又一例，患足第 5 跖趾关节曾 11 个月前感染，做清创术等治疗后愈合。但此次入院前有渗出，说明存在感染，X 线片证实第 5 跖骨残端感染坏死，清创后载抗生素骨水泥植入，3 周后取出缝合，创面完全愈合，随访患者患处未再渗出，患者行走不受影响。此次入院，还有第 1 趾内侧软组织感染坏死，同样载抗生素骨水泥植入，后期缝合，最后完全愈合。载抗生素骨水泥对骨感染疗效确切，局部释放抗生素浓度高，且无需大量及长期静脉或口服抗生素，值得临床医生借鉴。

（吕战虎　郭东起　汤志辉　新疆生产建设兵团第一师医院）

截趾后创面不愈合糖尿病足病例

一、病历摘要

患者男性，61 岁，2022 年 06 月 02 日，以"血糖升高 7 年，左足疼痛 5 个月、红肿 3 个月、溃烂 1 个月"为主诉第 1 次就诊于我院，初步诊断为 2 型糖尿病足病、2 型糖尿病并周围神经病变病并周围血管病变。7 年前体检发现血糖升高，诊断为 2 型糖尿病，间断口服药物治疗，未严格控制饮食、规律运动、规律监测血糖。5 个月前无明显诱因出现左足第 5 跖骨外侧疼痛，为间断性钝痛，自服活血化瘀类药物治疗，症状较前好转，仍间断发作。3 个月前左足第 5 跖骨外侧疼痛部位皮肤出现红肿，疼痛较前加重，多次至当地诊所就诊，予以"膏药外敷，活血化瘀类药物静脉点滴（具体不详）"，效果欠佳。1 个月前左足第 5 跖骨外侧软组织出现溃烂，至当地某医院就诊，予以"优泌乐 25 皮下注射 20U（早餐前），6U（午餐前），12U（晚餐前）；吡格列酮二甲双胍片（15mg/500mg）每次 1 片，每日 2 次，口服"降糖，以及活血化瘀类药物应用和局部清创治疗，效果差，给予第 5 趾经跖骨截趾术，术后负压吸引 1 周，后缝合创面，左足局部疼痛、红肿无明显改善。3 天前缝合切口部分破溃，现为进一步诊疗，入住我院我科。发病以来，精神、食欲、睡眠欠佳，大小便无明显异常，近 3 个月来体重减轻约 10kg。

既往史：无特殊病史。

体格检查：体温 36.5℃，脉搏 79 次 / 分，呼吸 18 次 / 分，血压 121/76mmHg。神志清，精神一般，心肺腹部查体无特殊，双侧足背动脉、胫后动脉未扪及，双足皮温低，左足轻度红肿，左足第 5 趾缺如，左侧足背外侧有 1 长约 10cm 缝合切口，近端裂开，范围大小约 5cm×2cm，内可见脓性渗出物、黄白色坏死组织及暗红色肉芽，可探及第 4 跖骨。切口远端缝线处发黑坏死（病例 22 图 1）。辅助检查：（2022 年 4 月 29 日当地某医院）：X线左足正侧位片：左足第5趾骨骨质密度不均；（2022年4月30日当地县人民医院）糖化血红蛋白8.7%；（2022年5月25日当地某医院）血常规：白细胞12.8×10⁹/L，中心粒细胞百分比79.7%。

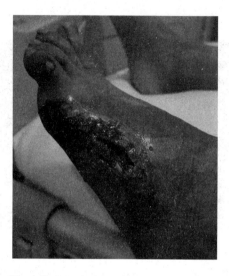

病例22 图1　首次入院时创面情况（2022 年 06 月 02 日）

二、诊疗经过

入院后完善相关检查，糖化血红蛋白9.0%），C-反应蛋白11.11mg/L，血沉40mm/h，骨标志物四项：25羟基维生素D 13.03ng/ml。余生化检查：血常规、尿常规、肝功能、肾功能+电解质、B型钠尿肽前体（PRO-BNP）测定、凝血六项、淋巴细胞免疫分析10项、降钙素原测定、甲状旁腺PTH、尿微量白蛋白/尿肌酐、甲功三项、乙肝五项+HCV+HIV+TP均为见明显异常。2022年06月02日，左足DR：左足骨质疏松，左足第5跖、趾骨质未见；左足骨质符合糖尿病骨病之X线改变（病例22图2、图3）。2022年06月02日，下肢动脉彩超：双侧股总动脉及左侧足背动脉斑块形成，左侧足背动脉局部血流速度稍快，双侧股深、股浅、胫前、腘、足背动脉内膜面钙化。2022年06月03日，下肢CTA：腹主动脉下段软硬斑，管腔轻度狭窄；右侧髂总动脉软硬斑，管腔轻度狭窄；双侧髂内动脉及其分支软硬斑，管腔轻度狭窄；双侧髂外动脉软硬斑，管腔轻度狭窄；左侧股动脉软硬斑，管腔轻度狭窄；左侧胫前动脉局部硬斑，管腔轻度狭窄；左侧胫后动脉中远段及足底动脉未见显影；左侧足背动脉稍纤细、显影浅淡；右侧胫腓干硬斑，管腔轻度狭窄；右侧腓动脉中远段、右侧胫后动脉及足底动脉未见显影（病例22图4）。我科予以控糖、调脂、抗血小板聚集、改善循环、补充钙及维生D、抗感染、清创换药等对症及支持治疗后转我院血管外科，予"左侧胫前动脉+胫后动脉+腓动脉球囊扩张成形术"等治疗，患者下肢血供改善后再次转入我科，予左足扩创术+载抗生素骨水泥安装术等治疗，于 2022 年 06 月 19 日出院，院外继续巩固治疗（病例 22 图 5、图 6、图 7）。

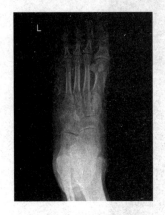

病例 22 图 2　左足正位 X 线
（2022 年 06 月 02 日）

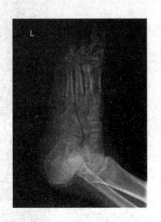

病例 22 图 3　左足斜位 X 线
（2022 年 06 月 02 日）

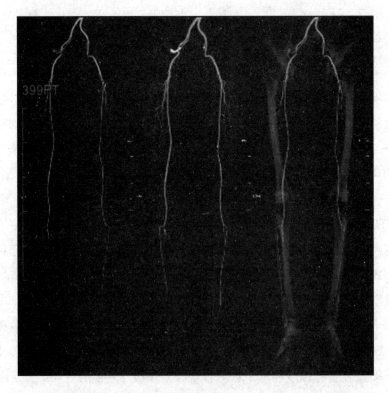

病例 22 图 4　下肢动脉 CT 血管成像（2022 年 06 月 03 日）

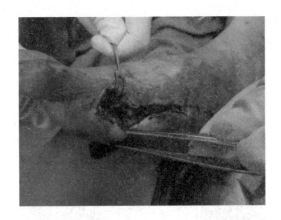

病例 22 图 5　术中清创后（2022 年 06 月 15 日）

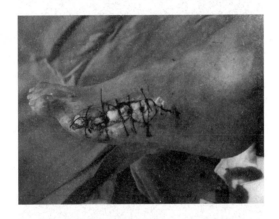

病例 22 图 6　术中载抗生素骨水泥安装后（2022 年 06 月 15 日）

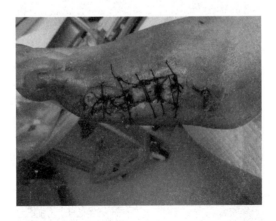

病例 22 图 7　出院时（2022 年 06 月 19 日）

2022 年 07 月 19 日，患者第 2 次入住我院我科，予以控糖、调脂、抗血小板聚集、改善循环、补充钙及维生 D、抗感染、清创换药、左足残端修整术＋创面封闭式负压引流术等对症及支持治疗。于 2022 年 08 月 01 日出院，院外继续巩固治疗（病例 22 图 8、图 9、图 10、图 11）。

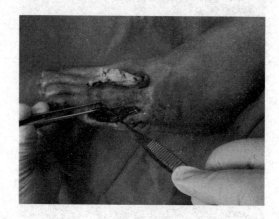

病例 22 图 8　术中拆除骨水泥后（2022 年 07 月 21 日）

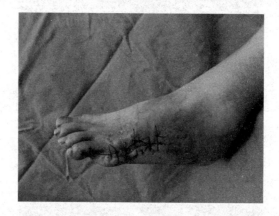

病例 22 图 9　术中清创缝合后（2022 年 07 月 21 日）

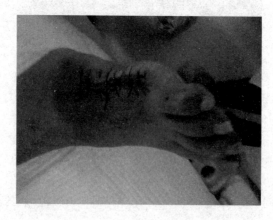

病例 22 图 10　出院时（2022 年 08 月 01 日）

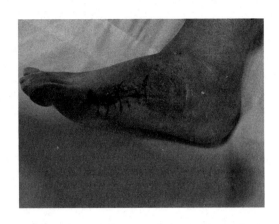

病例 22 图 11　出院后 1 周回访（2022 年 08 月 09 日）

三、疾病介绍及点评

这个病例为常见糖尿病足，第 1 次扩创及截趾后创面未愈合。主要原因是患足血供差，达不到创面愈合的条件。

患处血供是糖尿病足愈合的关键因素，术前评估尤为重要，该患者足病首次清创前，未能对患者下肢血供进行准确评估，盲目清创，导致清创后足部损伤加重，难以愈合，其后仍未意识到创口难以愈合的主要原因，在没有及时有效地改善下肢血供的情况下，继续清创并截趾，截趾后不合理使用负压引流，进一步加重患足缺血，致患足病情加重。

此患者下肢缺血严重，足病初发时，在下肢血供改善前，如不是急诊清创情况，能不清创尽量不清创。某些情况下如需清创，可行"蚕食"法清创，以引流伤口分泌物为主，改善下肢血供后清创或"蚕食"清创后尽快改善下肢血供后再行彻底清创，均很有可能避免患足损伤加重及截趾。截趾后用负压封闭式引流需要慎重。如需使用，可低压力、低强度、间歇负压引流，以避免局部压力大导致创面缺血加重。患者入住我院时糖化血红蛋白仍未达标，不良的代谢控制亦是伤口难以愈合的原因。目前糖尿病足的处理方法有改善代谢、营养支持、抗感染、改善循环、血运重建、清创缝合、负压引流、载抗生素骨水泥安装、植皮、皮瓣、新型敷料、中医中药等，均有其适应证，临床应慎重考虑，先后或组合使用。

本病例，临床类似情况较为常见，患者多数病情控制差，下肢血管病变严重，医师对糖尿病足认识不足，术前病情评估不足，未及时改善下肢血供及患者代谢状态，盲目过早清创截趾、不适当使用负压封闭式引流，术后血糖仍未控制达标，至切口不愈合，医疗纠纷隐患非常之大，值得大家注意。

（张会峰　河南省人民医院）

（郭旭升　潢川县人民医院）

耐药菌感染糖尿病足的治疗

一、病历摘要

患者男性，58 岁，因"口干、多饮 10 余年，右足溃烂 10 余天"2016 年 06 月 28 日入住我科。初步诊断：①糖尿病性足病 右足 Wagner 4 级；②2 型糖尿病；③糖尿病周围神经病变；④双下肢动脉硬化。

现病史：患者 10 余年前无明显诱因出现口干、多饮，伴体重下降，于当地医院化验血糖升高，最高血糖 18mmol/L，诊断为 2 型糖尿病，予口服"盐酸二甲双胍片"降糖治疗（剂量不详），间断口服 1 年后自行停药，饮食、运动控制差，很少监测血糖。10 余天前无明显诱因右足出现肿胀，后逐渐发红，继之第 4 趾出现溃烂并变黑，就诊于北京某医院，给予胰岛素降糖、万古霉素＋美罗培南抗感染治疗，血糖控制好，红肿改善，但右足第 4 趾坏疽，遂来我院就诊。

既往史：否认高血压、冠心病等病史。有吸烟史，父亲曾患糖尿病。

体格检查：体温 36.6℃，脉搏 88 次 / 分，呼吸 18 次 / 分，血压 131/92mmHg，身高 172cm，体重 60kg，BMI 20.3kg/m^2。神志清，精神一般，心、肺、腹部查体未见明显异常。专科情况：双侧股动脉、腘动脉、足背动脉搏动尚可。双侧足部 10g 尼龙丝检查压力觉正常，痛温觉减退，双足震动觉正常，踝反射正常。右足背肿胀、发红，皮温高，第 4 趾干黑，与正常皮肤界限不清晰，跖趾关节周围可见少许脓液流出（病例 23 图 1）。

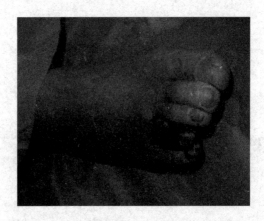

病例 23 图 1　入院时创面（2016 年 6 月 28 日）

二、诊疗经过

化验及检查回报：白细胞计数 $8.4 \times 10^9/L$，血红蛋白 108.00g/L↓，血小板计数 $416.00 \times 10^9/L$↑，中性粒细胞百分比 73%，C- 反应蛋白 16.6mg/L↑，白细胞介素 -6 67.88pg/mL↑，血沉 75mm↑，降钙素原 0.041ng/ml，糖化血红蛋白 11.6%↑，B 型尿钠肽 25.8pg/ml。心电图：窦性心律；正常心电图。ABI：左 1.11，右 1.16；TBI：左 1.00，右 0.73。心脏超声：静息状态下心脏结构未见异常；左室收缩功能正常，舒张功能减低。下肢血管超声：双下肢动脉硬化改变。

入院当天截除第 4 趾，给予头孢唑肟、奥硝唑抗感染。术后 2 天红肿明显消退，创面中可见足背、足底肌腱及骨质受累，大量坏死组织，创面血供不理想（病例 23 图 2）。

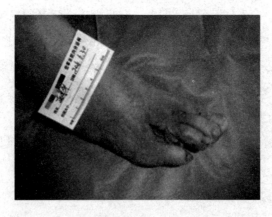

病例 23 图 2　截趾后创面（2016 年 6 月 30 日）

2016 年 7 月 5 日经抗感染及蚕食清创治疗后，创面红肿消失，但肉芽生长不良，跖趾关节囊尚需处理。创面分泌物培养提示：金黄色葡萄球菌、多重耐药鲍曼不动杆菌，对莫西沙星敏感，抗生素调整为莫西沙星。

2016年7月13日患者出现发热，体温最高39℃，有感冒症状。2016年7月14日换药见足底创面顺第4趾长屈肌向近端仍有坏死组织，第3、5跖趾关节囊受累，创面表面有生物膜覆盖（病例23图3），再次留取了分泌物培养。

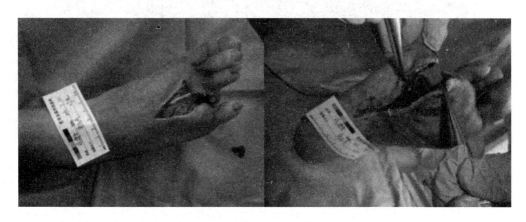

病例23图3　创面（2016年7月13日）

患者连续发热，体温波动在37.1～38.7℃，创面可见坏死肌腱、脂肪组织，足底创周皮肤红肿（病例23图4），先后2次创面分泌物培养提示：耐碳青霉烯类铜绿假单胞菌、MRSA。结合新的药敏结果，于2016年7月17日调整抗生素为复方磺胺甲恶唑片，但体温无明显下降，遂于2016年7月19日加用替加环素。用药2天后患者恶心呕吐明显，考虑为替加环素不良反应，故停用。2016年7月22日再次调整抗生素为头孢他啶联合万古霉素。患者的体温逐渐下降，监测体温波动在：36.4～37.0℃，体温单如下（病例23图5）。

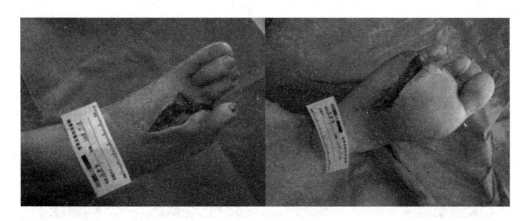

病例23图4　创面（2016年7月18日）

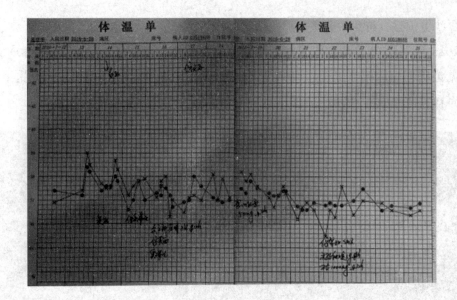

病例 23 图 5　体温与抗生素使用

2016 年 7 月 28 日患者体温正常，创周红肿局限，除第 3、5 跖趾关节囊晦暗外，创面肉芽渐趋饱满，抗感染治疗有效（病例 23 图 6）。再次分泌物培养提示铜绿假单胞菌（对亚胺培南、美罗培南敏感）、鲍曼不动杆菌（对复方新诺明敏感），根据药敏结果，于 2016 年 8 月 10 日调整抗生素为亚胺培南联合复方磺胺甲恶唑片。患者经多次负压吸引治疗后创面肉芽饱满、红润，创周无红肿，未再发热，于 2016 年 8 月 18 日停用抗生素（病例 23 图 7）。经糖尿病足标准治疗联合清创、负压吸引、有效抗生素的应用，2016 年 12 月 10 日创面完全愈合（病例 23 图 8）。

患者入院后部分炎症指标轻度增高，出现发热症状后炎症指标均明显上升，经抗感染治疗后炎症指标逐渐趋于正常（病例 23 表 1）。

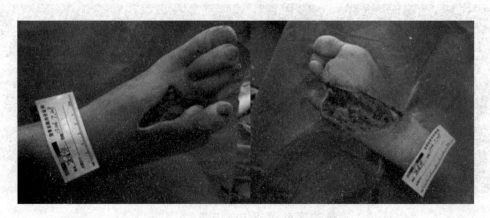

病例 23 图 6　创面（2016 年 7 月 28 日）

病例 23 表 1　患者入院后炎症指标变化

	WBC	N%	ESR	CRP	IL–6	PCT
2016/6/29	8.4	73.0	75	16.60	67.88	0.041
2016/7/8	7.7	76.1	66	22.00	21.61	0.032
2016/7/14	11.14	86.1	61	63.70	94.69	0.043
2016/7/20	10.8	80.1	97	118.00	64.86	0.078
2016/7/26	8.8	78.8	69	24.10	25.97	0.049
2016/8/8	6.9	73.1	50	3.85	10.58	0.049

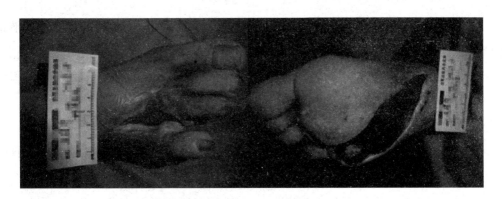

病例 23 图 7　创面（2016 年 8 月 18 日）

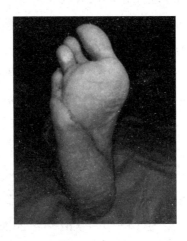

病例 23 图 8　创面愈合（2016 年 12 月 10 日）

三、疾病介绍

近 20 年我国糖尿病患病人数呈爆发式增长，糖尿病足患病人数随之增加。糖尿病神经病变和血管病变是糖尿病足的发病基础，感染是诱发或促进糖尿病足发生发展的独立危险因素。由于糖尿病神经及血管病变等原因，患者感染症状及体征有时被掩盖，发现时多合并深部组织（脂肪、肌腱、肌肉、骨组织等）感染，甚至全身炎症反应综合征（SIRS）。糖尿病足治疗难度大、时间长，常迁延不愈。慢性创面感染的病原菌复杂且耐药性高，不仅会出现多重耐药菌的感染，甚至两种及以上的多重耐药菌感染，菌种及抗菌药物耐药性均会随病情及抗菌药物的变化而改变，这给临床治疗带来极大的困难。

四、病例点评

本例患者糖尿病病程长达 10 年，无明显合并症，评估全身情况尚可。患者平素血糖管理不佳，足部红肿范围迅速扩散。前期院外给予万古霉素联合美罗培南抗感染治疗后红肿有所消退，入院后予经验性抗感染及清创治疗，创面感染基本控制，但创面肉芽生长不良，坏死范围逐渐扩大，足部红肿复现，创面生物膜形成，伴发热，多次创面分泌物培养先后提示耐药铜绿假单胞菌、金黄色葡萄球菌、鲍曼不动杆菌。治疗中根据药敏结果及药物不良反应积极调整抗菌药物，联合有效清创，经过 5 个月的积极治疗，最终完全愈合。

近年来随着多重耐药菌流行率的增长，越来越多的 DFU 患者感染多重耐药菌。多重耐药菌感染的治疗成为临床医生面临的巨大挑战。回顾本病例整个治疗过程，多重耐药菌的出现加大了足部创面的治疗难度。所以，对于糖尿病足感染多重耐药菌的评估、治疗药物的选择、使用原则、疗程的把握成为多重耐药菌治疗中的重点。

2011 年卫生部颁布的《多重耐药菌医院感染预防与控制技术指南（试行）》中明确指出，多重耐药菌（Multi-drug resistant organism，MDRO）是指对临床使用的 3 类或 3 类以上抗菌药物同时呈现耐药的细菌。多重耐药菌出现是细菌变异及过度使用抗菌药物的结果。目前研究发现，地域环境、Wagner 分级、溃疡病程、抗生素选择等因素可影响 DFI 的病原菌分布。随着抗菌药物的广泛应用，越来越多的耐药菌株出现。在我国，常见的多重耐药菌为耐甲氧西林金黄色葡萄球菌（Methicillin-resistance Staphylococcus aureus，MASA），在 DFI 中占 7.61% ~ 24.50%，耐碳青霉烯的铜绿假单胞菌占 6.5% 以及产超广谱 β 内酰胺酶（Extended spectrum β-lactamases，ESBls）的肠杆菌科细菌占 52.6%。

在糖尿病足的治疗过程中，抗菌药物暴露史、暴露时间、因同一感染伤口住院次数＞ 2 次 / 年、溃疡位置及大小、神经缺血性溃疡、骨髓炎、低蛋白血症、高血压等为发生多重耐药菌感染最重要的危险因素。不合理使用抗菌药物，特别是不合理多种抗菌药物联合使用与频繁反复更换抗菌药物可产生 MDRO，甚至出现两种以上 MDRO混合感染。耐药菌的出现导致抗生素治疗效果明显下降，大大减少了抗生素治疗的选择，显著增加了糖尿病足患者的住院时间、诊疗费用和死亡率，同时增加了 DFI 患者截肢的风险。早期识别这些危险因素或许可以降低糖尿病足患者 MDRO 感染的发生率。

MRSA 主要耐药机制为：获得 MecA 基因，编码产生 PBP2a，对 β－内酰胺类抗生素敏感性减低。目前用于治疗 MRSA 的药物有万古霉素、去甲万古霉素、替考拉宁、利奈唑胺、替加环素、利福平、夫西地酸、多西环素等。

多重耐药的铜绿假单胞菌（Pseudomonas aeruginosa，PA），耐药性强，耐药谱广，耐药机制非常复杂，对不同抗生素耐药机制完全不同，常几种耐药机制共同发挥作用。通常包括：①产生多种 β－内酰胺酶，导致 β－内酰胺类抗生素耐药；②细菌外膜存在着比较独特的药物主动外排系统，通过细胞膜的外排泵将抗生素泵出细胞；③产生某些抗生素修饰酶；④靶位的改变与膜孔蛋白的缺失；⑤外膜的低通透性；⑥细菌生物膜的形成等。PA 对头孢他啶、亚胺培南有较高的敏感性，对阿米卡星、哌拉西林／他唑巴坦等中度敏感，是 PA 经验性用药的较好选择。

多重耐药鲍曼不动杆菌（Multidrug resistant acinetobacter baumannii，MDRAB）：鲍曼不动杆菌营养需求简单，能在不同温度和 PH 条件下生存，且能抵抗各种消毒剂的作用，因此该细菌在医院环境中的存活时间较长，可在正常人体体表与外界相通的腔道如呼吸道、皮肤、胃肠道和伤口等部位定植。潜在危险因素包括长时间住院、入住监护室、接受机械通气、侵入性操作、抗菌药物暴露以及严重的基础疾病等。主要耐药机制有：①产生抗菌药物灭活酶，如 β－内酰胺酶、氨基糖苷类修饰酶；②药物作用靶点的改变；③药物达到作用靶位量减少。要注意区分感染菌为定植菌还是致病菌。对多重或泛耐药的鲍曼不动杆菌感染，可根据药敏选择头孢哌酮／舒巴坦钠为基础的联合方案，如头孢哌酮／舒巴坦＋多西环素／米诺环素或含舒巴坦的复合制剂＋碳青霉烯类抗生素，多粘菌素 E 或替加环素＋含舒巴坦的复合制剂（或舒巴坦）或碳青霉烯类抗生素。

DFI 初始的抗生素治疗往往为经验性用药，需要综合考虑感染的严重程度、近3 个月抗菌药物的使用情况及感染创面的特征，目的是覆盖可能致病菌。病原学确诊后应立即停用经验性治疗，改为靶向治疗，缩窄抗菌谱，选取针对性强的敏感抗生素，避免广谱或超广谱抗菌治疗方案长时间使用，以减少抗生素选择性压力。联合用药，既减少用药量也减缓耐药现象的发生，更降低了药物的毒副反应。

　　本例抗感染治疗特点：首先基于感染严重性和可能的病原菌给予经验性治疗，配合清创，待细菌培养及药敏结果回报后依据药敏结果调整抗生素。经恰当抗生素治疗以后，患者足部创面愈合并不理想，且出现发热，我们并没有延长抗生素疗程及盲目升级抗生素，而是对治疗方案进行了再次评估，评估全身感染情况，足部创面感染情况，抗生素抗菌谱，多次有效培养确定是否有新的病原菌出现，是否合并骨髓炎，是否存在抗生素不良反应等。进行一系列综合评估后，根据药敏及用药反应调整了治疗方案。患者在应用替加环素后出现了严重恶心呕吐，考虑为替加环素不良反应，立即停药。鉴于创面细菌培养显示为耐碳青霉烯类的铜绿假单胞菌、MRSA，根据药敏结果调整为头孢他啶联合万古霉素。耐碳青霉烯类的铜绿假单胞菌对头孢他啶有较高的敏感性，万古霉素虽为窄谱抗菌药物，但它主要针对 MRSA 感染，因此联合应用抗菌谱能覆盖双重耐药菌。

　　治疗过程中足部创面一度出现的生物膜（biofilm）也是糖尿病足治疗的常见问题。革兰阴性和革兰阳性菌感染均能导致创面生物膜形成。大多数革兰阴性菌的黏附与其菌毛有关，革兰阳性菌的粘附素具有表面蛋白特性，能与人上皮细胞的纤维粘连蛋白结合，使其定植在皮肤或黏膜表面。生物膜隔绝抗生素作用并提供细菌生长繁殖的条件，也是导致抗菌药物耐药的重要原因之一。清除生物膜的方法是敏感抗生素的应用联合多次有效清创。经过更多次的清创，更长时间的抗生素使用，伴生物膜创面的愈合率能达 75% ~ 90%。

　　除了有效的抗生素治疗，清创是控制糖尿病足感染的重要手段。在清除坏死组织的同时应根据足部解剖特点预判感染蔓延的走向。在解剖学中，足部存在独立但内部交通的腔隙，趾长屈肌止于第 2 ~ 5 趾远节趾骨底，近端在足弓处汇合，并向内踝方向延伸（病例 23 图 9），足弓部分的组织是整个足底中最疏松的部分，肌腱一旦被感染，细菌沿着肌腱走行方向扩散，形成足底脓腔或者窦道。感染扩散有规律，创面处理也存在技巧。本患者第 4 趾坏疽，足背及足底均大范围感染，沿如图所示趾长屈肌肌腱走行方向，向近端切开至足弓位置，彻底清除足底坏死组织，联合有效抗生素、负压吸引等治疗，创面肉芽逐渐生长，最终保足成功。

　　在我国，MRSA、产 ESBL 的肠杆菌科细菌、耐碳青霉烯的铜绿假单胞菌和鲍曼不动杆菌的比例不断上升，甚至出现泛耐药的"超级细菌"，对 DFI 患者构成严重威胁。虽然目前已经有不少关于多重耐药及泛耐药菌药物治疗的研究，但防胜于治。为减少或延缓更多耐药细菌的产生，同时减少患者住院时间和死亡率，合理选择抗菌药物以及合理联合用药尤为重要。本例提供了一个糖尿病足耐药菌感染经积极清创配合敏感

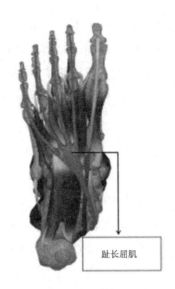

病例 23 图 9　足底解剖示意图

抗生素的合理应用治疗成功的案例，供同道借鉴和讨论。近年来，随着纳米生物技术的发展，纳米生物材料在治疗慢性创伤方面得到了广泛应用，并发现其在抗感染治疗、物质输送等方面有潜在的应用前景。我们期待未来在糖尿病足耐药菌感染的诊治领域将会有更多的证据确凿的有利手段为糖尿病足患者带来获益。

（张　妲　空军特色医学中心）

（于媛媛　陕西省榆林市中医医院）

参考文献

[1] 中华人民共和国卫生部 . 多重耐药菌医院感染预防与控制技术指南（试行）[J]. 中国危重病急救医学，2011，23（2）：65.

[2]UÇKAY I，ARAGON-SANCHEZ J，LEW D，et al.diabetic foot infections：what have we learned in the last 30 years ？ [J].Int J Infect Dis，2015，40：81-91. DII：10.1016/j.ijid.2015.09.023.

[3]Wu M，Pan H，Leng W，Lei X，et al.Distribution of Microbes and Drug Susceptibility in Patients with Diabetic Foot Infections in Southwest China.J Diabetes Res，2018，2018：9817308. DOI：10.1155/2018/9817308. PMID：30175153；PMCID：PMC6098928.

[4]Li X，Chen Y，Gao W，et al.Epidemiology and outcomes of complicated skin and

soft tissue infections among inpatients in Southern China from 2008 to 2013[J].PLoS One，2016，11（2）：e0149960.DOI：10.1371/journal.pone.0149960.

[5] 冯书红，王鹏华，褚月颉，等 . 感染耐甲氧西林金黄色葡萄球菌的糖尿病足溃疡患者的临床特点及分析 [J]. 中国糖尿病杂志，2009，17（11）：818–821. DOI：10.3969/j.issn.1006–6187.2009.11.007.

[6]Feng SH，Chu YJ，Wang PH，et al.Risk factors and gene type for infections of MRSA in diabetic foot patients in Tianjin，China[J].Int J Low Extrem Wounds，2013，12（2）：106–112. DOI：10.1177/1534734613489991.

[7] 孙茜，王鹏华，褚月颉，等 . 铜绿假单胞菌感染的糖尿病足患者临床及耐药特点分析 [J]. 中华内分泌代谢杂志，2012，28（10）：817–820.DOI：10.3760/cma.j.issn.1000–6699.2012.10.008.

[8]Li X，Qi X，Yuan G，et al.Microbiological profile and clinical characteristics of diabetic foot infection in northern China：a retrospective multicentre survey in the Beijing area[J].J Med Microbiol，2018，67（2）：160–168. DOI：10.1099/jmm.0.000658.

[9] 解泽强，陈亮，张曼 .2009—2015 年泌尿系感染病原菌种类构成及耐药性变迁 [J]. 中华医院感染学杂志，2017，27（13）：2991–2994.

[10]Wagenlehner F，Pilatz A，Weidner W，et al.Urosepsis：overview of the diagnostic and treatment challenges[J].Microbiol Spectr，2015，3（5）.DOI：10.1128/microbiolspec.UTI–0003–2012.

[11] 刘正印 . 多重耐药细菌的诊治 [J]. 中国医刊，2013，48（10）：1–4.

[12] 徐俊，许樟荣 . 国际糖尿病足工作组：糖尿病足感染诊断与治疗指南——《国际糖尿病足工作组：糖尿病足防治国际指南（2019）》的一部分 [J]. 感染、炎症、修复，2019，20（04）：207–229.

[13] 马作新，王玉琴，王兵，等 . 铜绿假单胞菌的多重耐药机制及抗生素应用 [J]. 中国医药，2006（09）：573–574.

[14] 徐俊，霍爱梅，王素，等 . 糖尿病足创面铜绿假单胞菌三型分泌系统和生物膜特点及与抗生素耐药性的关系 [J]. 中华内分泌代谢杂志，2021，37（02）：135–142.

[15]Maleki H，Khoshnevisan K，Sajjadi–Jazi SM，et al.Nanofiber–based systems intended for diabetes.J Nanobiotechnology，2021，19（1）：317.

[16]Wang W，Lu KJ，Yu CH，et al.Nano–drug delivery systems in wound treatment and skin regeneration.J Nanobiotechnology，2019，17（1）：82.

病例 24

足底减压对足部溃疡防治很重要

一、病历摘要

患者男性，30 岁，2019 年 6 月 29 日以"多尿、多饮、体重下降 12 年，左足溃烂 10 天余"为主诉第 1 次入我院。初步诊断：①2 型糖尿病；②糖尿病足病；③糖尿病周围神经病变；④糖尿病酮症。

现病史：12 年前无明显诱因出现多尿、多饮、体重下降（具体不详），伴易饥多食，无怕热、多汗、心悸、手抖，无低热、盗汗、咳嗽、咳痰、尿急、尿痛等。当地医院测血糖高（具体数值不详），诊断为"2 型糖尿病"，给予"诺和灵 30R 早晚餐前皮下注射"控制血糖，空腹血糖控制在 6mmol/L 左右，餐后 2 小时血糖在 10mmol/L 左右，上述症状缓解。4 年前自行停用胰岛素，改为间断口服"二甲双胍片"控制血糖，未监测血糖。10 天前因修脚致左足足底溃烂，局部皮温升高、红肿、疼痛，无恶臭，无发黑，自行口服与外用药物（具体不详），足部创面未见好转，来我院就诊。

既往史：吸烟史 6 年，3 支 / 天，饮酒史 6 年，饮白酒，100ml/ 次。否认家族性遗传病史。

体格检查：体温 36.1℃，脉搏 72 次 / 分，呼吸 18 次 / 分，血压 122/86mmHg，身高 171cm，体重 91kg，BMI 31.12。神志清，精神可，心、肺、腹部查体未见明显异常。左侧足背动脉搏动减弱。左足底红肿、皮温高，左足足底可见 3cm×1cm 溃烂口，向下可探及窦道，有脓性分泌物流出，周围红肿，压痛明显（病例 24 图 1）。

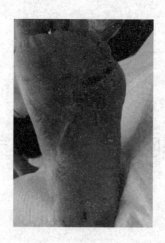

病例 24 图 1　首次入院创面情况（2019 年 7 月 2 日）

二、诊疗经过

第一次住院：

患者入院（6 月 29 日晚）急查尿酮体 ++，pH 7.45，诊断为糖尿病酮症，给予补液纠正酮症，胰岛素泵降血糖治疗。6 月 30 日复查尿酮体阴性。糖化血红蛋白 12.0%。白细胞 11.67×10^9/L，中性粒细胞计数 9.14×10^9/L，C– 反应蛋白 113.62mg/L。谷草转氨酶 9.1U/L，白蛋白 26.6g/L，前白蛋白 70mg/L。ABI：左 0.97，右 1.07。感觉阈值：重度感觉异常。骨密度：低骨量。心电图：窦性心动过速。彩超：心脏左室舒张功能减退；右侧股浅动脉斑块形成；右侧腘、双侧足背动脉多发细小光点；双侧股浅、股深、腘、胫前、胫后、足背动脉内膜面钙化；左侧腹股沟区多发肿大淋巴结；前列腺增生。眼底检查：双眼底可见散在出血。左足 X 线检查：左足小趾局部软组织肿胀（病例 24 图 2）。

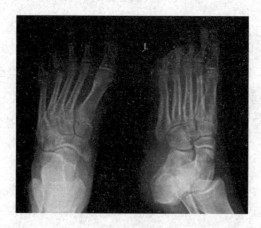

病例 24 图 2　左足 X 线检查（2019 年 7 月 1 日）

入院后经验性给予"哌拉西林他唑巴坦 4.5g q8h 静脉滴注"。2019 年 7 月 3 日全麻下行"左足扩创术"（病例 24 图 3）。术后给予持续负压吸引治疗。7 月 4 日根据伤口分泌物培养及药敏结果：金黄色葡萄球菌及普通变形杆菌，对万古霉素敏感，停用哌拉西林他唑巴坦，改为"万古霉素 1g q12h 静脉滴注"。患者创面肉芽生长好，7 月18 日行创面缝合（病例 24 图 4），并于当日出院。出院后 1 个月伤口愈合，恢复行走能力（病例 24 图 5）。建议患者定制足底减压鞋并加强足部护理，防止糖尿病足复发，患者未定制足底减压鞋。

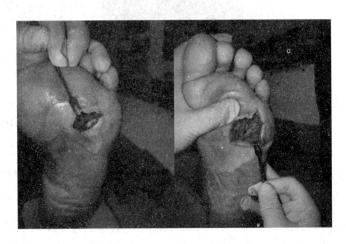

病例 24 图 3　左足扩创术中（2019 年 7 月 3 日）

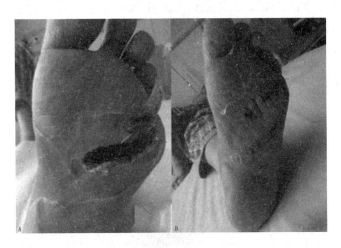

病例 24 图 4　左足扩创术 +VSD 安装术后

注：A.2019 年 7 月 17 日拍摄；B.2019 年 7 月 18 日拍摄

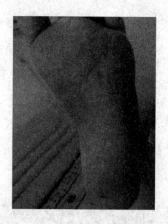

病例 24 图 5　恢复情况（2019 年 8 月 18 日）

注：图片为患者家属在家拍摄。

第二次住院：

2020 年 6 月 1 日，患者以"左足溃烂 1 个月，加重 3 天"为主诉第 2 次入我院。

患者于 2019 年 7 月 10 日出院后继续应用"重组甘精胰岛素注射液 24U 睡前皮下注射，阿卡波糖片 50mg 3 次 / 天，二甲双胍片 0.85g 2 次 / 天"控制血糖，测空腹血糖 5 ～ 7mmol/L，餐后血糖 10.0mmol/L 左右。1 个月前因穿鞋不合适磨破左足足底，出现破溃，窦道形成，伴有局部流液、疼痛、臭味，进行性加重，未治疗。3 天前左足足底溃烂加重，基底部有较多坏死组织、流脓，左足红肿、皮温增高，自行口服"头孢氨苄 500mg/ 次，3 次 / 天"，及碘伏局部消毒。

体格检查：体温 36.5℃，脉搏 72 次 / 分，呼吸 18 次 / 分，血压 116/79mmHg。双侧足背动脉搏动稍减弱。左足红肿、皮温升高。左足底前外侧端可见 3cm×4cm 溃疡，周围可见较厚胼胝，内可见坏死组织及脓液，向足趾方向可探及窦道。（病例 24 图 6）。

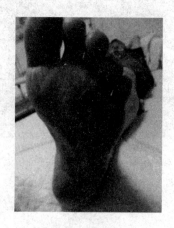

病例 24 图 6　第二次入院创面情况（2020 年 6 月 1 日）

化验检查结果：糖化血红蛋白 6.7%，尿微量白蛋白 111.7mg/L。2020 年 6 月 2 日行"左足扩创术"（病例 24 图 7），创面累及第 4 跖趾关节，关节囊破坏。2020 年 6 月 7 日全麻下行"左足扩创术＋跖关节成形术＋关节囊修补术"（病例 24 图 8），清除感染坏死组织，术后持续抗感染、换药治疗。

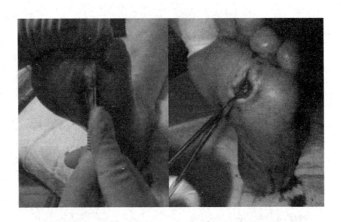

病例 24 图 7　左足扩创术中（2020 年 6 月 2 日）

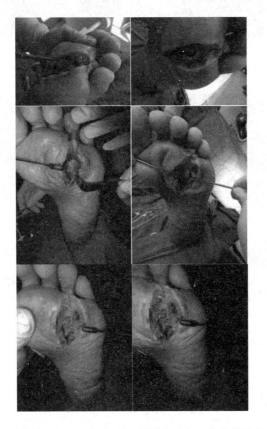

病例 24 图 8　左足扩创术＋跖关节成形术＋关节囊修补术中

2020 年 6 月 7 日：

术后 15 天，患者伤口愈合欠佳，左足底可见约 2cm 创面，内可见红色肉芽组织，向下可探及 1cm 窦道（病例 24 图 9），周围有较厚胼胝。清除创面胼胝及创面内部分坏死组织，给予负压吸引治疗。术后 22 天，患者创面愈合情况改善，于 2020 年 6 月 29 日出院（病例 24 图 10）。出院后门诊定期换药，并测定足底压力，长期穿特制的足底减压鞋，定期削足底胼胝体。2020 年 8 月 12 日创面愈合（病例 24 图 11）。

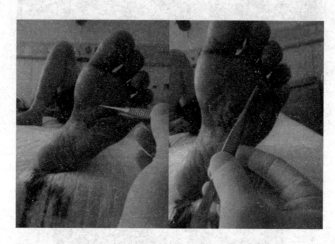

病例 24 图 9　创面情况（2020 年 6 月 22 日）

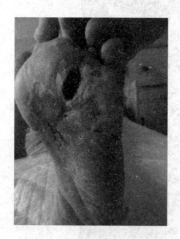

病例 24 图 10　创面情况
（2020 年 6 月 29 日）

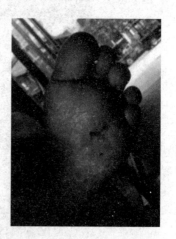

病例 24 图 11　恢复情况
（2020 年 8 月 12 日）

注：图片为患者家属在家拍摄。

三、疾病介绍

糖尿病足溃疡常表现为严重的下肢缺血、神经病变及感染导致的外伤经久不愈等，为减少截肢的发生，需要科学恰当的外科治疗以防止病情的恶化。传统的综合治疗包括多种干预手段来促进 DFU 伤口愈合，包括及时清创、抗感染、改善循环和减压等，由于 DFU 成因复杂、治疗困难，对于不同病因不同分级的个体依然要仔细选择干预手段，而对于神经性 DFU 患者来说，减压治疗是综合治疗中最重要的方法。有近期报道显示，由于外科减压技术不断发展，手术减压的优势不断凸显，可能会改变其在糖尿病足治疗体系中的地位。在外科减压术式的配合下，发挥内部减压和外部减压的双重优势，将有助于创面的愈合。

2 型糖尿病多于 45 ~ 70 岁即中老年时起病，但是随着糖尿病人群总人数的增加，近年的起病年龄有明显提前倾向，青壮年期起病者明显增加，2 型糖尿病已经不再是老年患者的专属。多数 2 型糖尿病者在起病时或病程早期胰岛 β 细胞功能无明显减损，所以无需依赖胰岛素而生存，但是在诱因作用下，2 型糖尿病者仍可发生酮症。本例患者 18 岁起病，入院时伴有糖尿病酮症，属于非典型 2 型糖尿病患者。年轻患者常伴有多种代谢紊乱和内分泌异常，如 2 型糖尿症、高血压、血脂紊乱、肥胖症等，被称为代谢综合征。而随着血糖、血压、血脂等水平的升高及体重的增加，2 型糖尿病发生并发症的风险、速度及危害等都将显著增加。因此，对 2 型糖尿病患者应采取综合性的治疗措施，积极预防糖尿病足等并发症的发生。

四、病例点评

糖尿病神经病变的早期即存在生物力学的改变，因此，除了控制血糖、降压、调脂、营养神经、改善循环等传统治疗手段外，减压治疗在糖尿病足诊治中也显得十分重要。常见的减压治疗方式分为外部（非手术）减压和内部（手术）减压，前者包括全接触石膏支具、可拆卸步行支具、减压鞋具；后者包括跟腱延长术、跖骨头切除术、关节成形术、趾屈肌腱切断术等术式。发生周围神经病变后，糖尿病患者常常对鞋袜等外物的感知力下降，此时若患者穿偏小的鞋袜，极易对足部造成磨损，产生溃疡，如果患者没有及时发现并治疗，很可能导致病情发展恶化，更加难以治愈。本例患者在第一次出院后，没有坚持使用减压鞋具，导致足底压力分布不均，以致患足溃疡复发。

鞋袜不适是导致糖尿病足溃疡形成的机制之一，因此对于已发生周围神经病变或足背动脉无搏动的患者更要加强日常足部的护理检查。通常建议穿比自己脚稍大的鞋子，必要时可以定制支具、鞋具等，而且穿鞋前要注意检查鞋内有无异物，避免产生新的伤口。随着技术的进步及改良，DFU 外部减压治疗中出现促愈合凉鞋、改良鞋、定制减压矫形鞋及鞋垫等多种减压鞋具，采用定制减压矫形鞋具以精准降低足底压力，不仅契合个体化治疗原则，也可以取得良好的临床疗效。荟萃分析结果也显示，治疗性鞋具可减轻足底压力和预防溃疡复发，对于患者来说减少了反复患病的风险。

此外，在进行外部减压治疗时，患者的依从性决定了其能否坚持使用，与预后息息相关，也是确保充分减压的关键。使用全接触石膏支具这样的减压装置常常会掣肘患者日常活动，影响患者生活质量，很可能增加患者的负面影响，最终导致消极心态以致放弃使用外部减压装置。因此临床需要及时改变患者的心理观念，定期随访，以达到更好的治疗效果。

相较于外部减压，内部减压（手术减压）的治疗效果不受患者行为、依从性等因素影响[14]。通常，如果出现了局部症状加重的情形，且非手术治疗措施干预无效时，需要对患者行内科减压治疗手段。本例患者使用减压鞋具而局部未得到充分减压发生溃疡，第二次住院期间先后进行了扩创术、关节成形术等手术方式帮助内部减压，后溃疡愈合。根据现有证据，关节成形术被认为是治疗复发或复杂性神经性 DFU 的有效保守手术。在常规和减压治疗基础上，跖趾关节成形术与标准治疗组比较，具有更快的愈合速度和更少的复发率。

总的来看，对糖尿病足溃疡可从患者自身情况出发，实行综合治疗模式，在改善全身基本情况、减轻局部致病因素的同时，及时实行创面处理、减压及外科手术操作。糖尿病属于慢性病程，后续的足部减压依然具有重要作用，年轻患者的活动量大，更需重视减压治疗，对患者选择合适的减压方式能够降低截肢率，改善预后。

（张会峰 河南省人民医院）
（张 妲 空军特色医学中心）

参考文献

[1]Lavery LA，Higgins KR，La Fontaine J，et al.Randomised clinical trial to compare total contact casts，healing sandals and a shear-reducing removable boot to heal diabetic foot ulcers[J].Int Wound J，2015，12（6）：710-715．DOI：10.1111/iwj.12213．

[2]Faglia E，Caravaggi C，Clerici G，et al.Effectiveness of removable walker cast versus nonremovable fiberglass off bearing cast in the healing of diabetic plantar foot ulcer：a randomized controlled trial[J].Diabetes Care，2010，33（7）：1419-1423．DOI：10.2337/dc09-1708．

[3]van Netten JJ, Lazzarini PA, Armstrong DG, et al.Diabetic Foot Australia guideline on footwear for people with diabetes[J].J Foot Ankle Res, 2018, 11:2. DOI:10.1186/s13047-017-0244-z.

[4]Yammine K, Assi C.Surgical offloading techniques should be used more often and earlier in treating forefoot diabetic ulcers:an evidence-based review[J].Int J Low Extrem Wounds, 2020, 19(2):112-119. DOI:10.1177/1534734619888361.

[5]Yammine K, Assi C.Surgery versus nonsurgical methods in treating neuropathic plantar forefoot ulcers:a meta-analysis of comparative studies[J].Int J Low Extrem Wounds, 2022, 21(1):7-17. DOI:10.1177/1534734620923425.

[6]项坤三.糖尿病的病因异质性及分型[J].中华内分泌代谢杂志, 2005,(04):397-401.

[7]Deng W, Deng F, Chen B, et al.Association between peripheral neuropathy and biomechanics performance in patients with type 2 diabetes mellitus[J].Diabetes, 2019, 68(Suppl 1).

[8]王弘妍, 邓波, 许樟荣, 等.糖尿病足减压治疗[J].中华糖尿病杂志, 2022, 14(06):544-548.

[9]李玲,臧莎莎,宋光耀,等.糖尿病足溃疡的危险因素与治疗进展[J].中国全科学, 2013, 16(33), 3159-3163.

[10]Jiang X, Li N, Yuan Y, et al.Limb salvage and prevention of ulcer recurrence in a chronic refractory diabetic foot osteomyelitis[J].Diabetes Metab Syndr Obes, 2020, 13:2289-2296. DOI:10.2147/DMSO.S254586.

[11]Du C, Wang H, Chen H, et al.The feasibility and effectiveness of wearable sensor technology in the management of elderly diabetics with foot ulcer remission:a proof-of-concept pilot study with six cases [J].Gerontology, 2021, 67(4):493-502. DOI:10.1159/000513729.

[12]Bus SA, van Deursen RW, Armstrong DG, et al.Footwear and offloading interventions to prevent and heal foot ulcers and reduce plantar pressure in patients with diabetes:a systematic review[J].Diabetes Metab Res Rev, 2016, 32 Suppl 1:99-118. DOI:10.1002/dmrr.2702.

[13] R aspovic A, Landorf KB.A survey of offloading practices for diabe-tes-related plantar neuropathic foot ulcers[J]. J Foot Ankle R es, 2014, 7(1):35-43.

[14] 王弘妍，邓波，许樟荣，等 . 糖尿病足减压治疗 [J]. 中华糖尿病杂志，2022，14（06）：544-548.

[15]Tamir E，Tamir J，Beer Y，et al.Resection arthroplasty for resistant ulcers underlying the hallux in insensate diabetics[J].Foot Ankle Int，2015，36（8）：969-975. DOI：10.1177/1071100715577952.

[16] 王丽君，宋迎香，叶潇，等 .2 型糖尿病酮症诱因研究 [J]. 预防医学，2017，29（01）：20-22.

病例 25

反复糖尿病足溃疡发作

一、病历摘要

患者男性，53 岁，先后 3 次在我科住院。

既往史：冠心病史 6 年，近 2 年先后两次行"冠脉支架植入术"，术后应用"氯吡格雷 75mg/d、拜阿司匹林 100mg/d、美托洛尔 25mg/d、阿托伐他汀 10mg/ 晚"治疗。

个人史：有吸烟史 20 年，已戒酒 6 年。

二、诊疗经过

第一次住院：

2018 年 4 月 23 日以"间断口干、多饮、多尿、消瘦 28 年，右足溃烂 1 周"为主诉第 1 次入我院，诊断为 2 型糖尿病足病、2 型糖尿病伴多并发症（周围神经病变、周围血管病变）、下肢动脉硬化闭塞症、冠心病（冠脉支架置入术后）。

现病史：28 年前无明显诱因出现口渴、多饮、多尿，未诊治。17 年前出现视物模糊，至当地医院测血糖高，诊断为 2 型糖尿病，并给予中药口服降糖，上述症状好转，偶测血糖控制尚可。13 年前出现四肢麻木，双下肢为重，伴多汗，未治疗。9 年前无明显诱因出现左足𧿹趾、第五趾溃烂，诊断为糖尿病足病，给予抗炎、清创等治疗，𧿹趾溃烂好转，第五趾截趾后残端愈合，出院后应用"甘舒霖 30R 胰岛素早 20U、晚 18U 餐前皮下注射"，未规律监测血糖。1 周前右足第 1 和第 2 趾间溃烂，在当地医院治疗，效果差，转我科。

体格检查：左足第五趾缺如，皮温减低；右足𧿹趾与第 2 趾趾间溃烂，基底可见暗红色肉芽组织及较多黄色坏死组织，渗出多，皮缘发白浸渍，周围皮肤红肿，皮温升高。双侧足背动脉、胫后动脉搏动未触及。

　　右足正斜位片示：①右足第 5 近节趾骨低密度影；②右足第 1 近节趾骨、骰骨旁结节样骨样密度影。下肢动脉 CTA 示：①腹主动脉、双侧髂总动脉、双侧髂内动脉硬斑，管腔轻度狭窄；②双侧股深动脉软硬斑，管腔轻度狭窄；③双侧股浅动脉、双侧腘动脉软硬斑，管腔轻度狭窄；④双侧胫前动脉硬斑，管腔轻中度狭窄；⑤左侧足背动脉粗细不均，局部显影纤细、浅淡（病例 25 图 1）。给予控制血糖、抗感染以及调脂、改善循环、营养神经等综合治疗，并于 2018 年 5 月 12 日局部麻醉下行"右下肢动脉造影＋球囊扩张术"，2018 年 5 月 15 日局部麻醉下行"右足扩创＋VSD 安装术"，创面好转（病例 25 图 2），于 2018 年 5 月 24 日出院，自行消毒换药治疗，创面逐渐愈合。

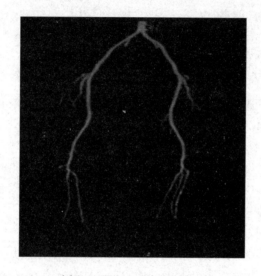

病例 25 图 1　下肢动脉 CTA

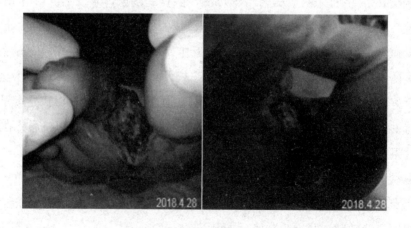

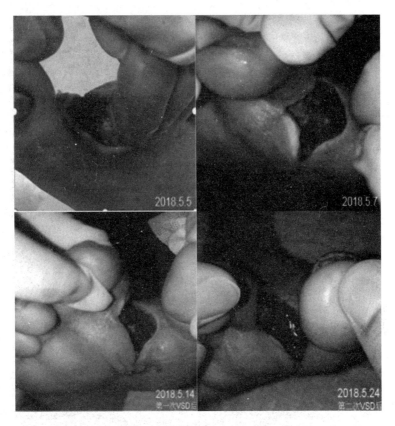

病例25图2 第一次住院治疗经过

第二次住院：

2020年7月6日患者无明显诱因出现发热，最高38.0℃以上，在当地医院输液治疗，无好转，3天后洗脚时听到金属与洗脚盆碰撞的声音，进而发现左足踇趾趾腹处有一钉子，遂急诊至我院就诊。左足第一趾红肿，趾腹处可见一钉子，趾腹分别有一处2cm×3cm、1cm×0.5cm溃疡，表面可见脓性分泌物及灰黄色坏死组织，可探及趾骨，向足跟方向可探及2cm窦道（病例25图3）。创面组织细菌培养示大肠埃希氏菌，给予头孢唑肟联合奥硝唑抗感染，并予床旁清创及先后三次创面负压吸引治疗，创面逐渐长满肉芽组织，创面缝合后出院（病例25图3）。

第三次住院：

患者于2021年4月21日突然出现发热，体温最高38.5℃，后发现左足前掌破溃，有少量出血，无疼痛感，进一步检查发现平日所穿拖鞋鞋底上有1钉子（病例25图4），于当地医院简单消毒、包扎，效果差，遂来我院治疗。

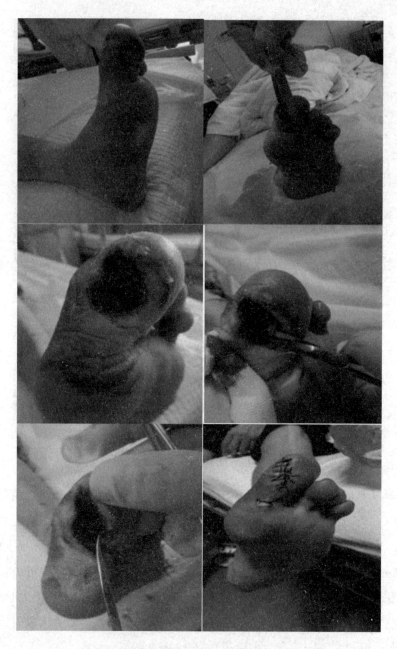

病例 25 图 3　第二次住院治疗经过

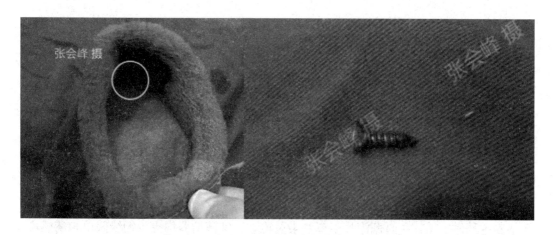

病例 25 图 4　患者平日所穿拖鞋及取出的钉子

体格检查：体温 36.5℃，脉搏 90 次 / 分，呼吸 22 次 / 分，血压 135/79mmHg，身高 169cm，体重 69kg，BMI 24.2kg/m²。左足红肿，皮温升高，第 5 趾缺如，姆趾趾腹可见陈旧瘢痕，足底第二、三跖骨远端可见一约 3cm×3cm 皮肤破溃，基底可见脓苔及坏死组织，创面周边皮肤部分剥脱、发白，周围皮肤红肿明显；左足第五跖骨外侧见一处约 0.5cm×0.5cm 破溃，有少许坏死组织，周围胂脓形成。

辅助检查：血常规＋CRP：白细胞 7.57×10⁹/L，C- 反应蛋白 44.58mg/L。血沉：56mm/h。肝肾功、电解质：白蛋白 36.5g/L，葡萄糖 8.27mmol/L。血脂：高密度脂蛋白胆固醇 0.87mmol/L，低密度脂蛋白胆固醇 1.76mmol/L。糖化血红蛋白 7.4%。心电图：窦性心律，前间壁心肌梗死图形，肢体导联 QRs 波低电压，部分导联 ST 段异常。左足正斜位片：左足第 5 趾截趾术后。

入院检查提示 CRP、血沉升高，考虑存在感染，于 2021 年 04 月 24 日经验性应用抗生素"头孢唑肟 2.0g Q12h 静脉点滴"，于床旁清创，并取骨组织行第一次细菌培养＋药敏、结核＋真菌涂片＋革兰染色检查。同时给予胰岛素控制血糖、抗血小板聚集、调脂、改善循环、抗氧化应激、营养神经等及对症治疗。入院第一次骨组织培养结果提示金黄色葡萄球菌，革兰染色可见阳性球菌，药敏提示左旋氧氟沙星、环丙沙星、庆大霉素、利奈唑胺、替考拉宁、万古霉素敏感，血培养阴性。于 2021 年 04 月 27 日将"头孢唑肟 2.0g Q12h 静脉点滴"调整为"利奈唑胺 600mg Q12h 口服"。

2021 年 4 月 25 在未麻醉下行"左足扩创术＋VSD 安装术"（病例 25 图 5），彻底清创，清除坏死肌腱及炎性肉芽组织后安装创面负压吸引装置，术中取组织行第二次细菌培养＋药敏、结核＋真菌涂片＋革兰染色检查。第二次组织培养结果为混合菌感染，分别为铜绿假单胞菌（药敏提示阿米卡星、环丙沙星、多黏菌素敏感）、粪肠球菌（药敏提示左氧氟沙星、利奈唑胺、替考拉宁、万古霉素敏感），涂片见少量白细胞，革兰染色可见阳性球菌，请感染科会诊，考虑糖尿病足合并感染（MRSA、粪肠球菌、铜绿假单胞菌），于 2021 年 04 月 29 加用"环丙沙星 0.4g Q12h 静脉点滴"。

2021 年 5 月 2 日复查炎性指标示：C- 反应蛋白 18.27mg/L，血沉 62mm/h，患者未再发热，提示抗感染治疗有效。5 月 10 日拆除负压装置，见创面肉芽组织红润，有少许感染的脂肪组织及肌腱，彻底清创。术后患者开始使用中药膏药外敷，并每日观察创面，见较多淡黄色、黏稠的脓液，每日换药时冲洗创面、擦拭膏药后重新敷上膏药，创面脓液逐渐减少，肉芽组织肿胀减轻。分别于 5 月 13 日、14 日取骨组织行细菌培养＋药敏、结核＋真菌涂片＋革兰染色检查，细菌培养均提示铜绿假单胞菌感染，抗菌谱未变化，复查炎症指标，结果回示：C- 反应蛋白 11.39mg/L，患者病情稳定后，于 2021 年 5 月 15 日出院自行换药治疗。

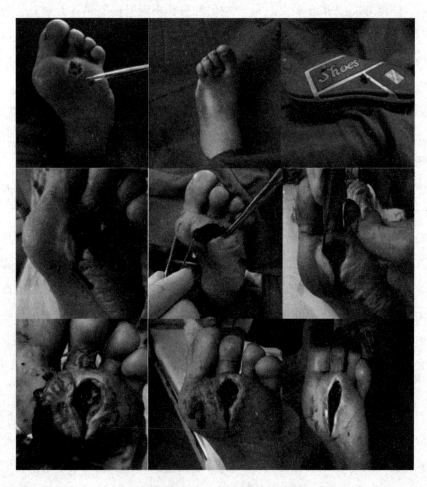

病例 25 图 5　第三次住院治疗经过

三、疾病介绍

糖尿病足是糖尿病严重的并发症之一，治疗困难，医疗费用高，预后差。糖尿病患者足溃疡的终身发病率为 19% ~ 34%，年发病率为 2%，溃疡愈合后，糖尿病足溃疡（diabetic foot ulcers，DFU）的复发率在 1 年内为 40%，3 年内为 65%。既往有足溃疡史者，再次发生足溃疡的危险是无足溃疡史者的 13 倍，截肢（趾）的风险是无足溃疡史者的 2.0 ~ 10.5 倍。因此，预防 DFU 对于降低患者的足溃疡风险和由此造成的社会经济负担至关重要。早期识别和及时有效干预糖尿病足的危险因素对糖尿病足的防治非常重要。糖尿病足的主要危险因素包括保护性感觉丧失（loss of protective sensation，LOPS）、周围动脉病变（peripheral arterial disease，PAD）和足部畸形。此外，足部溃疡和任何水平的下肢截肢史进一步增加了患溃疡的风险。国际糖尿病足工作组预防和管理糖尿病足病实用指南建议，在糖尿病患者中应当治疗任何可改变的危险因素或足部溃疡前症状。临床上，造成糖尿病足溃疡常见的原因包括足部畸形、穿着不合适的鞋袜、不正确的处理水泡、裂隙或出血以及不正确的剪趾伤及软组织等。足底局部有厚胼胝的患者反复行走后形成压力性溃疡，修剪胼胝和减轻足底压力可以有效防止此类溃疡的发生。

周围神经病变是糖尿病足发生的重要危险因素，合并周围神经病变的糖尿病足溃疡患病率达 5.0% ~ 7.5%，周围神经病变伴感觉缺失的患者发生糖尿病足溃疡风险增加 7 倍。感觉神经受损，保护性感觉丧失，使足部对外界压力、异物或冷热反应性和抵御能力下降而易受伤，形成溃疡。痛觉的丧失以及定期检查足部及鞋袜习惯的缺失，导致糖尿病周围神经病变的患者难以及时发现和处理糖尿病足的危险因素（如异物、水疱等）及双足溃疡，常在出现鞋袜血迹及分泌物或闻及异味时才能发现溃疡的存在。大部分的糖尿病足溃疡是可以预防的，其关键在于医生、患者及其家属的预防意识，应当对具有高危因素的糖尿病患者及其家属加强教育。

该病例中，患者糖尿病病史 28 年，视物模糊、肢体麻木 10 余年，没有进行系统检查及治疗，随后的 9 年时间内先后四次出现双足溃烂，三次在我科住院治疗，其中两次均为发热数天后才发现脚被钉子扎伤，无明显疼痛感，清创时无需麻醉，提示患者存在严重的糖尿病周围神经病变，痛觉缺失，致使数天后才发现钉子，延误了治疗，这也提醒医生应指导广大糖尿病患者，尤其是存在糖尿病周围神经病变者，如何做好足部的日常护理。糖尿病患者应当避免赤足、仅穿着袜子或薄底鞋、拖鞋行走，建议穿合适的、具有保护作用的鞋子，防范意外伤害，并每天检查双足及鞋的内部，检查足部时应当观察到整个足部的表面，难以观察到的位置如足底，可以借助镜子或让家人来观察；仔细检查将要穿的鞋子内部有无异物；用常温水洗脚，每次洗脚后仔细擦干双足，尤其是足缝，对足部干燥者使用润肤剂保湿；指导有中度足溃疡风险的糖尿病患者（IWGDF 风险 2 级）或非足底的溃疡已经愈合的患者（IWGDF 风险 3 级）穿着适合足部形状的治疗鞋，以减轻足底压力；当出现足部畸形或溃疡前迹象时，需考虑个体化定制的鞋具、鞋垫或足趾矫形器。很遗憾该患者在出现糖尿病周围神经病变的症状时并没有引起患者及医务人员的足够重视，未能对其进行糖尿病足部护理相关知识的宣教，在前两次因糖尿病足在我科住院期间建议患者定制糖尿病足病鞋遭拒后，没有坚持向患者强调其必要性，导致在之后的数年内多次出现双足溃疡。

庆幸的是，患者三次在我科住院期间都没有截趾，尤其是 2020 年住院时，左足踇趾整个趾腹软组织坏死、趾骨骨质破坏，经过治疗创面依然愈合了。多学科合作下糖尿病足防治专家共识推荐：前足广泛软组织和（或）骨质破坏，考虑行多跖骨头联合切除术或经跖骨截趾术，但考虑到截趾后对患者足部结构及足底压力分布的改变、行走的不利影响，征求患者及家属意愿后，我们在彻底清除坏死的软组织、肌腱及感染骨后，整个第 1 趾局部组织缺损多，通过加强创面换药、创面负压吸引治疗等方式，最终创面愈合且无同一位置溃疡的再次发生。虽然保留的左足踇趾功能不再，却最大限度地减少了足部结构的改变以及对整个足功能的影响。这真是这个患者不幸中的万幸！

四、病例点评

该病例患者糖尿病病史 28 年，合并有周围神经病变及大血管病变，9 年时间内先后 4 次出现双足溃烂，其中两次均为发热数天后才发现足部溃疡以及钉子的存在，患者每日白天工作时穿皮鞋，下班回家后穿拖鞋，没有发现足部及鞋底钉子的存在，外科清创时无需麻醉，均提示该患者周围神经病变极其严重，痛觉丧失。幸运的是，患者双足溃疡通过及时的治疗，没有造成截肢，最大限度地减少了对足部结构及功能的破坏。

随着糖尿病患病率的增长，糖尿病足的患病率也明显增加，我国 50 岁以上的糖尿病患者，糖尿病足的发病率高达 8.1%。据估计，全球每 20 秒钟就有一例糖尿病患者截肢。糖尿病足溃疡患者年死亡率高达 11%，而截肢患者死亡率更高达 22%。既往有足溃疡史者，再次发生足溃疡的危险是无足溃疡史者的 13 倍；天津地区对 245 例接受过截趾的病例随访 5 年，第 1、3、5 年累计新出现 DFU 的发生率分别是 27.3%、

57.2% 和 76.4%，再截趾率分别是 12.5%、22.3% 和 47.1%，死亡率分别是 5.8%、15.1% 和 32.7%。国内外研究表明，糖尿病足花费巨大，约占整个糖尿病医疗费用的 1/3。因此，糖尿病足是糖尿病患者致残、致死的主要原因之一，也是造成社会沉重负担的重大公共卫生问题。纵观国际与国内，既往已发布了许多关于糖尿病足的指南与共识，但这些指南或共识大多是针对已经发生的糖尿病足的诊断和治疗进行规范，对于提高我国糖尿病足的愈合率、降低截肢率具有不可磨灭的作用，但是都忽略了糖尿病足的预防。目前我国糖尿病足呈现出治愈率提高、截肢率明显下降，但是糖尿病足发病率却逐年升高的现象。实际上，糖尿病足的预防胜于治疗，通过加强糖尿病高危足的管理，以早期发现、诊断及治疗高危足，降低糖尿病足的发生，可以达到事半功倍的目的。

糖尿病周围神经病变的临床表现是多样的，而保护性感觉丧失是糖尿病足的主要危险因素之一。一旦有外伤（如不合脚的鞋子、异物、修剪趾甲、赤足行走或热水袋暖脚等所造成的轻微外伤），患者多不自知，再加上糖尿病患者易合并有下肢血管狭窄或闭塞，容易形成溃疡。糖尿病足治疗困难，医疗费用高，预后差，但预防效果显著。因此，2019 IWGDF 指南及中国糖尿病足防治指南均强调：应当早期预防糖尿病足，纠正任何可以纠正的糖尿病足危险因素，包括加强医生及患者及其家属对糖尿病足预防的重视程度、养成每天检查足部及鞋袜的习惯、筛查和治疗糖尿病神经病变、处理足部胼胝及嵌甲、处理足部真菌感染等，对于存在足畸形以及既往有糖尿病足溃疡的患者，应当给予减压鞋与减压支具。

严重糖尿病足感染，除抗生素与支持治疗外，还包括彻底清创。清创是糖尿病足治疗中至关重要的环节，过早、过迟的清创均不利于启动、维持伤口的正常修复过程。糖尿病合并下肢血管病变形成的缺血性溃疡，锐性清创带来新的创面，清创过程中因为创伤、出血，进而启动凝血机制，从而微血管内血栓形成，常进一步加重微循环障碍，引发新的组织坏死，这也是清创术后出现更大范围组织坏死的根本原因。这种情况下，建议采用柔性清创，或在充分改善下肢血供且缺血组织度过再灌注损伤期后再实施手术清创[13]。该病例患者多次发生足部溃疡合并骨髓炎，但在处理下肢动脉闭塞后，经过彻底清创，清除坏死组织、肌腱及受感染的骨质后，最终创面愈合，避免了截趾／肢，且无同一位置溃疡的再次发生。这也提示我们临床医务工作者，对于 Wagner 2 ~ 3 级的糖尿病足病患者，当骨髓炎范围不是很大、程度不是很重时，在改善血供、足疗程有效抗生素抗感染、彻底清创的前提条件下，可以尝试保肢治疗，以期最大限度的保留患者足部功能。相信通过医护的共同努力，提高糖尿病足预防意识、早期处理糖尿病足危险因素、尝试远端局限性骨髓炎保肢治疗，我国的糖尿病足患病率和截肢率一定会有大幅度下降！

（张会峰 吕丽芳 河南省人民医院）

（刘加文 郑州大学在读硕士）

参考文献

[1]Armstrong DG，Boulton AJ，Bus SA.Diabetic foot ulcers and their recurrence[J].N Engl J Med，2017，376：2367-2375.

[2]Litzelman DK，Marriott DJ，Vinicor F.Independent physiological predictors of foot lesions in patients with NIDDM[J].Diabetes Care，1997，20（8）：1273-1278.

[3]Moss SE，Klein R，Klein BE.The prevalence and incidence of lower extremity amputation in a diabetic population[J].Arch Intern Med，1992，152（3）：610-616.

[4]Monteiro-Soares M，Boyko EJ，Ribeiro J，et al.Predictive factors for diabetic foot ulceration：a sistematic review[J].Diabetes Metab Res Rev，2012，28（7）：574-600.

[5]Bus Sicco A，Lavery Lawrence A，Monteiro-Soares Matilde，et al.Guidelines on the prevention of foot ulcers in persons with diabetes（IWGDF 2019 update）[J].Diabetes Metab Res Rev，2020，36（1 Suppl）：e3269．DOI：10.1002/dmrr.3269.

[6]许樟荣.对《国际糖尿病足工作组糖尿病足的预防指南》的解读[J].糖尿病天地（临床）杂志，2015，9（8）：404．DOI：10.3969/Jissn.1672-7851.2015.08.006.

[7]Singh N，Armstrong DG，Lipsky BA.Preventing foot ulcers in patients with diabetes[J]. JAMA，2005，293（2）：217-228．DOI：10.1001/jama.293.2.217.

[8]Beckert S，Witte M，Wicke C，et al.A new wound-based severity score for diabetic foot ulcers：A prospective analysis of 1000 patients[J].Diabetes Care，2006，29（5）：988-992．DOI：10.2337/diacare.295988.

[9]中华医学会糖尿病学分会，中华医学会感染病学分会，中华医学会组织修复与再生分会.中国糖尿病足防治指南（2019版）[J].中华糖尿病杂志，2019，11（2）：92-108.

[10]Margolis DJ，Malay DS，Hoffstad OJ，et al.Incidence of diabetic foot ulcer and lower extremity amputation among medicare beneficiaries，2006 to 2008[M].Rockville（MD）：

Agency for Healthcare Research and Quality（US），2011.

[11]Chu YJ，Li XW，Wang PH，et al.Clinical outcomes of toe amputation in patients with type 2 diabetes in Tianjin，China[J].Int Wound J，2016，13（2）：175-181.DOI：10.1111/iwj.12249.

[12]《多学科合作下糖尿病足防治专家共识（2020版）》编写组 . 多学科合作下糖尿病足防治专家共识[J]. 中华烧伤杂志，2020，36（00）：E011-E011.DOI：10.3760/cma.j.cn501120-20200217-00062.

[13] 中国微循环学会周围血管疾病专业委员会糖尿病足学组 . 糖尿病足创面修复治疗专家共识[J]. 中华糖尿病杂志，2018，10（5）：305-309.

病例 26

胼胝引发的糖尿病足病人感染

一、病历摘要

患者女性，56 岁，因"血糖升高 6 年，足部破溃 3 年，加重 10 余天（病例 26 图 1、图 2）"2021 年 11 月 29 日入院。

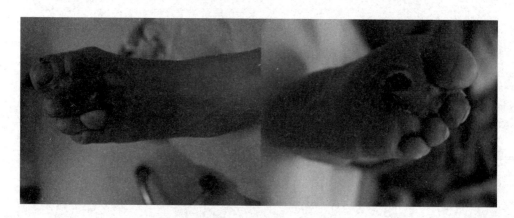

病例 26 图 1　左足

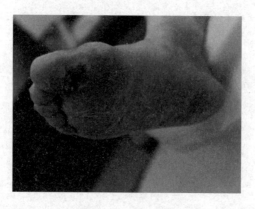

病例 26 图 2　右足

二、诊疗经过

入院后部分检查：

血细胞分析：白细胞计数 $7.52 \times 10^9/L$（2021 年 11 月 29 日），C- 反应蛋白 27.6mg/L（2021 年 11 月 29 日），C- 反应蛋白 $<$ 5mg/L（2021 年 12 月 10 日）。

足部 X 片（病例 26 图 3）：

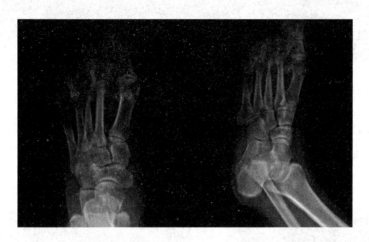

病例 26 图 3　2021 年 12 月 1 日左足 X 片

诊断：

1．2 型糖尿病伴有多个并发症

（1）左足糖尿病足（Wagner3 级）、右足糖尿病足（Wagner2 级）。

（2）糖尿病周围血管病变。

（3）糖尿病周围神经病变。

（4）糖尿病视网膜病变。

（5）糖尿病肾病（G2A2）。

2．原发性高血压（1 级很高危组）。

3．双侧颈动脉硬化（并斑块形成）。

4．轻度贫血。

患者双足胼胝性溃疡，由于右足较轻，故而以左足溃疡为例，分享给各位读者。

2021 年 12 月 1 日（第 3 天）（病例 26 图 4）：

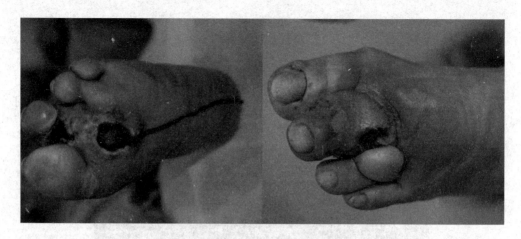

病例 26 图 4　左足创面

蚕食性清创，去除第二趾部分死骨，足底胼胝处往足底 6 点钟方向可探及 4.0cm
窦道，深达足底筋膜，予安尔碘纱布填塞包扎。

2021 年 12 月 2 日（第 4 天）（病例 26 图 5）：

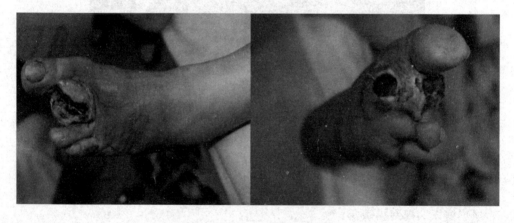

病例 26 图 5　左足清创后创面

因第三趾扭曲错位，且骨质松脱，韧带松弛，趾端处于游离状态，时常会穿鞋磨损，
故而与患者家属充分沟通，去除"定时炸弹"——第三趾，顺便修缮一下肿胀的第二趾，
留取皮瓣，为后期的缝合做准备，并继续安尔碘换药。

2021 年 12 月 5 日（第 7 天）（病例 26 图 6）：

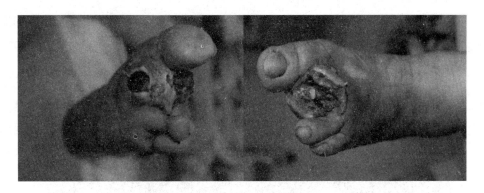

病例 26 图 6　左足清创后创面

基底红润，感染控制，遂予负压治疗，7 天后创面肉芽生长良好。

2021 年 12 月 12 日（第 14 天）（病例 26 图 7）：

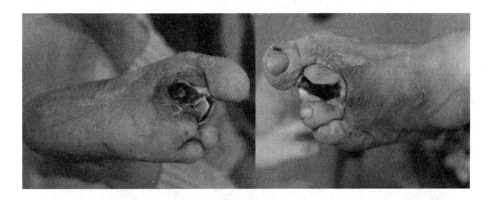

病例 26 图 7　负压治疗后创面

肉芽生长旺盛，负压效果满意。安尔碘换药，与家属沟通下一步治疗方案。

2021 年 12 月 15 日（第 17 天）（病例 26 图 8）：

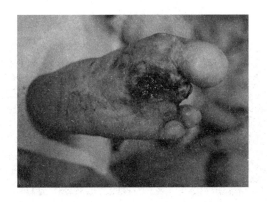

病例 26 图 8　拆除负压后第 3 天创面

与家属充分沟通，同意选择"中二方案"——人工真皮填塞＋缝合＋负压辅助愈合治疗。携带便携式负压机出院回家。

2021 年 12 月 23 日（第 25 天）（病例 26 图 9）：

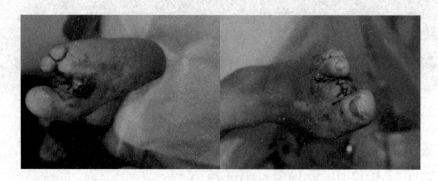

病例 26 图 9　门诊更换二次负压

2021 年 12 月 30 日（第 32 天）（病例 26 图 10）：

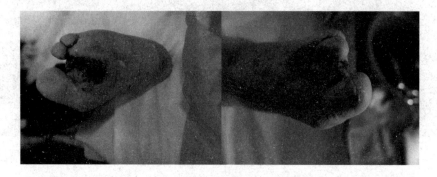

病例 26 图 10　门诊随访创面

拆除负压，转归家庭护理延展模式——安尔碘换药，每天拍照与我们中心联系。

2022 年 1 月 6 日（第 39 天）（病例 26 图 11）：

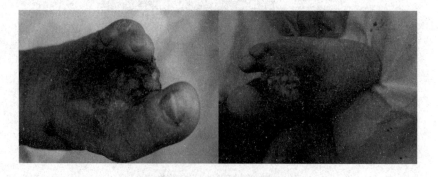

病例 26 图 11　拆线，继续安尔碘换药

2022 年 1 月 20 日（第 53 天）（病例 26 图 12）：

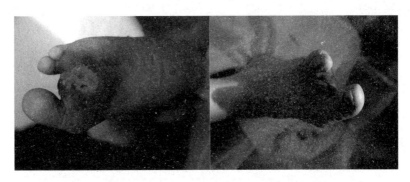

病例 26 图 12　定期门诊复诊，去除部分痂皮，继续换药

2022 年 2 月 24 日（第 88 天）（病例 26 图 13）：

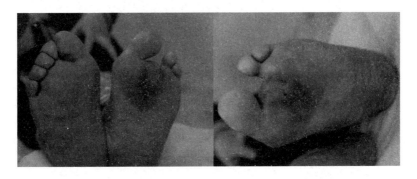

病例 26 图 13　历时近 3 个月左右，完全愈合

三、疾病介绍及点评

本案例是一例相对年轻、糖尿病神经病变为主的糖尿病足病人。

患者之前因糖尿病足已在外院处理治疗了一段时间，残留风雨飘摇但又经常搞事情的第三趾，导致第二趾经常受压迫而磨损，肿胀感染，同时又加之足底压力改变，形成胼胝。作为胼胝导致的足底溃疡合并感染，一般伤口都不怎么缺血，也正因为有丰富的血运，再加上走路受压，伤口感染扩散得会非常快，所以入院后，我们采取积极的治疗措施来应对，配合全身治疗的同时，对局部伤口进行积极清创，并在家属和病人的要求下，斩草除根，进行足趾修复整形，以便后期能够正常生活行走，降低再复发的可能性。

依赖对负压、人工真皮、缝合、安尔碘、家庭换药模式丰富的临床经验及所向披靡的辉煌战绩，最终伤口愈合方案选择了"中二方案"，创面及窦道被人工真皮填塞并缝合，辅之以负压，加之以安尔碘家庭换药，最终历时近3个月，完全愈合，患者已可正常行走生活。

（杨 川 刘兴州 中山大学孙逸仙纪念医院）

皮瓣移植在糖尿病足中的应用

一、病历摘要

患者男性，64岁，2018年3月8日以"发现血糖升高18年，左足破溃、化脓20天"为主诉入院。初步诊断：①糖尿病足（左足 Wagner，3级，左足跟皮肤缺损、感染；右足 Wagner，2级）；②糖尿病下肢血管及神经病变；③糖尿病视网膜病变；④2型糖尿病。

现病史：18年前无明显诱因出现口干、多饮、多尿，无心悸、手抖、怕热症状，测空腹血糖17mmol/L，诊断为2型糖尿病，给予"二甲双胍0.5g/次2次/天"等药物治疗，同时饮食运动控制，上述症状明显缓解。未规律服用药物，未规律监测血糖，经常到药店购买"二甲双胍、消渴丸、中药"等药物自行服用。10年前无明显诱因出现视力下降、视物模糊，无其他伴随症状，未诊治。20天前双足起水泡，自行换药，创面感染加重，遂来我科。

既往20年前因"胃穿孔"行手术治疗。

既往史：否认吸烟、饮酒史，无糖尿病家族史。

体格检查：体温36.1℃，脉搏72次/分，呼吸18次/分，血压120/75mmHg。神志清，精神可，心、肺、腹部查体未见明显异常。双侧足背动脉未触及。右足第4、5跖趾关节下方可见大小为0.8cm×0.8cm溃疡，周围有胼胝形成。左侧膝下水肿，左足踝发红、皮温偏高，左足跟可见大小为7cm×3cm不规则形溃烂，深达跟骨，内部部分组织液化坏死，周围组织红肿，恶臭味，表面脓苔（病例27图1）。

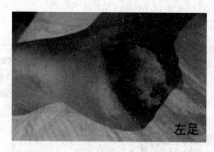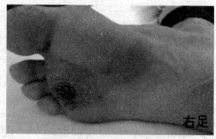

病例 27 图 1　首次入院创面情况（2018 年 03 月 09 日）

二、诊疗经过

入院后检查：血常规＋ CRP：白细胞 16.91×10^9/L，中性粒细胞 14.52×10^9/L，淋巴细胞 1.30×10^9/L，红细胞 2.76×10^{12}/L，血红蛋白 71.0g/L，C– 反应蛋白 133.6mg/L。

肝功能：谷丙转氨酶 5U/L，谷草转氨酶 8U/L，碱性磷酸酶 90U/L，谷氨酰转肽酶 15U/L，白蛋白 25.2g/L。肾功能：肾小球滤过率 107.98ml/min，尿素 5.1mmol/L，肌酐 51μmol/L，尿酸 214μmol/L。电解质：钠 129mmol/L，氯 91mmol/L，钙 1.88mmol/L。甲功三项：游离三碘甲腺原氨酸 2.81pmol/L。糖化血红蛋白 10.7%。尿微量白蛋白、血脂、心肌酶谱、B 型钠尿肽前体等未见明显异常。心电图：正常心电图。踝肱指数：左侧 1.40，右侧 1.77。超声检查：主动脉增宽。双房大，以右房为著；主动脉瓣右冠瓣回声增强、增厚；二尖瓣、三尖瓣、主动脉瓣轻度反流；左室松弛功能减退；胆囊壁厚；双肾窦内强回声光点；前列腺体积稍大；双侧颈动脉斑块形成；双侧股总动脉多发斑块形成；双侧股浅、股深、腘、胫前、胫后、足背动脉多发细小强回声光点。

左足磁共振平扫（病例 27 图 2）：左跟骨骨髓水肿，周围软组织局部缺失，呈术后改变，请结合临床；左内侧楔骨及第一、二趾骨头部骨髓水肿；左腓骨远端小囊变；左踝关节周围软组织水肿；左踝关节少量积液。

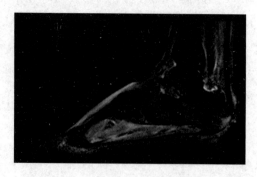

病例 27 图 2　左足磁平扫（2018 年 03 月 10 日）

给予吸氧、心电监护，给予营养神经、改善循环、调脂、利尿、胰岛素泵控制血糖、营养支持等治疗。入院当天（2018年3月8日）取创面分泌物送细菌培养＋药敏，给予"头孢唑肟2g q12h ivgtt，奥硝唑0.5g q12h ivgtt"抗感染治疗。2018年3月9日给予输注"悬浮红细胞2U"改善贫血。2018年3月10日行"左足跟扩创＋VSD安装术"。2018年3月11日细菌培养回示：金黄色葡萄球菌。2018年03月19日拆除左足VSD（病例27图3），创面较前明显好转，肉芽新鲜，部分渗血，边缘仍有少许坏死组织。

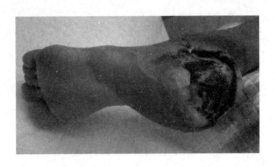

病例27图3 左足创面拆除VSD后（2018年03月19日）

2018年3月21日进一步完善下肢动脉CTA检查（病例27图4）：双下肢动脉硬斑，管腔轻度狭窄；右侧胫后动脉及足底动脉软硬斑，管腔中重度狭窄。请结合临床及相关检查。

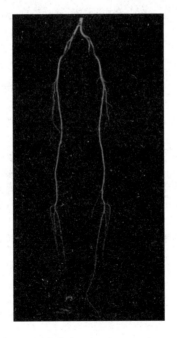

病例27图4 下肢动脉CTA（2018年03月21日）

2018 年 3 月 27 于手足显微外科在全麻下行"左足跟扩创＋腓肠神经营养血管蒂逆行岛状皮瓣修复＋腓肠外侧头动脉逆行岛状皮瓣修复皮瓣供区术（接力皮瓣修复）"（病例 27 图 5）。术后给予"左氧氟沙星 0.3g q12h ivgtt"抗感染治疗，术后给予抗凝、改善循环、营养支持等治疗，创面给予常规换药。3 月 28 日输注"去白悬浮红细胞 2U"。

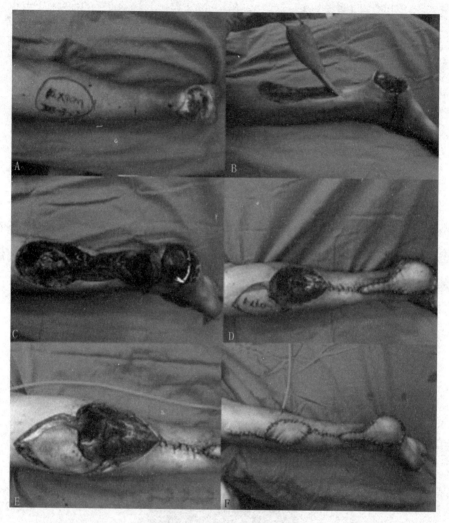

病例 27 图 5　术中接力皮瓣设计及切取、修复（2018 年 03 月 27 日）

患者皮瓣均完全成活，伤口愈合良好，全身情况稳定，2018 年 4 月 8 日治愈出院（病例 27 图 6）。

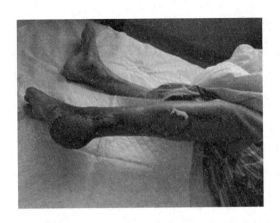

病例 27 图 6　术后图片（2018 年 04 月 08 日）

术后 2 年随访患者，左足跟及小腿皮瓣均存活良好，伤口愈合良好，皮瓣无破溃，左足无新发溃疡，下肢正常行走，恢复生活和劳动能力（病例 27 图 7）。

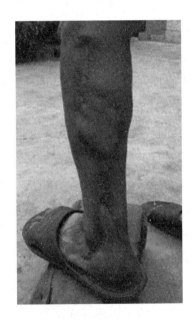

病例 27 图 7　术后 2 年后随访

三、疾病介绍

糖尿病足是下肢动脉缺血、神经病变、感染三者共同作用引起的足部溃疡，要及时进行外科清创，对于 Wagner 3 级（共 5 级）以上糖尿病足，患足在清创后经常留下创面，对于较小、较轻的溃疡创面，一般 Wagner 2 级以下，清创换药和持续 VSD 吸引可促进肉芽组织生长、利于控制感染，创面经过不断纤维增生和上皮化，一般能自行愈合。对于较大、较深的溃疡创面，一般合并骨与关节、肌腱等深部组织外露、感染，需采用皮肤移植和皮瓣移植进行创面修复重建。根据创面肉芽组织生长情况、局部创面血供情况及感染控制情况，可分别采用刃厚皮片、中厚皮片和全厚皮片移植修复。对于存在肌腱、骨关节暴露的创面，因无良好的肉芽组织生长覆盖，无较好的基地创面，植皮很难成活，此时选择皮瓣修复是其最佳方法。有报道糖尿病足的皮瓣重建术明显提高了糖尿病足患者的 5 年存活率，使溃疡足更快地愈合，甚至避免了截肢。皮瓣是自身带有血供的活得组织块，分为游离皮瓣、邻位皮瓣等多种形式。游离皮瓣是切断滋养组织的血管，将皮瓣组织覆盖修复创面，为保证转移皮瓣血供要进行动静脉血管的吻合，需要较高的显微外科技术。有研究发现，游离皮瓣重建在大约 93% 的病例中获得良好的效果。邻位皮瓣是从创面邻近部位分离组织，经推移、旋转等覆盖创面，保留蒂部供血营养以皮瓣，一般不需要吻合血管。

四、病例点评

该患者入院时足跟溃疡为 Wagner 3 级，足跟后侧皮肤软组织缺损，跟骨外露，溃疡内组织坏死、感染化脓，要及时进行外科彻底清创，及时清除感染、坏死组织及脓液，否则感染可能会迅速扩散造成骨关节感染、骨髓炎、足内组织感染坏死等情况，甚至导致截肢的严重后果。清创后可根据情况使用 VSD 负压治疗或（和）抗生素骨水泥覆盖创面，待创面基底部生长良好后二期进行皮瓣修复。对于骨外露等深部组织的溃疡创面，仅使用负压治疗和常规换药很难愈合。植皮也不适合此类创面的修复，植皮的成活有赖于良好的肉芽组织覆盖和创面的血供，虽然清创换药、负压治疗等刺激创面肉芽生长，待肉芽组织生长覆盖暴露的肌腱和（或）骨骼时，再行自体皮片移植，但较长时间的肉芽生长及愈合时间、感染加重的风险等是其不利因素，即使愈合，由于足跟部位要经常摩擦，所以常导致反复破溃，迁延不愈。皮瓣修复是治疗此类创面的最佳方法，可减少创面的愈合时间，增加局部创面血供，提高局部免疫力及愈合能力，降低截肢率。有报道，使用游离股前外侧皮瓣修复糖尿病足溃疡，取得了良好的效果，但皮瓣修复要首先评估下肢动脉闭塞的情况，这不同于外伤性创面，糖尿病足溃疡常合并下肢动脉血管病变，保证或通过介入、搭桥等手术后，有可靠的下肢动脉供血，有良好的血流动力学是皮瓣能否成活的关键。糖尿病足皮瓣修复，不但要对患者进行全身和皮瓣供、受区的周详评估，而且还要拥有更为高超的显微外科技术，以及术者更强大的信心和好的团队。因此我们认为，皮瓣移植需要注意：①积极控制和预防并发症，严格掌握手术适应证；②彻底清创、控制感染；③术后密切观察全身情况及局部皮瓣变化，及时对症处理；④下肢存在不同程度的血管狭窄或闭塞等缺血情况时，如 CTA、DSA 显示受区动脉重度闭塞，且 ABI 指数在 0.7 以下的患者，应慎重进行皮瓣的移植；或经过治疗满足条件后再进行皮瓣移植；⑤高超的显微外科技术和好的协作团队。

（张会峰 赵建军 吕丽芳 河南省人民医院）

参考文献

[1]《多学科合作下糖尿病足防治专家共识（2020 版）》编写组 . 多学科合作下糖尿病足防治专家共识（2020 版）[J]. 中华烧伤杂志，2020，36（8）：1-52.

[2]Oh TS，Lee HS，Hong JP.Diabetic foot reconstruction using free flaps increases 5-year-survival rate[J].Journal of Plastic Reconstructive and Aesthetic Surgery,2013,66(2)：243-250.

[3]Lu J，Defazio MV，Lakhiani C，et al.Limb Salvage and Functional Outcomes following Free Tissue Transfer for the Treatment of Recalcitrant Diabetic Foot Mlcers[J]. Journal of reconstructive microsurgery，2019，35（2）：117-123.

[4]Sato T，Yana Y，Ichioka S.Free flap reconstruction for diabetic foot limb salvage[J].J Plast Surg Hand Surg，2017，51（6）：399-404.

[5] 赵建军，谢振军，张会峰，等 . 游离股前外侧穿支皮瓣在修复糖尿病足溃疡骨外露中的应用 [J]. 中华内分泌外科杂志，2021，15（3）：221-224. doi：10.3760/cma.j.cn.115807-20200325-00091.

重度糖尿病足诊治

一、病历摘要

患者男性，53 岁，以"间断口干、多饮 20 余年，左足坏疽 1 个月"于 2022 年 3 月 8 日入院。

现病史：患者 2000 年诊断为 2 型糖尿病，间断口服二甲双胍片降糖治疗，未控制饮食，未规律监测血糖。病程中逐渐出现视物模糊，双足发凉，双侧肢体麻木疼痛等不适。2022 年 2 月无诱因出现左足第 3 趾变黑，后范围逐渐扩大，并皮肤软组织溃烂，延伸至足底、足背，于外院静脉滴注抗生素（具体不详）抗感染治疗，创面未见好转，来我院就诊。

既往史：陈旧性心梗病史半年余；精神分裂症病史（病史不详），口服利培酮 2mg 1 次 / 晚。吸烟 30 余年，平均每日约 20 支。否认饮酒史，否认糖尿病家族史。

体格检查：体温 36.2℃，脉搏 104 次 / 分，呼吸 20 次 / 分，血压 120/76mmHg，身高 175cm，体重 80kg，BMI 26.12。神志清楚，面色萎黄，睑结膜苍白，口唇苍白，心肺腹查体未见明显异常。粗测双眼视力减弱，双侧股动脉、腘动脉搏动正常、胫后动搏动减弱，双足背动脉搏动微弱。10g 尼龙丝查双足压力觉减退，双足温度觉减退，双侧痛觉稍减退，双侧 128Hz 音叉震动觉减弱，踝反射减弱。双胫前可见散在色素沉着，右下肢无明显凹陷性水肿，左下肢至左足轻度凹陷性水肿，左足第 1、2、3 趾发黑坏死，足背皮肤发黑坏死，下方有波动感，足底可见不规则形状，大小约 5cm × 3cm 的创面，内可见大量坏死的肌肉、肌腱及液化的脂肪组织，创面表面可见大量灰黑色脓性分泌物附着，可闻及恶臭气味（病例 28 图 1）。初步诊断为：① 2 型糖尿病 糖尿病性左足重度混合性坏疽（Wagner 4 级）糖尿病周围神经病变 糖尿病周围血管病变 下肢动脉闭塞症；②贫血；③冠状动脉粥样硬化性心脏病 陈旧性心梗。

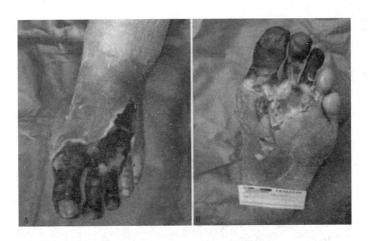

病例 28 图 1　入院时创面情况（2022 年 3 月 8 日）

二、诊疗经过

入院后检查：血常规：白细胞 5.35×10^9/L，红细胞 1.55×10^{12}/L，血红蛋白 42.00g/L；血沉＞ 140mm/h；CRP 98.58mg/L；生化全项：血清钾 3.10mmol/L，血清钠 136.00mmol/L，葡萄糖 3.50mmol/L，白蛋白 27.00g/L，肝肾功正常，肾小球滤过率 91.03ml/min；B 型钠尿肽（BNP）264.4pg/ml；糖化血红蛋白 12.2%；尿微量白蛋白 / 肌酐＞ 577.5mg/g；甲功七项：TT3 0.65nmol/L（0.92 ~ 2.38nmol/L），FT3 3.18pmol/L（3.53 ~ 7.37pmol/L）。心脏彩超：符合陈旧性心肌梗死心脏改变，主动脉瓣钙化，心包积液，心功能测值减低。右足 ABI 0.75，左足 ABI 0.90，右足 TBI 0.81。

患者入院时重度贫血、低蛋白血症、低钾血症、血脂偏低，营养状况极差，积极进行输血治疗，于 3 月 9 日静点悬浮少白红细胞 2U，2022 年 3 月 10 日复查血常规，红细胞计数 2.82×10^{12}/L，血红蛋白 74.00g/L，贫血较前好转；便潜血阴性，考虑为感染消耗导致贫血。低蛋白血症考虑大量蛋白尿及创面感染消耗所致。治疗上予阿司匹林、氯吡格雷片双联抗血小板聚集、降糖、纠正贫血、纠正低蛋白血症、调脂稳定斑块（营养状况纠正后）等治疗，并对创面进行切开减压（病例 28 图 2）。3 月 14 日行左足第 1 ~ 3 趾截趾术（病例 28 图 3），3 月 20 日行左足第 4 趾截趾术（病例 28 图 4）。患足创面缺血较为严重，但因患者身体较虚弱，难以耐受介入手术，故积极给予前列地尔、桂哌齐特注射液静脉滴注改善循环，逐步蚕食清创，全身感染指标好转后，停用抗生素，局部联合负压封闭引流（病例 28 图 5）。4 月 11 日因跖附关节囊表面肉芽覆盖不良，局部给予富血小板凝胶治疗（病例 28 图 6）。4 月 15 日动态复查眼底提示眼底可见片状出血较前加重，停用改善循环、抗血小板治疗，动态观察，并进行激光光凝治疗，眼底病变逐渐平稳。4月17日复查创面分泌物培养提示 MASA 感染，CRP、白介素 6、血常规等感染指标基本正常，考虑细菌定植，未应用抗生素。4月22日创面床准备良好，建议患者进行植皮治疗。患者及家属因对于植皮情况的顾虑，暂未接受（病例 28 图 7）。6 月 8 日，患者同意植皮，转入烧伤科进行手术（病例 28 图 8）。6 月 22 日，植皮术后 2 周，皮肤成活 95%，患者出院（病例 28 图 9）。

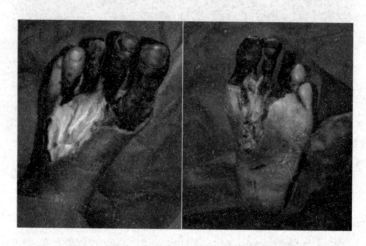

病例 28 图 2 切开减压（2022 年 3 月 10 日）

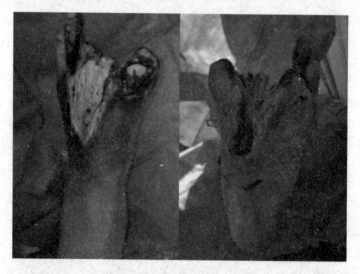

病例 28 图 3 第 1～3 趾截趾术后（2022 年 3 月 14 日）

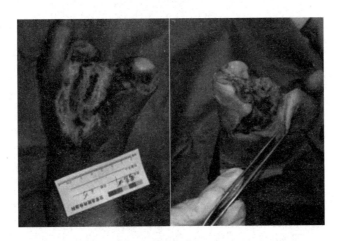

病例 28 图 4　左足第 4 趾截趾术后（2022 年 3 月 25 日）

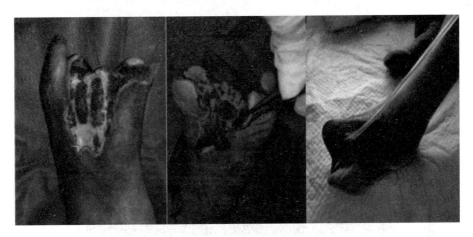

病例 28 图 5　蚕食清创联合负压吸引

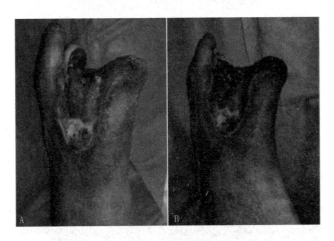

病例 28 图 6　富血小板凝胶治疗

注：A. 富血小板凝胶治疗前（4 月 11 日）；B. 富血小板凝胶治疗后（4 月 17 日）。

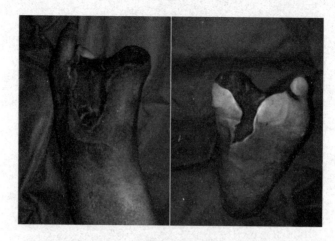

病例 28 图 7　创面床准备良好（4 月 22 日）

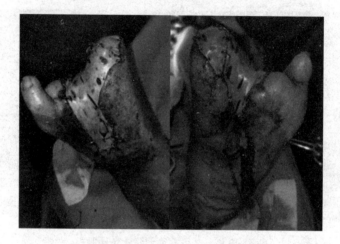

病例 28 图 8　植皮术中（6 月 8 日）

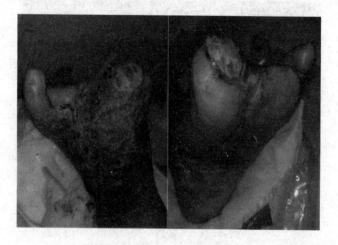

病例 28 图 9　出院（6 月 22 日）

三、疾病介绍

糖尿病足（diabetic foot，DF）是糖尿病患者致残、致死的主要原因之一，也是造成社会沉重负担的重大公共卫生问题。据估计，全球每20秒钟就有一例糖尿病患者截肢。糖尿病足预后很差，年死亡率高达11%，甚至比大多数癌症的病死率和致残率还高（除肺癌、胰腺癌等）。

该患者糖尿病病程长，平素血糖管理差。在左足第3趾出现坏疽后，虽就诊于外院给予降糖、抗感染治疗，但未及时进行清创处理，感染扩散，使左足大面积坏疽、骨髓炎，累及趾跖关节、跖跗关节。患者合并多种并发症及合并症，入院时一般状况差，同时存在重度贫血、低蛋白血症、重度感染、心包积液、心功能不全等。保足面临持续感染消耗，加重贫血及低蛋白，导致一般状况更差，甚至因缺乏有效供血供氧而致心衰加重、心脑血管意外等；截肢治疗可能因贫血及感染出现休克、麻醉意外，无法耐受手术；治疗上存在矛盾，较难平衡。该患者随着严格而积极的内科治疗，一般状况逐渐好转，血供也有所好转，治疗过程一波三折，先后出现眼底出血、创面培养泛耐药细菌阳性等情况，均给予恰当的治疗，且联合及时准确的创面局部处理，保全肢体，治疗效果满意。

四、病例点评

糖尿病足的患者通常有较长的糖尿病史，存在多种并发症和合并症，给治疗带来很多挑战。全身治疗情况直接影响到糖尿病足创面的治疗效果，而针对创面的治疗也可能对全身其他器官造成影响，因此治疗全过程均需动态地对患者整体情况和局部情况进行综合分析，治疗糖尿病足就是一个走钢丝的过程，需眼观六路耳听八方，全面维持平衡，尽可能保障治疗效果及安全。

该患者入院时非常虚弱，多项指标存在严重异常，第一步的目标是保障生命安全，先解决危及生命的异常情况。

贫血方面：充足的红细胞、血红蛋白是保证外周组织有足够的氧气和养分的基础，该患者入院时血红蛋白42g/L，属于重度贫血，将为糖尿病足患者带来很多危害。心脏、大脑、肾脏等组织如缺乏有效的循环，将很快出现功能衰竭；且局部创面缺氧，也妨碍白细胞和单核细胞发挥抵御微生物的能力，使组织修复无法正常运行。对于中重度贫血建议通过输血快速纠正，减轻危及生命的相关风险，患者输血后血红蛋白达到70g/L左右，病情相对平稳。同时需针对贫血病因进行分析和治疗：糖尿病患者为肿瘤高发人群，需警惕消化道肿瘤导致的失血以及其他恶性肿瘤所致的消耗性贫血；糖尿病足感染应激较重时，可能会合并消化道溃疡而导致消化道出血；糖尿病自主神经病变患者常出现便秘，可能合并局部痔疮出血；糖尿病肾病可能导致肾性贫血；部分糖尿病患者营养状况差，可能长期存在缺铁性贫血；对于血供较好的患者，创面清创时也可能出现失血性贫血；相对最为常见的为糖尿病足感染消耗所致的贫血。去除病因并给予相应的支持，是贫血后期治疗的重要部分。该患者在后续治疗中除了导致贫血的其他相关病因，考虑为创面感染消耗所致，积极清创及抗感染，并给予铁剂等造血原料长期治疗，病情平稳。尽管患者存在大血管病变，患足局部供血不足，但随贫血的纠正，局部携氧能力升高，患足创面的肉芽组织生长也得到了很大的改善。

心血管方面：由于糖尿病自主神经病变，疼痛敏感性下降，当心血管意外出现时约 1/3 以上患者无明显症状；且由于足部问题往往活动受限，掩盖了劳累后胸闷、气急症状而忽略心功能不全。本例患者既往存在陈旧性心梗，入院后 BNP 轻度升高，且早期存在重度贫血，心率快，心血管潜在风险很大，在治疗中除常规冠心病二级预防用药外，还注意通便、避免劳累、限制液体入量、适当利尿、定期复查心电图等。

肾脏方面：血糖升高直接或者间接影响到血流动力学改变，随后出现微血管病变及微循环改变。患者入院时即合并大量蛋白尿，但肌酐清除率尚在正常范围，在糖尿病足治疗过程中，感染及抗感染的治疗均会加重肾脏负担，需全程警惕肾脏并发症的发展，避免使用可能引起肾脏损伤的用药。

糖尿病视网膜病变：糖网病是隐形杀手，常因无明显临床表现而被忽略。糖尿病足常合并大血管病变，介入术后患者需应用 6 月以上的双联抗血小板治疗，未介入患者常需要长期应用改善循环药物，这些都可能导致或加重眼底出血。轻度眼底出血可适当活血促进吸收，而一旦出现活动性出血，需及时停用抗血小板、改善循环药物。停用抗血小板治疗后，可能出现冠心病加重、下肢狭窄发展迅速等情况，需在治疗中需动态观察症状，及时进行复查，既不能以牺牲视力来治疗糖尿病足，也不能牺牲心脏安全保全视力，要根据最主要矛盾及时调整治疗，最大限度保护各个脏器功能。

患者尽管无发热等临床表现，但局部感染严重，入院后完善 C- 反应蛋白 98.58mg/L，血沉＞ 140mm，白细胞介素 -6 63.17pg/mL，降钙素原 0.151ng/ml，该患者足部溃烂时间长、累及范围大、骨质受累严重。在经验性用药抗感染的同时采集创面分泌物进行病原学检查，在获得病原菌药敏试验结果后选取敏感性抗菌药物进行抗感染治疗。《糖尿病足感染特点及面临挑战》中指出：抗生素的选择应着重参考临床疗效（如体温降低、疼痛减轻、分泌物减少、红肿减轻等）。药敏结果与经验性使用的抗生素相符且治疗有效时，仍继续使用原抗生素；若不符，不要急于更换抗生素，每隔 2 天进行一次评估．如果临床治疗有效，可继续原抗生素；如果临床治疗无效，无论药敏结果是否敏感，均需要调整抗生素。病程越长，使用过抗菌药物的糖尿病足创面，其耐药菌比例增高，可能与糖尿病足患者机体抵抗力低下、不规范抗生素用药、清创不彻底等因素有关，但如果没有引起组织坏死及红、肿、热、痛等局部炎症反应和全身反应（如C- 反应蛋白升高），那么此时培养出来的细菌就不是致病菌而是定植菌。该患者入院后静脉应用头孢唑肟钠、奥硝唑注射液抗感染治疗，感染好转后停药。在治疗过程中复查创面细菌培养，出现耐甲氧西林金葡菌，血液中各项感染指标（如 C- 反应蛋白、PCT、白细胞介素 -6 等）未见回升，创面肉芽组织健康，颜色鲜艳红润，皮岛生长良好，分泌物渗出明显减少，考虑为细菌定植，未加用抗生素，创面仍然逐渐愈合。

改善糖尿病足下肢血运的方法主要包括内科使用扩血管药物和外科血运重建（包括旁路手术和血管腔内治疗）。对于轻度、中度动脉狭窄的患者推荐内科药物治疗，对于重度狭窄的患者应在内科药物治疗的基础上行外科血运重建。患者入院后行下肢动脉 CT 检查提示：双下肢动脉多发斑块并轻、中度狭窄，左足 ABI 0.90，静脉长疗程应用前列地尔，加之贫血纠正，患足血供得到明显改善。

在创面感染的早期阶段，仅靠抗生素多数无法良好的控制感染，及时的切开创面，可起到引流和减压作用，阻止感染向深部组织蔓延，而后，为避免严重的组织缺损，通常选用蚕食清创。蚕食清创是一种分期、渐进式清创方法，临床根据患处血供、溃疡面积、溃疡程度等多方面特点进行清创治疗，对于完全坏死或严重污染组织予以先清除，局部坏死组织采用姑息方案，逐步进行清除，在血供恢复后再进行全面清创，在保证清创效果的同时不会导致创面扩大，且血供的恢复更利于肉芽的新生，从而促进创面愈合。本例患者在未入院前，因未进行及时切开减压，创面进展迅速，入院后立即切开创面，有效的减慢了组织坏死速度。对于组织缺损较大的患者，蚕食清创在增加组织保留程度和缩短治疗时间方面就更为重要，该例患者通过蚕食清创，完整的保留的足掌部分，将残疾程度降到最低，提高了生活质量。

糖尿病足骨髓炎（diabetic foot osteomyelitis，DFO）通常是由软组织溃疡直接感染引起的，细菌穿透皮质骨进入骨髓腔。受影响的骨是与溃疡最常见区域相邻的骨骼，如趾骨、跖骨头和跟骨。糖尿病足骨髓炎是足感染中特殊而有挑战性的一个重要问题，也是足感染患者住院时间延长、截肢、致残的重要原因。

中国糖尿病足防治指南（2019 版）提出糖尿病足骨髓炎的诊断依据为：① DFU 病程超过 1 个月；②溃疡面积 $> 2cm^2$，尤其是慢性或骨突出部位足溃疡时，"香肠趾"外观的足趾，有骨质暴露，骨探针检查结果阳性；③血清学指标 ESR > 70mm/h，CRP > 14mg/L，降钙素原 > 0.3ng/ml；④足部 X 线平片异常结果有助于诊断糖尿病足骨髓炎；⑤ MRI 具有足部骨质特征性的表现；⑥骨髓炎的组织病理学表现是骨坏死，结构破坏，大量炎性细胞（中性粒细胞、单核细胞）的浸润和纤维化，骨培养病原菌阳性。根据该标准，本例患者诊断骨髓炎依据非常充分。对于骨髓炎的治疗，保守治疗或外科治疗尚没有统一的标准，部分学者认为应早期切除所有感染骨，另一部分学者认为对那些没有肢体威胁的感染，进行非手术治疗就可以成功治愈。该例患足 1 ~ 4 趾完全坏死，手术治疗无异议，而 1 ~ 4 跖骨的治疗则面临选择。针对该足的具体情况，各跖骨将起到承重及平衡的重要作用，尽力以内科手段治疗，加大抗感染力度及疗程，避免大范围去除骨质。在该例患足中，足背部软组织缺损严重，经负压治疗后，肉芽组织逐渐填充创面，但第 4 跖附关节囊表面长时间无肉芽覆盖，关节囊出现发黑，部分干枯坏死。如果关节囊破损，关节腔暴露，则面临骨质进一步感染，且关节液外渗后，局部肉芽组织更加难以生长。故而在创面该阶段应尽可能保持关节囊的完整，除通过改善循环和负压等手段促进肉芽生长填充外，可选取血小板凝胶等方式对关节囊进行保护，或增加凡士林纱布进行局部创面覆盖，延缓其干枯坏死的速度，待肉芽进一步饱满后，再将已经完全坏死部分薄层削除。

皮肤移植技术是治疗慢性创面的有效方式。糖尿病创面是常见的慢性创面之一，即使通过内科治疗能够愈合，也均属于瘢痕性愈合，瘢痕没有完整的皮肤附件及皮下组织，缺少正常皮肤的分泌功能，表面干燥，更易磨损而导致创面复发。《多学科合作下糖尿病足专家防止共识（2020 版）》推荐：①对于肉芽组织生长良好、较表浅、面积大，且不在关节活动部分的创面，可选择创伤较小的植皮术；②对于肉芽组织生长良好、较深［血管、神经、肌腱和（或）骨等组织裸露］的创面，即使面积不太大，根据人群条件也要考虑选择皮瓣转移术或游离皮瓣修复。若前期采取一系列措施营造了一个无感染、无过多渗出、血供良好的创面床，就应该考虑皮肤移植以尽快闭合创面，可以促进伤口更早愈合，并且具有成本效益、易于获得且成活率高，是速度最快且功能最好的选择。常见的植皮方式有大片植皮法、筛状植皮法、点状植皮法、网状植皮法等。本病例该患者经过前期清创、负压吸引及全身综合治疗后，创面床准备完好后，进行多学科合作，转入烧伤科植皮治疗，根据患者创面具体情况，采用筛状植皮技术，并联合应用 VSD 技术，不仅有利于创面渗液的及时引流，还可以有效固定皮片，提高了植皮存活率。患者植皮后 2 周，创面基本愈合，取得了良好的临床疗效。

总之，糖尿病足要治疗的不仅仅是足，以尽可能提高患者远期生活质量为目的，以全身治疗为基础，充分地对病情进行全面评估，选择合适的治疗方案并动态观察、监测和调整，确保全身情况的平稳，可耐受糖尿病足长疗程的治疗；同时兼顾局部创面治疗技巧，采用适当的内科和外科有机结合的方法，提高治愈率，缩短治疗时间。

（肖　黎　空军特色医学中心）

（张囡囡　山东省青岛市黄岛区中医医院）

参考文献

[1]International Diabetes Federation.IDF Diabetes Atlas，8th.Brussels：2017[EB/OL]. [2019-01-02].http：//www.diabetesatlas.org.

[2]Bakker K，Apelqvist J，Lipsky BA，et al.The 2015 IWGDF guidance documents on prevention and management of foot problems in diabetes：development of an evidence-based global consensus[J].Diabetes Metab Res Rev，2016，32 Suppl 1：S2-6．DOI：10.1002/dmrr.2694.

[3]Margolis DJ，Malay DS，Hoffstad OJ，et al.Incidence of diabetic foot ulcer and lower extremity amputation among medicare beneficiaries，2006 to 2008[M].Rockville（MD）：Agency for Healthcare Research and Quality（US），2011.

[4]Vadiveloo T，Jeffcoate W，Donnan PT，et al.Amputation-free survival in 17，353 people at high risk for foot ulceration in diabetes：a national observational study[J]. Diabetologia，2018，61（12）：2590-2597．DOI：10.1007/s00125-018-4723-y

[5]Lipsky BA，hani K，Norden C．Treatingfootinfectionsindiabetic patients：a randomized，muhicenter，open-labeltrialoflinezolid versusampicillin—sulbactam/am0xic 订 lin—clavulanate[J]．Clinical InfectiousDiseases，2010，19（11）：214-222.

[6]谢朝云，陈应强，熊永发，等．老年糖尿病足溃疡患者创面治疗无效的相关因素[J].中国老年学杂志，2019，39（2）：279-282.

[7]Lipsky BA，Aragón-Sánchez J，Diggle M，et al.IWGDF guidance on the diagnosis and management of foot infections in persons with diabetes[J].Diabetes Metab Res Rev，2016，32Suppl 1：45-74．DOI：10.1002/dmrr.2699.

[8]Khodaee M，Lombardo D，Montgomery LC，et al.Clinical inquiry：what's the best test for underlying osteomyelitis in patients with diabetic foot ulcers？[J].J FamPract，2015，

64（5）：309-310，321.

[9]Rajbhandari SM，Sutton M，Davies C，et al.'Sausage toe'：a reliable sign of underlying osteomyelitis[J].Diabet Med，2000，17（1）：74-77.

[10]Morales LR，Gonzá lez FML，Martinez HD，et al.Validating the probe-to-bone test and other tests for diagnosing chronic osteomyelitis in the diabetic foot[J].Diabetes Care，2010，33（10）：2140-2145. DOI：10.2337/dc09-2309.

[11]Henke PK，Blackburn SA，Wainess RW，et al.Osteomyelitis of the foot and toe in adults is a surgical disease：conservative management worsens lower extremity salvage[J].Ann Surg，2005，241（6）：885-892；discussion 892-894.

[12]FleischmannW，StreckerW，BombelliM，et al. Vacuum sealingas treatment of soft tissue damage in open fractures[J]. Unfallchirurg，1993，96（9）：488-492.

病例 29

伤口负压治疗糖尿病足难愈性溃疡治疗应用效果

一、病例摘要

患者女性，60 岁，2017 年 2 月 20 日以"口干、多饮、多尿 1 个月余，左足溃烂 20 天"为主诉入住我院糖尿病足治疗中心。初步诊断：①左足糖尿病足 3 级（Wagner 分级）；②糖尿病；③糖尿病酮症；④右足舟骨骨折。

现病史：患者 1 个月余前开始无明显诱因出现口干、多饮，伴多尿，伴四肢肢端皮肤麻木感。20 天前患者左足跟烫伤，自行外涂万花油、外敷草药后，局部皮肤却逐渐出现溃烂，我院门诊查血糖 24.15mmol/L，双下肢血管彩超示：双下肢动脉粥样硬化改变，静脉深静脉未见明显血栓。为进一步诊疗，门诊拟"糖尿病足"收入院。

既往史：2017 年 1 月外伤致右足舟骨骨折，已行外固定（无创面）。有肺结核病史，已治愈。否认有高血压病、冠心病病史，否认肝炎传染病病史，否认有其他手术、外伤及输血史，有甲鱼过敏史，无药物过敏史。

个人史：无烟酒嗜好。

家族史：无特殊。

体格检查：体温 37.2℃，脉搏 94 次 / 分，呼吸 20 次 / 分，血压 94/56mmHg。神清，精神欠佳，皮肤黏膜无黄染，浅表淋巴结均未触及肿大，甲状腺无肿大。两肺呼吸音粗，双下肺未闻及干、湿性啰音。心界不大，心率 94 次 / 分，律齐，各瓣膜区未闻及明显病理性杂音。腹平软，无压痛及反跳痛，肝脾肋下未触及。左下肢轻度凹陷性水肿。左下肢足背动脉搏动消失，左足跟部及足背红肿，压痛明显。足跟部可见一6cm×10cm 皮肤溃烂，其中约 3cm×2.5cm 表面皮肤呈黑色坏死状，创面表面无分泌物（病例 29 图 1）。右下肢足踝关节处有骨折外固定。神经系统未见异常。

辅助检查：随机血糖 24.15mmol/L。尿糖 / 尿糖：4+/3+。双下肢血管彩超示：双下肢动脉粥样硬化改变，静脉深静脉未见明显血栓。

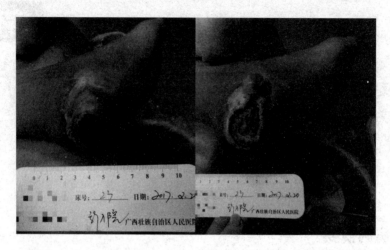

病例 29 图 1　入院时创面情况及简单处理后（2017 年 2 月 20 日）

二、诊治经过

患者与其家属有强烈的保足愿望。入院后完善检查，感染指标升高（白细胞计数 19.08×10^9/L ↑、粒细胞比率 82.1% ↑、血红蛋白 109g/L、C- 反应蛋白 186.00mg/L ↑），评估病情，留取创面分泌物送检培养＋药敏试验。予哌拉西林钠他唑巴坦钠 4.5g 每日 2 次静脉滴注经验性抗感染、胰岛素降糖、灭酮等对症支持治疗，创面适度清创。次日患者开始出现全身毒血症状：反复发热（体温最高 39.8℃），检查结果提示低蛋白血症（25.1g/L ↓），糖化血红蛋白明显升高（13.1%），遂增加左氧氟沙星注射液 0.4g 每日 1 次双联抗感染，胰岛素泵、口服乳清蛋白粉等对症支持治疗。

3 天分次适度清创后创面面积约 7cm×9cm，周边皮肤红肿，左跟骨暴露约 2.5cm×3cm，部分骨膜发黑。左足经皮氧分压 45mmHg；双下肢血管彩超提示：下肢动脉粥样硬化，未见明确动脉闭塞及静脉血栓形成。2 月 23 日开始给予左跟骨创面负压引流治疗（病例 29 图 2）。

因仍反复低热（最高 38.9℃），3 月 3 日抗菌药除哌拉西林钠他唑巴坦钠 4.5g 每日 2 次静脉滴注外，加用莫西沙星片剂 0.4g 每日 1 次口服。3 月 4 日患者无诱因下出现胸闷、气促，充分氧疗后氧分压仍无法平稳在 80mmHg 以上，复查发现贫血加重（血红蛋白 80g/L ↓）、低蛋白血症加重（19.9g/L）、B 型钠尿肽前体较前无明显升高（842.20pg/ml ↑），查体、胸片、彩超提示两侧胸腔积液，遂行胸腔积液穿刺引流，胸

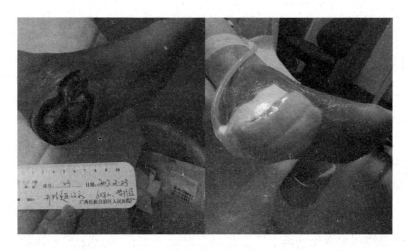

病例 29 图 2　经 3 天分次清创后开始给予伤口负压治疗（2017 年 2 月 23 日）

腔积液送检证实为漏出液。3 月 5 日抗菌药调整为头孢哌酮钠舒巴坦钠 3.0g 每日 2 次静脉滴注＋莫西沙星片剂 0.4g 每日 1 次口服。

经 2 个疗程（14 天）的创面负压引流，创面可见新鲜肉芽，左跟骨骨膜已无发黑，但复查跟骨 X 光片提示骨破坏加重（病例 29 图 3），遂于 3 月 14 日暂停创面负压引流治疗，予每日创面银离子敷料换药、输注人血白蛋白、补充造血物质、胸腔穿刺引流、加强营养等对症支持治疗，血红蛋白最高恢复至 101g/L，胸腔积液基本控制。3 月 29 日创面部分上皮化，跟骨暴露部分被新鲜肉芽覆盖，开始恢复左跟骨创面负压引流治疗（病例 29 图 4）。

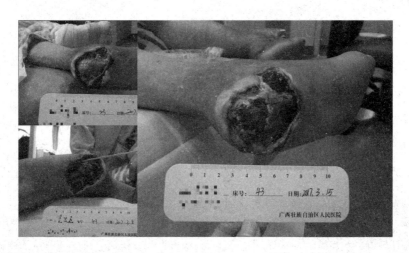

病例 29 图 3　经 2 个疗程（14 天）的伤口负压引流后创面情况（2017 年 3 月 15 日）

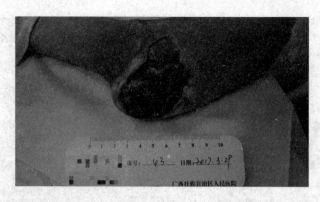

病例 29 图 4　经历负压治疗及敷料换药后创面情况（2017 年 3 月 29 日）

　　4 月 18 日凌晨患者无诱因下突发胸闷、头晕、大汗、恶心，经心电图、心肌标志物等诊断为急性冠脉综合征，患者及其家属拒绝行冠脉造影检查，要求保守治疗。带负压引流装置，我科定期敷料换药，转心内科后予阿司匹林肠溶片、硫酸氢氯吡格雷片双联抗血小板，瑞舒伐他汀钙片调脂，低分子肝素钠抗凝，阿托品、多巴胺等对症支持治疗，期间反复出现低血压、心律失常。4 月 24 日心脏疾病平稳后转回我科，检查创面肉芽鲜红，无缺血、发黑，予自体富血小板凝胶治疗及定期普通换药治疗（病例 29 图 5）。4 月 28 日患者原骨暴露已被肉芽全部覆盖，且创面肉芽新鲜、边缘上皮化（病例 29 图 6），出院在我科与当地医院配合下继续创面换药直至 10 月 23 日创面完全愈合（病例 29 图 7）。

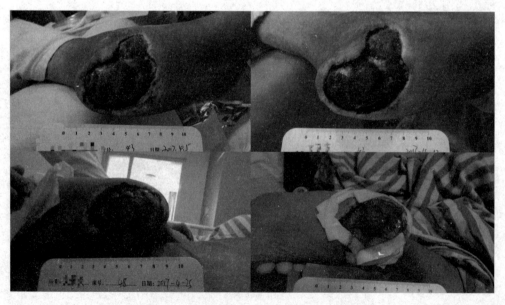

病例 29 图 5　经多次伤口负压治疗后创面情况及行血小板凝胶治疗情况（2017 年 4 月 5 日至 25 日）

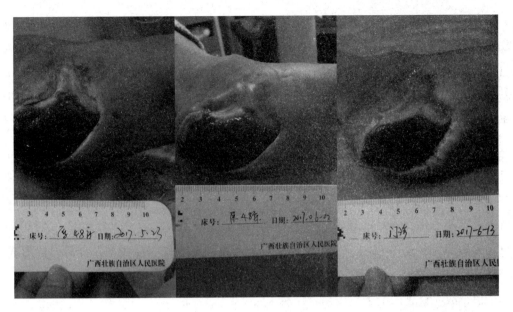

病例 29 图 6　患者多次返院门诊换药后创面情况（2017 年 5 月 23 日至 6 月 13 日）

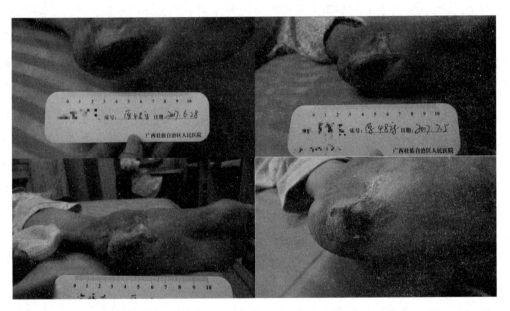

病例 29 图 7　创面逐渐缩小直至创面完全愈合（2017 年 10 月 23 日）

三、病例点评

负压伤口疗法（negative pressure wound therapy，NPWT），目前在临床上包含真空辅助闭合（vacuum-assisted closure，VAC）和负压封闭引流（vacuum sealing drainage，

VSD）两种技术，是一种促进伤口愈合的非侵入性疗法，将带有负压的装置与特殊的伤口敷料连接后，使伤口处于负压状态以抽取脓液及感染物质，从而达到伤口愈合的目的。负压伤口疗法是近年来应用于伤口治疗的新方法，由于该疗法具有通过引流可减轻局部组织水肿、改善局部血循环和促进伤口愈合的优势，目前在创伤外科、外科手术后难愈性伤口中得到了广泛应用，近年来在糖尿病足溃疡治疗中也被作为一种有效、安全、可行的方法。

该病例为 60 岁女性，因"左足跟溃烂 20 天"入院。患者创面位置位于足跟部，创面感染导致了周边皮肤红肿、皮温增高，Wagner 分级 3 级，全身毒血症状明显。患者及其家属有强烈保足的意愿，经 3 天分层次清除坏死组织后导致骨暴露，经积极抗炎治疗后骨髓炎基本控制，左足血运尚可（下肢动脉未见明显闭塞及静脉血栓形成，左足经皮氧分压 45mmHg）。考虑如继续采取普通换药，恐将难以达到患者及其家属的期望值，故我科尝试给予负压伤口疗法（NPWT）。

负压伤口治疗可以引流创面过多渗液，维持一定湿度，为创面提供适当的湿性愈合环境；去除创面渗液中的基质金属蛋白酶、炎性因子等愈合抑制剂，减轻组织水肿；减少创面边缘的横向张力，缩小创面面积；为创缘提供血运支持，增加局部血流量；提高创面周围组织氧分压，刺激血管生成；刺激成纤维细胞的碱性生长因子的释放，增加细胞外基质构建；从而促进肉芽组织生长，加快创面愈合；而密闭环境可以隔绝外界细菌，减少创面感染。近年来，大量研究证实，NPWT 用于创面床的准备，可提高溃疡愈合率、缩短创面愈合时间、降低复发率及大截肢率、减少抗生素的应用、减少医疗费用及改善患者生活质量等，较传统创面治疗方法更具有良好的成本效益。

NPWT 适用于急性及慢性伤口，因此对糖尿病足溃疡、压力性溃疡、外伤性伤口、裂开的外科手术伤口、部分皮层烧伤、皮瓣及移植瓣的伤口愈合均有作用。NPWT 可应用于任何大小的伤口，尤其是较深、较大或因多种病因导致的无法愈合的伤口。

NPWT 糖尿病足溃疡适应证：① Wanger 2 ~ 3 级溃疡；② Wanger 4 ~ 5 级溃疡经改善血供和手术治疗后形成的创面；③作为其他创面修复方法（血小板凝胶治疗、生物基质材料、自体皮瓣移植、异体脱细胞真皮植皮等）治疗前的基础治疗；④采用自体皮瓣移植、异体脱细胞真皮植皮后辅助治疗以提高植皮成功率。

必须强调的是，选择的创面必须至少有一个可触及的足动脉搏动和良好的毛细血管充盈时间（＜2s），因为负压伤口疗法治疗有可能加重缺血。

2. 禁忌证

（1）绝对禁忌证：清创后仍然有创面活动性渗血或暴露的血管，负压可能导致失血过多，必须在渗血或出血停止后开始负压治疗；创面周围存在暴露的器官以及创面存在有焦痂的坏死组织；未治疗的骨髓炎和化脓性关节炎等，负压伤口疗法治疗有可能形成脓肿而加重感染；怀疑恶性创面。

（2）相对禁忌证：溃疡未经有效清创，坏死组织仍然较多或创面生物膜未清除，影响负压和引流效果；肢体远端血供和创面局部血流未得到改善，创面仍然处于缺血状态；深部组织感染未彻底清除及存在未处理的死骨及游离骨；合并痛风创面及合并凝血障碍性疾病。

深达关节囊的溃疡：持续的引流物排出将损伤关节囊边缘的皮肤，而持续的引流物也使创面不易于愈合。

NPWT 治疗时的全身情况、创面床准备与治疗效果密切相关。本例患者入院经过积极治疗，达到 NPWT 创面床的要求（清除坏死组织、控制感染、有效血供），故从 2017 年 2 月 23 日开始应用 NPWT 治疗。

但 NPWT 治疗 2 个疗程后效果仍不理想，分析原因为存在影响创面愈合的不利条件：贫血（入院时血红蛋白 80g/L，输血及对症支持治疗后升至 101g/L），严重低白蛋白血症（入院时 19.9g/L，输白蛋白及对症支持治疗后恢复到 29.6g/L），且治疗期间出现急性冠脉综合征发作，药物保守治疗后反复低血压、心律失常，由于上述原因麻醉及手术风险高，不宜行椎管内麻醉下皮瓣移植治疗，只能通过继续 NPWT 联合自体富血小板凝胶治疗（2017 年 4 月 25 日），待肉芽缓慢生长、完全覆盖骨暴露，周边创面皮肤潜行。2017 年 4 月 28 日出院后通过门诊常规普通换药直至 2017 年 10 月 23 日创面基本完全上皮化。

（莫健明　颜晓东　黄秀禄　广西壮族自治区人民医院）

参考文献

[1]Helath CAfDaTi.Negative pressure wound therapy for managing diabetic foot ulcers：a review of the clinical effectiveness，cost-effectiveness，and guidelines，2014[OL]. https：//www.ncbi.nlm.nih.gov/books/NBK253784/.

[2]Apelqvist J，Willy C，Fagerdahl AM，et al.EWMA Document：Negative Pressure Wound Therapy[J].*J Wound Care*，2017，26（Sup3）：S1-S154.10.12968/jowc.2017.26. Sup3．S1.

[3] 鞠上，曹欣，李茜，等．负压滴灌治疗在糖尿病足伤口的临床应用 [J]. 中华糖尿病杂志，2017，9（9）：591-594.

[4]Meloni M，Izzo V，Vainieri E，et al.Management of negative pressure wound therapy in the treatment of diabetic foot ulcers[J].*World J Orthop*，2015，6（4）：387-393.10.5312/wjo.v6. i4.387. PMC4436907.

[5]Hasan MY，Teo R，Nather A.Negative-pressure wound therapy for management of diabetic foot wounds：a review of the mechanism of action，clinical applications，and recent developments[J].*Diabet Foot Ankle*，2015，6：27618.10.3402/dfa.v6.27618. PMC4490797.

[6]Wang R，Feng Y，Di B.Comparisons of negative pressure wound therapy and ultrasonic debridement for diabetic foot ulcers：a network meta-analysis[J].*Int J Clin Exp Med*，2015，8（8）：12548-12556.10.1163/221023900X00588. PMC4612850.

[7]Liu S，He CZ，Cai YT，et al.Evaluation of negative-pressure wound therapy for patients with diabetic foot ulcers：systematic review and meta-analysis[J].*Ther Clin Risk Manag*，2017，13：533-544.10.2147/TCRM.S131193. PMC5403129.

[8]Borys S，Hohendorff J，Koblik T，et al.Negative-pressure wound therapy for management of chronic neuropathic noninfected diabetic foot ulcerations-short-term efficacy and long-term outcomes[J].*Endocrine*，2018，62（3）：611-616.10.1007/s12020-018-1707-0. PMC6244911.

[9]Liu Z，Dumville JC，Hinchliffe RJ，et al.Negative pressure wound therapy for treating foot wounds in people with diabetes mellitus[J].*Cochrane Database Syst Rev*，2018，10：CD010318.10.1002/14651858. [J]. CD010318. pub3. PMC6517143.

[10]Birke-Sorensen H，Malmsjo M，Rome P，et al.Evidence-based recommendations for negative pressure wound therapy：treatment variables（pressure levels，wound filler and contact layer）——steps towards an international consensus[J].*Journal of plastic, reconstructive & aesthetic surgery：JPRAS*，2011：S1-16. 10.1016/j.bjps.2011.06.001.

[11]Andros G，Armstrong D，Attinger C，et al.Consensus statement on negative pressure wound therapy（V.A.C.Therapy）for the management of diabetic foot wounds[J].*Ostomy/wound management*，2006：1-32.

[12] 中华医学会糖尿病学分会，中华医学会感染病学分会，中华医学会组织修复与再生分会．中国糖尿病足防治指南（2019 版）（Ⅱ）[J]. 中华糖尿病杂志,2019,11（3）：161-189.

自体创缘点状取皮创面植皮——糖尿病足溃疡治疗的新尝试

一、病例摘要

患者男性,45 岁,2020 年 2 月 4 日以 "多饮、多尿、消瘦 7 年余,右小腿溃烂 1 个月" 为主诉入住我院糖尿病足病治疗中心。初步诊断为 2 型糖尿病并多并发症、糖尿病下肢软组织感染、糖尿病肾病 G1A2 期、糖尿病周围神经病变、低蛋白血症、肝吸虫病、贫血。

现病史:患者于 7 年余前出现多饮、多尿、消瘦,在外院查血糖 17mmol/L,确诊 "2 型糖尿病",胰岛素治疗 2 年后改服中草药治疗至 2020 年 12 月,期间均未监测血糖。1 个月前无诱因出现右小腿皮肤瘙痒,抓挠后皮肤破溃、肿胀流脓,伤口逐渐扩大,于 2020 年 1 月 24 日至 2020 年 2 月 4 日在外院住院治疗,诊断为 2 型糖尿病、右小腿软组织感染、糖尿病酮症、糖尿病肾病 G1A2 期、糖尿病周围神经病变、低蛋白血症、肝吸虫病、贫血,伤口分泌物培养出金黄色葡萄球菌,经胰岛素降糖、抗感染、改善血供、清创换药等治疗,因伤口愈合欠佳,为进一步诊疗,以 "糖尿病下肢软组织感染" 收入我科。

既往史:否认高血压、心脏病病史,否认肝炎、结核传染病病史,否认手术、外伤、输血史,否认食物、药物过敏史。

个人史:不吸烟,偶饮酒,已戒酒,有食鱼生史。

家族史:无特殊。

体格检查:体温 36.2℃,脉搏 111 次 / 分,呼吸 20 次 / 分,血压 118/76mmHg,体重 54kg,身高 168cm。神清,精神可,对答切题,正力体型,双肺呼吸音清,未闻及明显干湿性啰音,心界不大,HR 111 次 / 分,律齐,心音正常,各瓣膜区未闻及明显病理性杂音，腹平软，无压痛、反跳痛，肝脾肋下未触及，肠鸣音正常，移动性浊音阴性。右小腿肿胀，皮温稍高，可见 2 处潮红创面，较大约 12cm×3.5cm，中间尚有一小块有黑色皮肤坏死面，较小约 5cm×3cm，皮下有瘘道形成，最长约 7cm，冲洗后有脓性分泌物流出，闻及恶臭（病例 30 图 1）。左下肢无水肿，双侧足背动脉搏动尚可。四肢肌张力、肌力正常，生理反射存在，病理反射未引出。

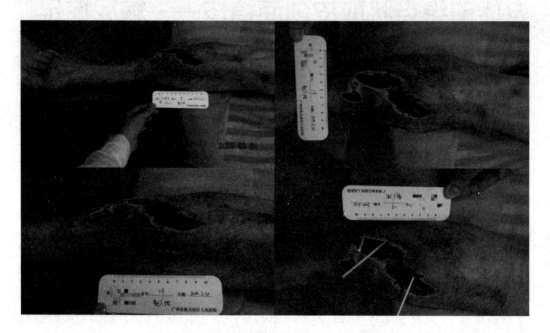

病例 30 图 1　入院时创面情况（2020 年 2 月 4 日）

辅助检查：（2020 年 1 月 24 日，外院）：心脏彩超：左室舒张顺应性降低，收缩功能正常范围；心脏各房室大小、血流未见异常。颈部血管彩超：双侧颈动脉、双侧颈内动脉、双侧颈外动脉、双侧椎动脉及双侧颈内静脉二维及彩色多普勒未见异常。右下肢血管彩超：右下肢髂外静脉、股总静脉、股深静脉、股浅静脉、腘静脉、胫前静脉、胫后静脉、足背动静脉、大隐静脉二维及彩色多普勒未见异常。X 线：结合临床考虑右小腿软组织感染性病变，右胫腓骨骨质未见明显异常。肌电图示：糖尿病周围神经电生理改变。

二、诊治经过

入院即予清创引流治疗，清除坏死组织、脓性分泌物及纤维化的创缘，清洗创面后予银离子敷料覆盖。因外院伤口分泌物培养出金黄色葡萄球菌，曾予"左氧氟沙星、头孢呋辛、万古霉素、米诺环素"等抗感染治疗，患者无发热、寒战等不适，暂予注射用头孢哌酮钠舒巴坦钠 1.5g bid 抗感染治疗。2 月 6 日开始予伤口负压治疗（负压辅助闭合技术，vacuum assisted closure，VAC）（病例 36 图 2）。

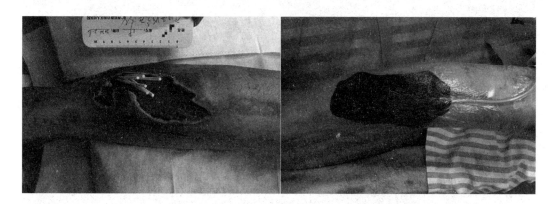

病例 30 图 2　清创后开始伤口负压治疗（2020 年 2 月 6 日）

入院后肺部 CT 结果回报提示有炎性病变，但患者无咳嗽、咳痰等呼吸道症状，2 月 8 日创面分泌物培养出金黄色葡萄球菌，药敏结果对莫西沙星敏感，改用莫西沙星 0.4g 静脉滴注 qd 抗感染治疗。2 月 19 日复查肺部 CT 提示两肺多发结节状、斑片状密度增高影，感染灶较前吸收，2 月 24 日创面、肺部感染均有好转，莫西沙星改为口服 0.4g qd 继续抗感染。

入院经 2 周多的综合治疗，包括胰岛素降糖、抗感染、营养神经、多次创面清创、2 周创面伤口负压引流治疗后创面无脓性分泌物，肉芽鲜红，但范围仍偏大，经与患者沟通，其同意行"自体创缘点状取皮创面植皮联合负压泵治疗"，于 2 月 28 日在右小腿溃疡创缘点状取皮植皮治疗，先行溃疡周边消毒，创面生理盐水清洗，在创缘一侧用皮肤活检器取皮 14 块，直径约 0.6mm，皮片厚度自表皮、真皮及少量皮下组织，将皮片散列覆盖在创面，每点皮片相距约 0.5 ~ 1cm，取皮处局部少量渗血予以压迫止血，创面用油纱覆盖（防止皮片与敷料换药时黏附），外加泡沫敷料覆盖，连接引流管封闭创面负压吸引，负压设定 5 分钟负压 8 秒正压，过程顺利，病人无明显疼痛感，过程未用麻醉药（病例 30 图 3）。

辅助治疗：

创面植皮联合伤口负压治疗后第 3 天打开创面观察皮片与创面基底已经黏合，所有植皮点未发现皮片溶解坏死现象，继续伤口负压治疗。3 月 9 日停用负压吸引，打开创面见移植皮片存活，创面缩小。3 月 10 日安排带药出院（抗生素改为头孢地尼 0.2g tid），继续门诊创面换药（优妥银敷料覆盖）、随诊直至完全愈合（病例 30 图 4）。

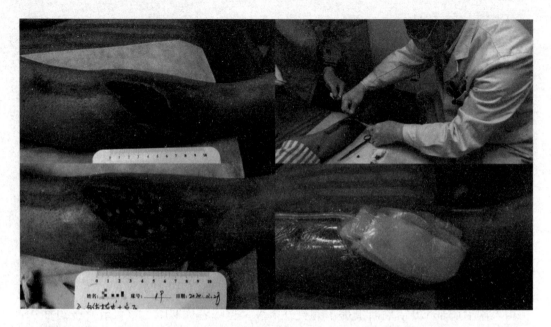

病例 30 图 3　经过伤口负压治疗，创面床已准备完毕，自体创缘点状取皮创面植皮＋VAC

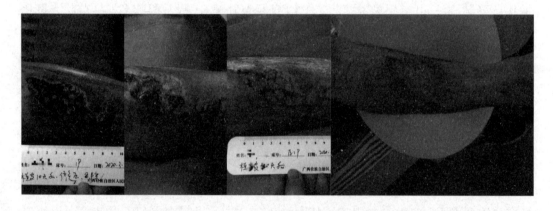

病例 30 图 4　停 VAC 后移植皮片存活，继续门诊敷料换药至完全愈合（2020 年 5 月 7 日）

三、疾病介绍

糖尿病足难愈性创面愈合涉及多种影响因素，除糖尿病周围神经病变，周围血管病变、感染及全身多种因素外，创面成纤维细胞、细胞外基质、生长因子和多种细胞因子等构成的复杂调控网络也在创面的发生发展过程中产生影响：糖尿病皮肤创面局部生长因子缺乏；长期慢性炎症反应导致纤维结缔组织和胶原组织生成减少、细胞外基质胶原裂解，中性粒细胞功能及新生血管生成受到影响。而且 DFU 感染、坏死多累及肌腱，可累及骨、关节，形成窦道或潜行，在清除坏死组织及感染组织过程中导致组织绝对量不足；对于皮肤缺损面积较大的创面，目前常先采用 VAC 或 VSD 治疗，增加创面微循环灌注，改善血供促进肉芽生长，为表皮爬行准备好新鲜肉芽床。随后采用较为快捷有效的重建皮肤缺陷方法：皮肤或皮瓣移植联合伤口负压治疗。

目前常用的创面缺损皮肤替代品为人工真皮替代物或自体皮肤。人工真皮替代物一般不含免疫细胞，部分含天然的细胞外基质、原生生长因子和活细胞，其能够促进难愈性足溃疡的愈合，安全性良好，总失败率低；但目前相关研究的总样本量较小，其有效性、安全性、失败率有待更多研究来验证，且其治疗成本高，对较大的创面治疗费用难以被患者和家属接受。因此，从治疗成本和治疗效果考虑，自体全厚皮移植是修复皮肤缺损的安全有效方法。研究发现自体全层皮肤移植后再生的皮肤具有表皮、类似真皮的结构，其抗拉强度、弹性和瘢痕挛缩程度优于人工真皮替代物和裂层皮。但大皮片种植时，移植皮的皮下积聚血液或浆液、创面感染、固定欠佳可导致移植失败，而微粒皮或点状皮则避免全片厚皮丢失导致的植皮失败，且小皮片分散种植、扩展可节省皮源，有效提高创面愈合速度，且未出现明显瘢痕形成和功能障碍。

四、病例点评

以往采用自体全层取皮植皮治疗方法，因取皮处医源性新创面增加了患者的疼痛部位、换药部位、皮肤瘢痕面积及治疗费用，部分还出现取皮创面感染，多数家庭尤其是患者本人难以接受。Osman OF、Kuwahara M 研究发现选取与创缘皮肤的胶原纤维走向、厚度、质地、颜色、外观差异最小的皮肤移植会减少瘢痕挛缩可能。考虑到创面边缘皮肤的组织结构、厚度最接近创面原皮肤，我科优选创缘非角质化处行点柱状全层皮肤取皮；创缘取皮并创面植皮可以同次完成取皮、植皮；取皮后的创面面积仅略有增加，避免新增其他区域的疼痛感及皮肤瘢痕；总手术时长、治疗费用优于其他取皮方式；多数家庭尤其是患者本人更容易接受并更能积极配合。创缘取皮造成的少许出血可为创面提供血小板血清，通过生长因子及营养恢复移植皮的灌注、促进真皮成纤维细胞增殖，增加植皮片存活率，促进创面愈合；植皮后联合的伤口负压治疗，均匀压迫皮片贴附于肉芽表面，使皮片更易获得基底组织的血供和营养，提高皮片的成活率。同时，提高毛细血管的血流速度，刺激血管生成，改善局部微循环，促进氧气与营养物质向创面转移，保持创面湿性环境，从而达到加速创面愈合的效果。

我科自 2019 年 10 月开展的自体创缘点状全层取皮创面植皮，本例患者创面位于小腿，经清创、负压引流等创面处理后皮肤缺损较大，植皮治疗可作为创面修复期的首选方案，供皮区可选对侧大腿内侧，但经与患者沟通，其无法接受新增一个创面，最终同意自体创缘点状取皮创面植皮治疗，各个时期的创面处理过程均保留了翔实的照片，效果理想，未留下明显的瘢痕，且植皮区皮肤颜色几乎与周边皮肤一致，获得患者的认可。该项植皮术因难愈性创面存在周围神经病变，患者取皮过程无明显疼痛感，取皮植皮过程均顺利，无不良反应发生，说明该方法安全可行。因自体创缘皮源，治疗费用相对于其他取皮方式、人工真皮替代物的治疗费用更节省，且安全有效，较常规换药更有优势，值得推广。

（莫健明 颜晓东 黄秀禄 广西壮族自治区人民医院）

参考文献

[1]Frykberg RG, Banks J.Challenges in the Treatment of Chronic Wounds[J].*Adv Wound Care（New Rochelle）*, 2015, 4（9）：560-582.10.1089/wound.2015.0635. PMC4528992.

[2]Dinh TL, Veves A.A review of the mechanisms implicated in the pathogenesis of the diabetic foot[J].*Int J Low Extrem Wounds*, 2005, 4（3）：154-159.10.1177/1534734605280130.

[3]Tian M, Qing C, Niu Y, et al.The Relationship Between Inflammation and Impaired Wound Healing in a Diabetic Rat Burn Model[J]. *J Burn Care Res*, 2016, 37（2）：e115-124.10.1097/BCR.0000000000000171.

[4]Khangholi S, Majid F, Berwary N, et al.The Mechanisms of Inhibition of Advanced Glycation End Products Formation through Polyphenols in Hyperglycemic Condition[J].*Planta Medica*, 2015, 82（1-02）：32-45.

[5]Drela E, Stankowska K, Kulwas A, et al.Endothelial progenitor cells in diabetic foot syndrome[J].*Advances in Clinical & Experimental Medicine*, 2012, 21（2）：249-254.

[6]Fa-zhi Q.The Treatment of Chronic Diffcult Ulcer[J].*Chinese Journal of Aesthetic Medicine*, 2018, 27（2）：106-108.10.3969/j.issn.1673-7040.2001.02.023.

[7]Apelqvist J, Willy C, Fagerdahl AM, et al.EWMA Document：Negative Pressure Wound Therapy[J]*J Wound Care*, 2017, 26（Sup3）：S1-S154.10.12968/jowc.2017.26. Sup3. S1.

[8]Meloni M, Izzo V, Vainieri E, et al.Management of negative pressure wound

therapy in the treatment of diabetic foot ulcers[J].*World J Orthop*，2015，6（4）：387–393.10.5312/wjo.v6. i4.387. PMC4436907.

[9]Hasan MY，Teo R，Nather A.Negative–pressure wound therapy for management of diabetic foot wounds：a review of the mechanism of action，clinical applications，and recent developments[J].*Diabet Foot Ankle*，2015，6：27618.10.3402/dfa.v6.27618. PMC4490797.

[10]Society CD，Diseases CSOI，Regeneration CSfTR.Chinese guideline on prevention and management of diabetic foot（2019 edition）（Ⅱ）[J].*Chin J Diabetes Mellitus*，2019，11（3）：161–187.10.3760/cma.j.issn.1674–5809.2019.03.005.

[11]Simman R，Phavixay L.Split–thickness skin grafts remain the gold standard for the closure of large acute and chronic wounds[J]. *J Am Col Certif Wound Spec*，2011，3（3）：55–59.10.1016/j.jcws.2012.06.002. PMC3601861.

[12]Schaper NC，van Netten JJ，Apelqvist J，et al.Practical Guidelines on the prevention and management of diabetic foot disease（IWGDF 2019 update）[J].*Diabetes/Metabolism Research and Reviews*，2020，36（S1）：e3266. https：//doi.org/10.1002/dmrr.3266.

[13]Struk S，Correia N，Guenane Y，et al.Full–thickness skin grafts for lower leg defects coverage：Interest of postoperative immobilization[J].*Ann Chir Plast Esthet*，2018，63（3）：229–233.10.1016/j.anplas.2017.08.003.

[14]Ren–liang H，Ying–xiang L，Yong–chong C，et al.Histological observation of epithelialized regenerative repair of extensive deep burn wounds with auto microepidermic grafting[J].*The Chinese Journal of Burns Wounds & Surface Ulcers*，2007，19（1）：7–10.10.3969/j.issn.1001–0726.2007.01.003.

[15]Tam J，Wang Y，Vuong LN，et al.Reconstitution of full–thickness skin by microcolumn grafting[J]. *J Tissue Eng Regen Med*，2017，11（10）：2796–2805.10.1002/term.2174. PMC5697650.

[16]Sander EA，Lynch KA，Boyce ST.Development of the mechanical properties of engineered skin substitutes after grafting to full–thickness wounds[J]. *J Biomech Eng*，2014，136（5）：051008.10.1115/1.4026290. PMC4023834.

[17]Muller W.Split skin and full–thickness skin grafts[J].*Mund Kiefer Gesichtschir*，2000，4 Suppl 1：S314–321.10.1007/PL00014554.

[18]Chandrasegaram MD，Harvey J.Full-thickness vs split-skin grafting in pediatric hand burns——a 10-year review of 174 cases[J]. *J Burn Care Res*，2009，30（5）：867-871.10.1097/BCR.0b013e3181b48610.

[19]Struk S，Correia N，Guenane Y，et al.Full-thickness skin grafts for lower leg defects coverage：Interest of postoperative immobilization[J].*Ann Chir Plast Esthet*，2018，63（3）：229-233.10.1016/j.anplas.2017.08.003.

[20]Mohsin M，Zargar HR，Wani AH，et al.Role of customised negative-pressure wound therapy in the integration of split-thickness skin grafts：A randomised control study[J]. *Indian J Plast Surg*，2017，50（1）：43-49.10.4103/ijps.IJPS_196_16. PMC5469234.

[21]Sinha S，Schreiner AJ，Biernaskie J，et al.Treating pain on skin graft donor sites：Review and clinical recommendations[J]*J Trauma Acute Care Surg*，2017，83（5）：954-964.10.1097/TA.0000000000001615.

[22]Yammine K，Assi C.A Meta-Analysis of the Outcomes of Split-Thickness Skin Graft on Diabetic Leg and Foot Ulcers[J].*The International Journal of Lower Extremity Wounds*，2019.

[23]Jeon YR，Kang EH，Yang CE，et al.The effect of platelet-rich plasma on composite graft survival[J].*Plast Reconstr Surg*，2014，134（2）：239-246.10.1097/PRS.0000000000000392.

[24]Kakudo N，Minakata T，Mitsui T，et al.Proliferation-promoting effect of platelet-rich plasma on human adipose-derived stem cells and human dermal fibroblasts[J].*Plast Reconstr Surg*，2008，122（5）：1352-1360.10.1097/PRS.0b013e3181882046.

[25]Jiang ZY，Yu XT，Liao XC，et al.Negative-pressure wound therapy in skin grafts：A systematic review and meta-analysis of randomized controlled trials[J].*Burns*，2021，47（4）：747-755.10.1016/j.burns.2021.02.012.

脊髓电刺激治疗糖尿病足

一、病历摘要

患者男，70岁，2021年4月11日以"左下肢疼痛伴左足趾溃烂6个月余"为主诉入我院。初步诊断为2型糖尿病并足病，2型糖尿病并多并周围血管病变并周围神经病变、慢性粒细胞减少症，冠状动脉粥样硬化性心脏病、冠脉搭桥术后。

现病史：17年前体检时发现空腹血糖升高，无口干、口渴、多饮、多尿，无视物模糊，无四肢麻木，无间歇性跛行，无长期激素应用史。在当地医院诊断为"2型糖尿病"给予"二甲双胍"等药物口服（具体药物及用量不详），未监测血糖，未饮食运动控制。6个月前发现左足中趾颜色发紫，伴左下肢疼痛，影响休息。曾多次就诊于当地医院给予住院治疗（具体治疗不祥），症状未见缓解，症状进一步加重，中趾干枯、坏死，波及左足2足趾。遂就诊于某三甲医院，经治疗症状血糖控制有所下降，目前应用德谷胰岛素12U，每晚1次，皮下注射，利格列汀片，5mg，每日1次口服，控制血糖。经治疗左下肢疼痛及足趾溃烂症状仍未见好转，遂来我院诊疗。

既往史：患慢性粒细胞减少症11年余，平素口服甲磺酸伊马替尼（格列卫）1片，每日1次。1年前因冠心病、急性心肌梗死在外院行"冠脉搭桥术"，目前口服"拜阿司匹林片0.1g，每日1次、氯比格雷片75g，1日1次，可定片10mg，每晚1次，单硝酸异山梨醒片1片，每日2次口服。否认高血压，否认脑血管疾病病史，否认肝炎、结核、疟疾病史，预防接种史随当地进行，否认外伤、输血、献血史，否认食物、药物过敏史。

体格检查：体温36.2℃，脉搏89次/分，呼吸22次/分，血压102/71mmg。

胸部正中可见长约10cm手术瘢痕，愈合好。双下肢皮肤冰凉，痛温觉下降，足背动脉波动消失，左足背部瘀青，第三趾呈黑色坏疽，第二趾呈暗红色，下肢无水肿（病例 31 图 1）。

二、诊疗经过

入院后辅助检查：

血常规（2021 年 4 月 12 日）：白细胞 $4.15 \times 10^9/L$（$3.5 \sim 9.5$）$\times 10^9/L$，中性粒细胞百分比 85.1%（40% $\sim$ 75%），淋巴细胞计数 $0.26 \times 10^9/L$（$1.1 \sim 3.2$）$\times 10^9/L$，红细胞 $2.46 \times 10^{12}/L$（$4.3 \sim 5.8$）$\times 10^9/L$，血红蛋白 81.0g/L（130 $\sim$ 175g/L），C- 反应蛋白 40.52mg/L（0 $\sim$ 10mg/L）。

尿常规示：蛋白质（+-），白细胞（-），隐血（-），亚硝酸盐（+），细菌计数 849.9/μl，细菌（高倍视野）$8.50 \times 10^5/ml$。

胸部 CT 示：①双肺炎症，部分陈旧性病变；②左肺下叶膨胀不全，左侧胸腔积液；③右肺微小结节，建议动态观察；④纵隔稍大淋巴结伴钙化；⑤主动脉及冠脉多发钙化，心包局部增厚；⑥右肾小结石或钙化灶，胆囊内多发结石，脾内钙化灶；⑦左侧肾上腺增粗；⑧甲状腺双侧叶密度不均，建议结合超声检查；⑨双侧多发肋骨形态异常，请结合病史；胸骨呈术后改变。

胸椎 MRI：①胸椎退变；② T_7、$T_9 \sim T_{12}$ 椎体许莫氏结节。

心脏彩超示：各房室腔内径正常，大血管根部内径及位置关系正常。主动脉瓣增厚、回声增强。二尖瓣、三尖瓣、主动脉瓣、肺动脉瓣开放可，关闭欠佳。房室间隔连续完整。左室收缩功能测值正常，心包腔内未探及明显异常。左室壁厚度正常，静息状态下各节段室壁运动协调，幅度正常。CDFI：二尖瓣反流：A：$1.4cm^2$。三尖瓣反流：A：$1.1cm^2$，PK 1.7m/s，PPG 12mmHg。主动脉瓣反流：A：$1.8cm^2$。肺动脉瓣反流：A：$0.6cm^2$。①主动脉瓣退行性变；②二尖瓣、三尖瓣、主动脉瓣、肺动脉瓣轻度反流；③左室松弛功能减退。

入院第 1 天（2021 年 4 月 11 日）：

左下肢持续性疼痛阵发性加重，VAS 评分 7 分。鉴于患者高龄慢性基础疾病，仅予以抗惊厥药物普瑞巴林 75mg，每日 2 次口服，同时因入院后血常规异常及局部溃疡伴混合感染，请医院感染管理科医师会诊，建议莫西沙星每次 0.4，每日 1 次，局部应用创面葆，改善基础病情，加强免疫力等。

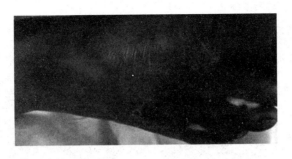

病例 31 图 1 术前足部创面

入院第 2 天（2021 年 4 月 12 日）：

局部麻醉下行脊髓电刺激永久电极Ⅰ期植入术。患者入室后取俯卧位，DSA 下扫描定位，选择左侧 L_1/L_2 椎间隙为目标靶点，确定皮肤进针点，于体表做好标记，局部碘伏常规消毒、铺巾，1% 利多卡因局部浸润麻醉，麻醉成功后，以穿刺针于体表标记处侧入路行硬膜外穿刺，待针尖出现突破感，注生理盐水测试呈负压，考虑针尖已达硬膜外腔，侧位像确认之后，引导下经穿刺针将电极（美国雅培，植入式神经刺激系统经皮电极套件，型号：3189）送至 T_8 椎体上缘，电极位于硬膜外腔中线处，之后进行电刺激测试，根据患者自身感觉调整电极触点正负极及刺激强度，患者诉刺激异感可覆盖原有疼痛不适区域。于相同位置放置另一个电极，DSA 下扫描定位，选择左侧 T_{12}/L_1 椎间隙为目标靶点（具体操作同上），经穿刺针将电极送至 T_8 椎体上缘，电极（美国雅培，植入式神经刺激系统经皮电极套件，型号：3189）位于硬膜外腔中线处稍偏向左侧，之后进行电刺激测试，根据患者自身感觉调整电极触点正负极及刺激强度，患者诉刺激异感可覆盖原有疼痛不适区域。两根电极测试完成后在 DSA 引导下再次确定电极正位（病例 31 图 2A）及侧位（病例 31 图 2B）位置满意，在穿刺点处做一斜行切口垂直切开至筋膜层，切口长度约 5cm，使用血管钳钝性分离切口左右两侧皮肤及筋膜层，将电极导线以固定锚妥善固定并埋入两侧皮下，电极线外端从左侧腋后线皮下引出，确定无活动出血后缝合皮肤。术后给予"头孢唑林 2.0g，q12h，静脉滴注"及"莫西沙星 0.4g tid 口服"口服抗感染治疗，并定期换药，预防术后感染。

入院第 3 天（2021 年 4 月 13 日）：

术后第一天患者左下肢有麻木感，疼痛较前有所缓解，VAS 评分 4 分，下肢皮肤温度较术前增高。查体：双下肢皮肤冰凉缓解，足背动脉波动消失，左足背部瘀青，第三趾呈黑色坏疽，第二趾呈暗红色，下肢无水肿。

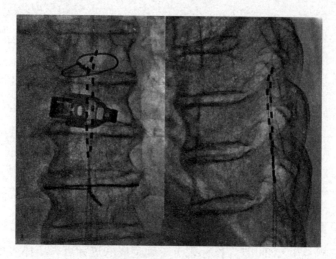

病例 31 图 2　脊髓电刺激植入 X 线片

注：A. 脊髓电刺激植入正位 X 线片；B. 脊髓电刺激植入侧位 X 线片。

入院第 8 天（2021 年 4 月 21 日）：

术后患者左下肢有麻木感，疼痛较前明显缓解，VAS 评分 2 分。查体：左足背部瘀青，第三趾呈黑色坏疽，第二趾皮肤颜色接近正常色。遂局部麻醉下行脊髓电刺激永久电极Ⅱ期植入术。选择左侧臀部上区为脊髓神经刺激器囊袋植入区，于体表做好标记，局部碘伏常规消毒、铺巾，1% 利多卡因局部浸润麻醉，在标记处做一横向切口，切口长度约 5cm，使用血管钳钝性分离切口左右两侧皮肤及筋膜层。拆除原切口缝线，去除原脊髓神经刺激器外端电极，于左侧腰部建立皮下隧道，使用万古霉素冲洗切口，电极导线穿过隧道并与脊髓神经刺激器（美国雅培，可充电植入式神经刺激系统，型号：3788，见病例 31 图 3）以固定锚妥善固定并埋入囊袋置入区（病例 31 图 4），之后进行电刺激测试，患者诉刺激异感可覆盖原有疼痛不适区域，确定无活动出血后缝合皮肤。

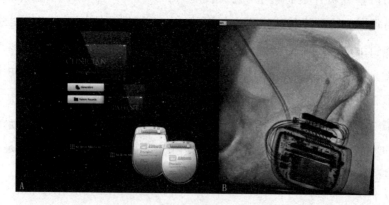

病例 31 图 3　脊髓神经刺激器植入体内前及体内中

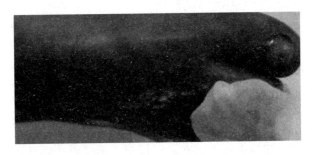

病例 31 图 4　术后第 8 天创面

入院后 12 天（2021 年 4 月 27 日）：

患者诉左足趾有麻木感，疼痛较前明显减轻，VAS 评分 2 分。查体：双下肢皮肤冰凉缓解，足背动脉波动消失，左足背部瘀青，第三趾呈黑色坏疽，第二趾皮肤颜色接近正常色，下肢无水肿。穿刺处及囊袋植入处均无渗出、无红肿。术后复查血常规（2021 年 4 月 26 日）：白细胞 4.11×10^9/L，中性粒细胞百分比 70.5%，淋巴细胞计数 0.80×10^9/L，红细胞 2.47×10^{12}/L，血红蛋白 80.0g/L，血沉 31mm/h（0 ~ 28mm/h）。

最终诊断：①2 型糖尿病性周围神经病变；②2 型糖尿病足病；③2 型糖尿病伴多并发症；④2 型糖尿病性周围血管病变；⑤慢性粒细胞减少症；⑥冠状动脉粥样硬化性心脏病；⑦冠脉搭桥术后。

三、疾病介绍

据估计，全球有 4.22 亿人患有糖尿病，占成年人口的 8.5%，在中、低收入国家，糖尿病患病率的增长速度更快，研究显示我国糖尿病患者达 1.44 亿。糖尿病足是导致糖尿病患者残疾、死亡的主要并发症之一，1/4 的糖尿病患者在一生中会发生糖尿病足溃疡。我国糖尿病患者 1 年内新发溃疡发生率为 8.1%，糖尿病足溃疡患者 1 年内新发溃疡发生率为 31.6%。糖尿病足的主要临床表现为外周血管病变、下肢发凉、静息痛、足部感染溃疡等，严重时可出现组织坏死，患者需截肢处理。糖尿病足常规治疗方法为扩张血管药物治疗、抗血小板药物治疗、抗凝血药物等内科药物治疗以及血管重建术、清创术、植皮术、皮瓣移植术、截肢 / 趾术等外科治疗。由于糖尿病患者常合并多系统疾病，部分患者无法耐受外科手术治疗，而且疼痛剧烈，单纯药物治疗效果甚微，此类病人 2 年截肢率为 9.3%，死亡率为 23.2%。脊髓电刺激（spinal cord stimulation，SCS）用于治疗缺血性疾病早在 1976 年就有报道，近年来国内外已经广泛开展，其主要作用在于缓解疼痛和改善微循环，从而避免或延迟截肢，提高患者生活质量。

本例患者糖尿病病史数十年，发现左足趾溃烂 6 个月余。平素使用"二甲双胍"

等药物口服治疗，未监测血糖，未饮食运动控制。6 个月前发现左足中趾颜色发紫，伴四肢麻木、感觉减退、疼痛剧烈，并进行性加重。该患者入院后诊断为 2 型糖尿病足病、2 型糖尿病并多个并发症、2 型糖尿病性周围神经病变、2 型糖尿病性周围血管病变、慢性粒细胞减少症、冠状动脉粥样硬化性心脏病，冠脉搭桥术后。入院后完善相关检查并进行多学科会诊，考虑患者高龄慢性基础病情，局部溃疡伴混合感染、微循环障碍、免疫力差，外科手术风险高，拟行 SCS 治疗改善循环缓解疼痛。在积极抗感染治疗的同时择期行脊髓电刺激植入术，在 I 期测试阶段患者疼痛可缓解 > 50%，测试结束后给予永久植入。术后 7 天患者左足皮肤颜色和温度均较术前改善，疼痛亦明显缓解。术后 1 个月随访，患者疼痛控制可，足部溃疡未进一步恶化。SCS 用于治疗下肢缺血性疾病是安全可行的，值得进一步的推广和应用。

四、病例点评

该病例合并慢性粒细胞减少症、冠心病、冠脉搭桥术后，免疫力差、营养状况差、局部溃疡伴混合感染，给予 SCS 植入治疗后患者疼痛及下肢循环得到了改善。这种手术方式创伤小，对患者身体状况影响小，在缓解患者疼痛的同时改善下肢循环。足部溃疡是糖尿病的主要并发症，并且与高发病率和病死率以及沉重的经济负担相关。糖尿病患者足溃疡的终身发病率为 19% ~ 34%，成功愈合后，糖尿病足溃疡的复发率在 1 年内为 40%。通常情况下，糖尿病周围神经病变和周围动脉病变在糖尿病足中起着重要作用，SCS 主要通过镇痛和扩张血管来治疗缺血性疼痛。

SCS 镇痛的作用机制与 Melzack 和 Wall 提出的疼痛"门控理论"有关。从脊髓后角细胞向中枢传导的周围神经纤维有传递触觉的粗纤维（Aβ 纤维）和传递痛觉的细纤维（Aδ 纤维和 C 纤维），两种纤维平衡调控参与痛觉信号传递。细纤维兴奋时痛觉信号传导打开上传至脑产生痛觉；粗纤维兴奋时痛觉信号传导关闭，因此不能上传至脑，也不能产生痛觉。而粗纤维的兴奋阈值低于细纤维，因此脊髓电刺激通过选择性刺激粗纤维，从而关闭痛觉信号传导，降低神经可塑性，遏制神经中枢敏化，达到缓解疼痛的效果。此外，还有研究发现 SCS 可以改变脊髓后角神经递质的释放，使 γ - 氨基丁酸释放增加，兴奋性氨基酸（谷氨酸和天冬氨酸等）释放减少，从而抑制感受痛觉的神经元活性，激活疼痛抑制通路，还能促进内源性阿片肽释放来缓解疼痛。

本例患者在行 SCS 治疗后左足皮肤温度升高、创面颜色改善，足部溃疡未进一步恶化，提示 SCS 还可改善下肢血管循环。研究显示，这主要与 SCS 抑制交感性血管收缩，促进血管舒张因子释放有关，SCS 激活中间神经元降低交感神经节前神经元活性来减少儿茶酚胺的释放，从而导致外周血管扩张；SCS刺激还可使细胞信号分子通路激活，导致神经末梢释放血管舒张因子，如降钙素基因相关肽（CGRP），有强烈的微血管扩张作用。CGRP的释放引起内皮一氧化碳释放，并刺激血管平滑肌细胞松弛。这些作用最终减少血管阻力和增加局部血流，并促进内皮保护和新的血管生成。

感染是导致糖尿病足患者截肢和死亡的重要原因之一。肢体缺血、免疫功能紊乱、高血糖、时间较长的溃疡都可增加糖尿病足溃疡感染的风险。此外，切口血肿和感染也是SCS的主要并发症，其中感染的发生率为3.0%～6.3%。本例患者合并有慢性粒细胞减少症，免疫功能差，足部溃疡以及SCS术后切口感染风险均较高。该患者术前术后使用头孢唑林及莫西沙星预防感染，术中使用万古霉素冲洗切口预防切口感染。术后密切观察手术创面及患者足趾部有无红肿及感染，定期换药。本例患者术后切口愈合良好并未发生感染。

SCS永久植入花费较高，在糖尿病足患者中的成本效益如何目前研究较少，但却是传统保守治疗及外科手术治疗之外新的选择方案。随着SCS在糖尿病足治疗中应用的推广，很多问题（如适应证的选择、治疗时机的选择等）的答案将逐渐清晰，这一治疗方式也将为更多的糖尿病足患者解除痛苦、提高生活质量。

（李海芹 夏令杰 河南省人民医院）

参考文献

[1]WHO.Global report on diabetes[R].2016：2019-2007-2001.

[2]Ogurtsova K，da Rocha Fernandes JD，Huang Y，et al.IDF Diabetes Atlas：Global estimates for the prevalence of diabetes for 2015 and 2040[J].Diabetes Res Clin Pract，2017，128：40-50.

[3]Mantovani AM，Fregonesi CE，Palma MR，et al.Relationship between amputation and risk factors in individuals with diabetes mellitus：A study with Brazilian patients[J].Diabetes Metab Syndr，2017，11：47-50.

[4]Armstrong DG，Boulton AJM，Bus SA.Diabetic Foot Ulcers and Their Recurrence[J].N Engl J Med，2017，376：2367-2375.

[5]Jiang Y，Wang X，Xia L，et al.A cohort study of diabetic patients and diabetic foot ulceration patients in China[J].Wound Repair Regen，2015，23：222-230.

[6] 中国医疗保健国际交流促进会糖尿病足病分会，国际血管联盟中国分部糖尿病足病专家委员会. 中国糖尿病足诊治指南 [J]. 中国临床医生杂志，2020，48：19-27.

[7]Martini R，Andreozzi GM，Deri A，et al.Amputation rate and mortality in elderly patients with critical limb ischemia not suitable for revascularization[J].Aging Clin Exp Res，2012，24：24-27.

[8]Cook AW，Oygar A，Baggenstos P，et al.Vascular disease of extremities.Electric stimulation of spinal cord and posterior roots[J].NY State J Med，1976，76：366-368.

[9]Pluijms WA，Slangen R，Joosten EA，et al.Electrical spinal cord stimulation in painful diabetic polyneuropathy，a systematic review on treatment efficacy and safety[J].Eur J Pain，2011，15：783-788.

[10] 刘妍，董道松，赵林，等. 脊髓电刺激治疗下肢缺血性疼痛的临床研究 [J]. 中国疼痛医学杂志，2020，26（2）：116-121.

[11]Gao JB，Bao M.Case report of the treatment of diabetic foot disease using spinal cord stimulation[J].Brain Stimul，2019，12：792-793.

[12]Ubbink DT，Vermeulen H.Spinal cord stimulation for critical leg ischemia：a review of effectiveness and optimal patient selection[J].J Pain Symptom Manage，2006，31：S30-35.

[13]Chen XP，Fu WM，Gu W.Spinal cord stimulation for patients with inoperable chronic critical leg ischemia[J].World J Emerg Med，2011，2：262-266.

[14]Lazzarini PA，Pacella RE，Armstrong DG，et al.Diabetes-related lower-extremity complications are a leading cause of the global burden of disability[J].Diabet Med，2018.

[15]Nicolaas C.Schaper，Jaap J.van Netten，Jan Apelqvist，et al. 国际糖尿病足工作组：糖尿病足防治实践指南——《国际糖尿病足工作组：糖尿病足防治国际指南（2019）》的一部分 [J]. 感染、炎症、修复，2019，20：131-139.

[16] 樊梦，鲍民，周蓬勃，等. 外科电极植入脊髓电刺激治疗糖尿病足的临床效果 [J]. 中国医科大学学报，2022，51：271-275.

[17]Wu M，Komori N，Qin C，et al.Extracellular signal-regulated kinase（ERK）and protein kinase B（AKT）pathways involved in spinal cord stimulation（SCS）-induced vasodilation[J].Brain Res，2008，1207：73-83.

[18]Lobanov OV，Peng YB.Differential contribution of electrically evoked dorsal root reflexes to peripheral vasodilatation and plasma extravasation[J].J Neuroinflammation，2011，

8 : 20.

[19]Naoum JJ, Arbid EJ.Spinal cord stimulation for chronic limb ischemia [J].Methodist Debakey Cardiovasc J, 2013, 9 : 99-102.

[20]Lavery LA, Armstrong DG, Murdoch DP, et al.Validation of the Infectious Diseases Society of America's diabetic foot infection classification system[J].Clin Infect Dis, 2007, 44 : 562-565.

病例 32

2 型糖尿病性大疱病

一、病历摘要

患者男性，45 岁，农民，于 2022 年 8 月 13 日以"发现血糖升高 3 年，双足多趾水疱 5 天"为主诉入院。初步诊断为糖尿病性大疱病、2 型糖尿病合并周围循环并发症并糖尿病周围神经病并糖尿病视网膜病变并糖尿病肾病。3 年前体检时发现血糖偏高，测空腹血糖 15mmol/L，在当地医院诊断为 2 型糖尿病，给予"甘舒霖 30R 早 8U、晚 8U"治疗，疗效不佳。近 2 年双下肢麻木、发凉。1 年前因"右足蹋趾溃烂、坏死，在我科住院诊断为糖尿病足病、2 型糖尿病合并周围循环并发症并糖尿病周围神经病并糖尿病视网膜病变并糖尿病肾病"，行"截趾术"。5 天前无明显诱因出现右足第 2 足趾肿水疱，左足蹋趾、小趾肿胀伴水疱，未进行治疗，今来我院住院治疗。发病来，神志清，精神可，饮食睡眠可，大小便正常，体重无明显减轻。吸烟史 26 年，40 支 / 天，饮白酒史 26 年，200ml/ 次。家族中父亲患有糖尿病。

入院查体：体温 36.2℃，脉搏 78 次 / 分，呼吸 19 次 / 分，血压 119/68mmHg。神志清，精神可，心、肺、腹部查体未见明显异常，双下肢无水肿。双下肢麻木、发凉、疼痛，右足蹋趾缺如，右足第二趾肿胀伴水疱，左足蹋趾、小趾肿胀伴水疱（病例 32 图 1）。

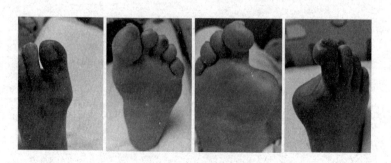

病例 32 图 1　患者入院时创面情况（2022 年 8 月 13 日）

二、诊疗经过

入院后辅助检查及结果：尿微量白蛋白 73.25mg/L，尿微量白蛋白/肌酐 46.07mg/g，24 小时尿总量 3000ml/24h，尿素 7.59mmol/L，空腹血糖 6.90mmol/L，餐后 2 小时血糖 11.0mmol/L，糖化血红蛋白 7.5%。心电图：窦性心律，前间壁心肌梗死，部分导联 ST–T 异常。双足正斜位（病例 32 图 2）：右足第 1 部分近节、中节及远节指骨缺如，软组织缺损；双足改变，符合糖尿病足 X 线表现。双下肢动脉 CTA（病例 32 图 3）：提示双下肢动脉多发狭窄。双肺少许陈旧性病变；纵隔及右侧肺门钙化灶。彩超：右房大；三尖瓣轻度反流。

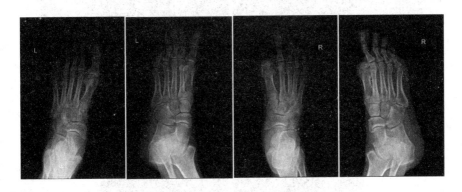

病例 32 图 2　双足正斜位 X 线（2022 年 8 月 14 日）

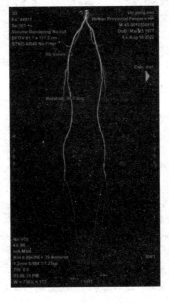

病例 32 图 3　双下肢 CTA（2022 年 8 月 18 日）

入院后予以甘精胰岛素10U qn联合卡格列净0.1g qd控制血糖、他汀调脂稳定斑块、左氧氟沙星0.5g qd抗感染、罂粟碱及胰激肽酶原改善血供、硫辛酸营养神经及其他对症支持治疗。入院第二天常规消毒下去除水疱皮（病例32图4），创面鲜红，外涂鑫巴克，间断创面换药与消毒，病情逐渐好转，渗出明显减少，局部白色新生上皮组织逐渐覆盖创面，病情较前明显好转（病例32图5图6、图7）。

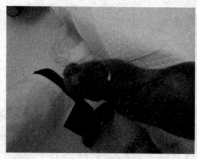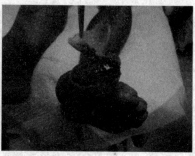

病例 32 图 4　住院期间照片（2022 年 8 月 14 日）

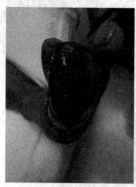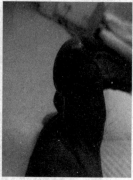

病例 32 图 5　住院期间照片（2022 年 8 月 19 日）

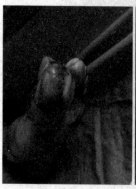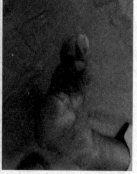

病例 32 图 6　住院期间照片（2022 年 8 月 19 日）

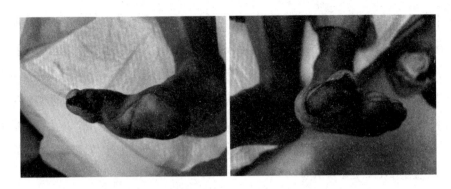

病例 32 图 7 住院期间换药照片（2022 年 8 月 24 日）

患者于 2020 年 08 月 26 日出院，出院后 2 周随访，创面完全愈合。

三、疾病介绍及点评

糖尿病性大疱病（bullosis diabeticorum，BD）是糖尿病患者皮肤自发的、非炎症性水疱，是糖尿病特异性的皮肤病变，以前罕见，今年随着糖尿病患者的增多，已经较为常见。

目前对于 BD 的治疗，应以预防或防治并发症为目标，但目前尚无临床实践指南。有学者建议的治疗包括吸水疱以防止自发破裂，并使用水疱皮作为伤口覆盖物，这对于手部的较小的水泡和不复杂的足部较小的水泡可能是足够的。然而，对于较大的水疱，由于大疱较大、存在时间较长、患者局部缺血或神经病变较重，以及部分患者大疱破裂没及时发现创面被污染等因素，基底可能出现或可能发展为坏死和（或）感染等，有学者建议首先积极去除疱皮和引流，使用非黏附性药物绷带治疗和常规伤口护理，全面评估糖尿病足的状况，机体代谢状况和并发症，并取培养及考虑是否使用抗生素。

BD 患者可采取及时就诊、保持局部清洁预防继发感染、严格控制血糖、改善营养状态等措施进行防治，以改善预后。为了防止可能的继发性感染，确诊为 BD 的患者应该密切观察，直到皮损完全愈合。为防止意外破裂和随后的并发症，可能需要抽吸水疱和固定。在继发性组织破坏的情况下，可切开清创等治疗。对于 BD 患者，需要详细的评估和标准的糖尿病伤口护理，并进行早期干预，以防止继发感染和溃疡发展。

该病例，患者存在下肢严重神经病变、血管病变、肾病及视力障碍，大疱比较大，如果抽吸疱液后留疱皮，让其自行上皮生长，这个过程较长且患者依从性差及护理条件跟不上，难以避免感染及甚至最后截趾的后果。因此，我们取出疱皮后，属于无菌的透明的疱液，创面比较新鲜。为促进创面尽快上皮化，我们应用鑫巴克涂抹创面，数日内创面白色新生上皮组织日益增多。最后，患者出院回家自行换药，完全愈合。

鑫巴克（医用Ⅲ型胶原无菌凝胶）主要材料具有三螺旋结构的人源Ⅲ型胶原蛋白，辅以赋形剂。适用范围：促进创面修复、预防整形切口的瘢痕形成。对促进创面修复有明显效果。该病例仅是我们应用的其中一例。在其他创面中比如糖尿病足清创后肉芽生长及上皮化效果也很突出。

（张会峰　河南省人民医院）

（房冠华　民权县人民医院）

病例 33

小趾混合性坏疽

一、病历摘要

患者男性,71 岁,2022 年 6 月 25 日以"血糖升高 15 年,右足第 5 趾发黑、疼痛 13 天"为主诉第 1 次就诊于我院,初步诊断为 2 型糖尿病足病 Wagner 4 级、2 型糖尿病并周围神经病变并下肢动脉病变、高血压病 2 级（很高危组）。

现病史：15 年前因口干、多饮、多尿在当地卫生院诊断为 2 型糖尿病,后不规律口服药物治疗（具体药物及剂量不详）,未严格进行饮食控制、规律运动,未规律监测血糖。半年前自测血糖较高（具体不详）,当地医院调整方案为"赖脯胰岛素注射液（优泌乐）25R 早餐前 28U 皮下注射,晚餐前 28U 皮下注射",平时空腹血糖在 7 ~ 17mmol/L,餐后 2 小时血糖在 17mol 左右。13 天前无明显诱因出现右足第 5 足趾水泡,自行外用药物治疗（具体药物及剂量不详）,右足第 5 足趾逐渐发黑,伴疼痛,无明显渗出,无发热,于当地诊所予以静脉药物治疗（具体药物及剂量不详）,效果差,后于当地某医院住院治疗,考虑诊断为 2 型糖尿病足病、2 型糖尿病性周围神经病变、高血压病 2 级,予以控糖、控压、调整、抗感染、改善循环、营养神经等对症及支持治疗,效果欠佳,足趾发黑逐渐加重、疼痛明显,偶伴头晕、胸闷,伴上腹部不适。遂来我院就诊。

既往史：高血压病史半年,最高收缩压 170mmHg,平时口服硝苯地平缓释片 20mg bid 口服,否认心血管及脑血管疾病病史,吸烟史 30 年余,已戒烟 20 年,否认家族遗传史。

体格检查：体温 36.3℃,脉搏 87 次 / 分,呼吸 18 次 / 分,血压 129/78mmHg。神志清,精神一般,心、肺、腹查体未见明显异常。右下肢轻度水肿,双侧足背动脉、胫后动脉搏动减弱。右足第 5 足趾干性坏疽,近端少量脓性渗出,无特殊气味（病例 33 图 1）。

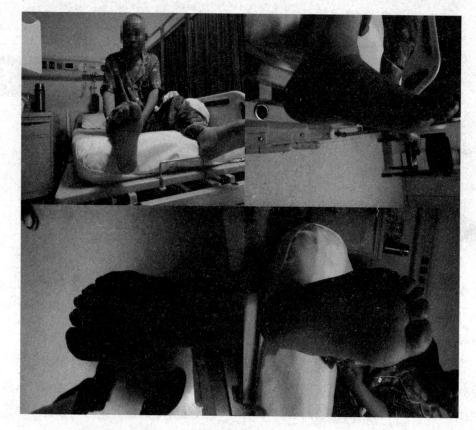

病例 33 图 1　首次入院创面情况（2022 年 6 月 25 日）

左足第 5 趾可见干性坏死发黑软组织，近端可见少量渗出。

二、诊疗经过

入院后检查：血常规＋ CRP：白细胞 6.34×10^9/L，中性粒细胞 4.71×10^9/L，淋巴细胞 1.20×10^9/L，红细胞 4.80×10^{12}/L，血红蛋白 140.0g/L，C- 反应蛋白（C-reactive protein，CRP）2.97mg/L。血沉 60mm/h。降钙素原（procalcitonin，PCT）< 0.05ng/ml。肝功能：谷丙转氨酶 8.7U/L，谷草转氨酶 8.6U/L，碱性磷酸酶 100.9U/L，谷氨酰转肽酶 27.0U/L，总蛋白 63.6g/L，白蛋白 30.4g/L。肾功能：尿素 6.53mmol/L，肌酐 47μmol/L，尿酸 273μmol/L。糖化血红蛋白 11.1%。尿常规：蛋白质 1+，尿糖 4+，酮体 –。尿微量白蛋白 252.60mg/L。心电图、胸部 X 线：双肺纹理增多，心影增大。右足正位 X 线：右足骨质疏松，右足第 4、5 远节趾骨改变符合糖尿病骨病改变；右侧跟骨结节增生（病例 33 图 2）。

下肢动脉 CT 血管成像示：①腹主动脉管壁软硬斑并溃疡形成；双侧髂总动脉及

髂内动脉局部管腔重度狭窄，余管腔轻 – 中度狭窄；②右侧股动脉及腘动脉软硬斑，管腔轻度狭窄；右侧股深动脉近段软硬斑，管腔重度狭窄，中远段显影纤细；③右侧胫前动脉节段性显影，显影段软硬斑，管腔中重度狭窄；右侧腓动脉近段软硬斑，中远段软斑，管腔轻度狭窄；右侧胫后动脉软斑，管腔轻度狭窄，右侧足背及足底动脉软硬斑，管腔轻中度狭窄；④左侧股动球软硬斑，管腔轻度狭窄，左侧股深动脉近段软斑，管腔轻度狭窄，中远段显影稍纤细；左侧腘动脉软斑，管腔轻度狭窄；⑤左侧胫腓干软硬斑，管腔轻度狭窄；左侧胫腓干内线状低密度影，建议结合临床及其他检查；⑥左侧胫前动脉节段性显影，显影段软硬斑，管腔中重度狭窄；左侧胫后动脉软硬斑，管腔中度狭窄；左侧腓动脉软硬斑，管腔轻度狭窄；⑦左侧足背动脉软斑，足底动脉软硬斑，管腔轻 – 中度狭窄。以上请结合临及其他检查，建议动态观察或必要时要时进一步检查（病例33 图3），给予控制血糖、改善循环、营养神经等全身治疗。对于足部创面处理方面，经验性给予"注射用亚胺培南西司他丁钠（泰能）"抗感染、局部清创换药治疗。考虑患者经济情况及年龄等综合因素。于2022 年6 月30 日在神经阻滞麻醉下行"右足扩创术＋截趾术＋载抗生素骨水泥安装术"（病例33 图4）。术中取组织培养，行骨组织细菌一般培养：产气肠杆菌（多重耐药菌）。继续给予抗生素及对症支持治疗6 天，总花费19 064.86 元后出院。3 周后患者再次来我院住院治疗，可见右足第5 趾骨水泥覆盖，无明显渗出（病例33 图5），完善检查后于2022 年8 月1 日行"右足残端修整术＋清创缝合术"（病例33 图6），手术过程顺利，术后恢复较好，住院6 天，总花费15 333.56 元后出院。

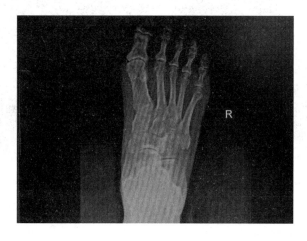

病例33 图2　左足正位 X 线（2022 年06 月26 日）

右足骨质疏松,右足第4、5远节趾骨改变符合糖尿病骨病改变;右侧跟骨结节增生。

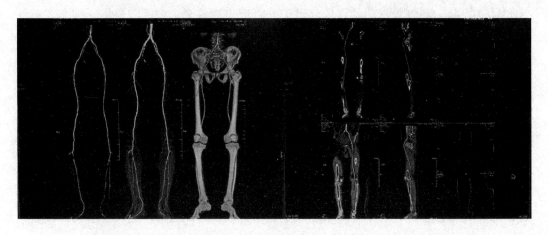

病例33图3　下肢动脉CT血管成像

双侧髂总动脉及髂内动脉局部管腔重度狭窄,余管腔轻-中度狭窄。右侧股动脉及腘动脉管腔轻度狭窄;右侧股深动脉管腔重度狭窄,中远段显影纤细;右侧胫前动脉节段性显影,管腔中重度狭窄;右侧腓动脉管腔轻度狭窄;右侧胫后动脉管腔轻度狭窄,右则足背及足底动脉管腔轻中度狭窄,左侧动脉不同程度狭窄。

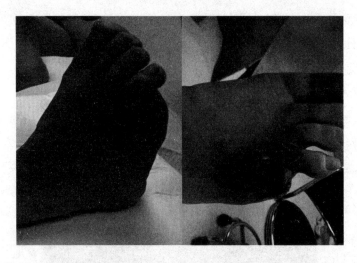

病例33图4　右足扩创术+截趾术+载抗生素骨水泥安装术后(2022年06月30日)

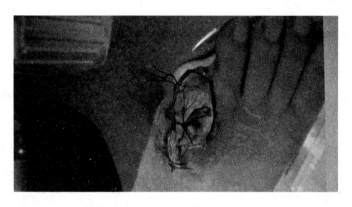

病例 33 图 5　右足截趾术＋载抗生素安装术后（2022 年 7 月 29 日）

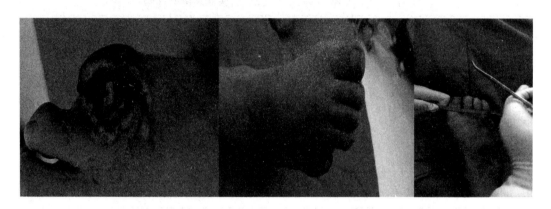

病例 33 图 6　右足残端修整术＋清创缝合术中

术中可见右足创面诱导膜生长良好，散在失活组织。

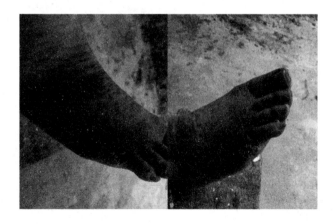

病例 33 图 7　出院后

可见局部创面已愈合（病例 33 图 7）。

三、疾病介绍

糖尿病足病是指初诊糖尿病或已有糖尿病病史的患者，足部出现感染、溃疡或组织的破坏，通常伴有下肢神经病变和（或）周围动脉病变（PAD）。因此，所有糖尿病慢性并发症中，糖尿病足病是相对容易识别、预防比较有效的并发症。糖尿病足一旦诊断，临床上应该进行分级评估，目前临床上广为接受的分级方法主要是 Wagner 分级（病例 33 表 1）和 Texas 分级（病例 33 表 2）。Wagner 分级方法是目前临床及科研中应用最为广泛的分级方法。

病例 33 表 1　不同 Wagner 分级糖尿病足的临床特点

Wagner 分级	临床表现
0 级	临床表现有发生足溃疡的危险因素，但目前无溃疡
1 级	足部表浅溃疡，无感染征象，突出表现为神经性溃疡
2 级	较深溃疡，常合并软组织感染，无骨髓炎或深部脓肿
3 级	深部溃疡，有脓肿或骨髓炎
4 级	局限性坏疽（趾、足跟或前足背），其特征为缺血性坏疽，通常合并神经病变
5 级	全足坏疽

病例 33 表 2　不同 Texas 分级糖尿病足的临床特征

Texas 分级及分期	临床表现
分级	
0 级	足部溃疡史
1 级	表浅溃疡
2 级	溃疡累及肌腱
3 级	溃疡累及骨和关节
分期	
A 期	无感染和缺血
B 期	合并感染
C 期	合并缺血
D 期	感染和缺血并存

四、病例点评

本文中患者为老年患者，糖尿病病史较长，并发症较多，下肢血管病变较重，于当地治疗效果较差，然而在糖尿病足的药物治疗中，要重视综合治疗。糖尿病足常分为 3 种类型，即神经型、缺血型和神经缺血型（也叫混合型）。研究发现，我国糖尿病足以混合型为主，其次为缺血型，而单纯神经型比较少见。对于神经病变型，目前除治疗神经病变外，重要的是患肢减压，局部清创可促进溃疡愈合；而对于缺血型病变则可以通过药物治疗，运动锻炼和重建下肢血流的方法，取得一定疗效；即使混合型病变，如果血流得到改善，其神经病变也可得到部分缓解。对于该患者属于缺血性病变，干性坏疽，一般我们采用药物治疗并下肢动脉腔内介入治疗，但下肢动脉腔内介入治疗，花费较高，且血管再通后再次闭塞发生率极高，患者住院时间较长，且大截趾风险较高。结合患者综合情况及家庭条件，我们给予了载抗生素骨水泥安装术。相对于传统治疗糖尿病足上，我们做到优先选择简单、继发损伤小的手术方案，以简单方法解决复杂问题，不仅解决了患者花费问题，也解决了糖尿病足住院时长问题，同时减轻了患者的经济负担，得到了良好获益。

（张会峰 河南省人民医院）

（王晓潘 濮阳县人民医院）

参考文献

[1]Smith RG.Validation of Wagner's classification：a literature review[J].Ostomy Wound Manage，2003，49（1）：54-62.

[2]Jiang Y，Ran X，Jia L，et al.Epidemiology of type 2 diabetic foot problems and predictive factors for amputation in China[J].Int J Low Extrem Wounds，2015，14（1）：19-27.DOI：10.1177/1534734614564867.

[3]Schaper NC，Van Netten JJ，Apelqvist J，et al.Prevention and management of foot problems in diabetes：a Summary Guidance for Daily Practice 2015，based on the IWGDF Guidance Documents[J].Diabetes Metab Res Rev，2016，32Suppl 1：7-15.DOI：10.1002/dmrr.2695.

[4]谷涌泉，张建，俞恒锡，等.下肢远端动脉旁路移植治疗糖尿病足 46 例报告[J].中国实用外科杂志，2003，23（8）：487-489.DOI：10.3321/j.issn：1005-2208.2003.08.019.

[5]谷涌泉，张建，俞恒锡，等.膝下动脉腔内成形术治疗严重下肢缺血[J].中华普通外科杂志，2007，22（2）：123-125.DOI：10.3760/j.issn：1007-631X.2007.02.013.

病例 34

载抗生素骨水泥在截趾糖尿病足创面的应用

第 1 次入院

一、病历摘要

患者男性,52 岁,2021 年 7 月 13 日以"发现血糖高 20 年,左足溃烂 1 年,加重 10 天。"为主诉第 1 次入我院就诊,初步诊断为 2 型糖尿病足病。

现病史：20 年前在山西工作时无明显诱因出现口干、多饮、多尿伴乏力等症状,体重无明显减轻,在当地医院检查血糖明显高于正常,诊断为 2 型糖尿病。开始口服二甲双胍、消渴丸等药物治疗。血糖控制不佳。10 年前因血糖高,在某医院住院,应用"诺和灵 30R 早 24U、晚 20U"皮下注射控制血糖,血糖控制不佳。1 年前无诱因左足足掌中间破溃,约 1cm×1cm 的较表浅创面,中间有一针眼大小窦道,基本无渗出,无疼痛,不影响日常活动,未进一步诊治。10 天前患者热水泡脚后出现左足红肿、发热等。继之出现周身乏力。遂到当地医院住院治疗,病情无好转,反复发热、乏力、左足红肿、发热加重。遂转来我院住院治疗。

既往史：20 年前曾患肺结核,已愈。5 年前行"双眼白内障手术"治疗。否认高血压、心脏病病史,否认吸烟、饮酒史,否认家族遗传史。

体格检查：体温 38.1℃,脉搏 95 次 / 分；呼吸 23 次 / 分,血压 146/76mmHg,神志清,精神差,心、肺、腹查体未见明显异常。双下肢无水肿,双侧足背动脉、胫后动脉搏动未触及。左足踝部及以下明显水肿,足背、足底、足掌红肿发热。双侧足背动脉触诊波动减弱。左足掌中间破溃,约 1.5cm×1.0cm 的创面,中间有一窦道,深达骨质,按压可有脓血流出（病例 34 图 1）。

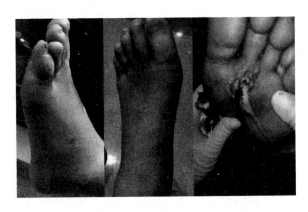

病例 34 图 1　首次入院创面情况（2021 年 7 月 13 日）

左足掌中间破溃，约 1.5cm×1.0cm 的创面，中间有一窦道，深达骨质，按压可有脓血流出。

二、诊疗经过

入院后检查：血常规＋CRP：白细胞 $13.93×10^9$/L，中性粒细胞 $11.44×10^9$/L，淋巴细胞 $1.27×10^9$/L，红细胞 $3.45×10^{12}$/L，血红蛋白 101.0g/L，C- 反应蛋白（C-reactive protein，CRP）50.36mg/L。肝功能：谷丙转氨酶 22.3U/L，谷草转氨酶 14.3U/L，碱性磷酸酶 67.5U/L，谷氨酰转肽酶 31.0U/L，总蛋白：55.0g/L，白蛋白 25.9g/L，前白蛋白 77 m g/L。肾功能：肾小球滤过率 112.23ml/min，尿素 6.6mmol/L，肌酐 57 μmol/L，尿酸 120 μmol/L。血糖 17.6mmol/L，糖化血红蛋白 8.0%。

尿常规：未查。心电图：窦性心动过速，多数导联 ST-T 异常，部分胸导联 ST-T 压低，请动态观察。胸部 X 线未见明显异常。左足正斜位 X 线：足第 4 中远节趾骨融合，余关节间隙尚可，关节关系正常（病例 34 图 2）。下肢动脉 CT 血管成像：未查。冠脉 CTA：①左冠状动脉主干（LMCA）软斑，管腔轻度狭窄；②左冠状动脉前降支（LAD）近中段软硬斑，管腔局限性中重度狭窄；③左冠状动脉回旋支（LCX）近段，第一支钝缘支近端软硬斑，管腔轻度狭窄；④右冠状动脉（RCV）软斑，管腔轻度狭窄；⑤肺动脉栓塞可能，请结合临床，建议结合临床及其他检查（病例 34 图 3）。

入院诊断为：①2 型糖尿病足病；②2 型糖尿病伴多并发症；③2 型糖尿病性周围神经病变；④2 型糖尿病性周围血管病变；⑤2 型糖尿病性肾病；⑥冠心病 缺血性心肌病；⑦肺动脉栓塞；⑧甲状腺结节。给予控制血糖、改善循环、营养神经等全身治疗。对于足部创面处理方面，经验性给予"亚胺培南西司他汀 0.5g q8h"抗感染、局部清创换药治疗。考虑患者合并低蛋白血症，给予补充白蛋白并预防电解质紊乱。

于2021年7月14日在神经阻滞麻醉下行"左足扩创术＋创面封闭式负压引流术（VAC）"（病例34图4）。术后给予给予"亚胺培南西司他汀0.5g q8h"抗感染治疗。术后组织给骨组织均未培养出细菌。于2021年7月17日抗感染治降级为"哌拉西林他唑巴坦4.5g q8h"抗感染治疗。于2021年7月20日在神经阻滞麻醉下行"左足扩创术＋创面封闭式负压引流术（VAC）"。患肢红肿消退明显，一般情况良好。于2021年7月25日抗感染治降级为"哌拉西林他唑巴坦4.5g q12h"抗感染治疗。根据病情需要，分别于2021年7月26日在在神经阻滞麻醉下行"左足扩创术＋创面封闭式负压引流术（VAC）"（病例34图5）、2021年8月2日在麻下行"左足扩创术＋创面封闭式负压引流术（VAC）（病例34图6）"。术后患者一般情况可，感染指标恢复正常，创面肉芽组织生长良好，未见明显脓性渗出。术后继续抗感染治疗。于2021年8月3日拆除VAC装置，可见左足愈合良好，创面清洁干燥，未见渗出，痛温觉基本正常（病例34图7）。近1个月数次随访，创面逐渐完全愈合（病例34图8、图9）。

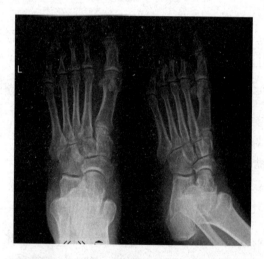

病例34图2 左足X线片（2021年7月14日）

左足第4中远节趾骨融合，余关节间隙尚可，关节关系正常（病例34图2）。

冠脉CTA：①左冠状动脉主干（LMCA）软斑，管腔轻度狭窄；②左冠状动脉前降支（LAD）近中段软硬斑，管腔局限性中重度狭窄；③左冠状动脉回旋支（LCX）近段，第一支钝缘支近端软硬斑，管腔轻度狭窄；④右冠状动脉（RCV）软斑，管腔轻度狭窄；⑤肺动脉栓塞可能，请结合临床，建议结合临床及其他检查。

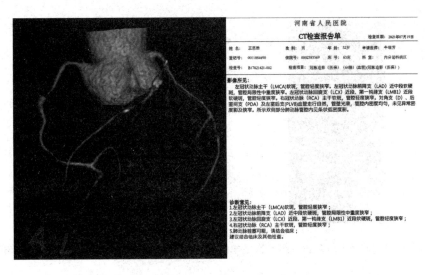

病例 34 图 3　冠脉 CTA

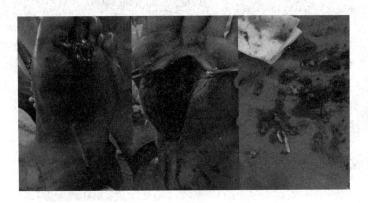

病例 34 图 4　2021 年 7 月 14 日左足扩创术＋创面封闭式负压引流术

注：第 1 次手术。

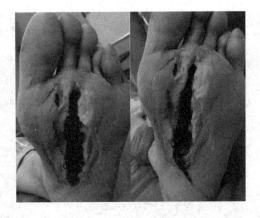

病例 34 图 5　2021 年 7 月 26 日左足扩创术＋创面封闭式负压引流术

注：第 2 次手术。

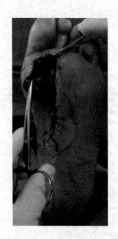

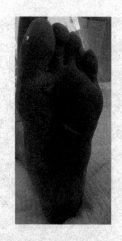

病例 34 图 6　2021 年 8 月 2 日（第 4 次手术）　　病例 34 图 7　2021 年 8 月 3 日（换药照片）

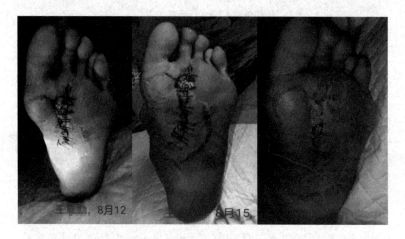

病例 34 图 8　随访照片

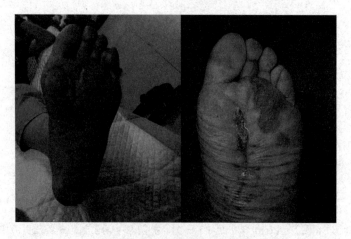

病例 34 图 9　9 月 6 日出院后随访

第2次入院：

一、病历摘要

患者男性，53岁，农民，以"发现血糖高21年，发热5天"为主诉入院。21年前无明显诱因出现口干、多饮、多尿、乏力，体重无明显减轻，在当地医院检查血糖明显高于正常（具体不详），无心悸、情绪易激动、怕热、易出汗，无恶心、呕吐、腹痛、腹泻、头晕、头痛、肢体活动障碍等症状，诊断为糖尿病，口服"二甲双胍、消渴丸"等药物治疗，血糖控制情况不详。

现病史：10年前因血糖高，在开封市某医院住院时改为胰岛素治疗至今，目前应用"诺和灵30R 早21U、晚19U、间断口服二甲双胍片（0.25）每次2片"，血糖控制仍欠佳。2年前无明显诱因出现左足足掌中间破溃，约1cm×1cm的较表浅创面，中间有一针眼大小窦道，未诊治。1年前热水泡脚后出现左足红肿、发热等，遂到原阳县某医院就诊，病情无好转。后因反复发热、乏力、左足红肿、发热加重，遂转来我院治疗，诊断为2型糖尿病足病、2型糖尿病伴多并发症、2型糖尿病性周围神经病变、2型糖尿病性周围血管病变、2型糖尿病性肾病、冠心病（缺血性心肌病）、肺动脉栓塞、甲状腺结节，多次给予"左足扩创术＋KCI安装术"，病情好转后出院，伤口逐渐愈合。7个月前左足底出现一针尖大小窦道，未在意，未行特殊处理。5天前受凉后出现发热，呈不规则发热，最高体温达38.5℃，后发现左足第二趾红肿，周围可见脓疱，自行口服退热药物，效差。2天前至原阳县某医院给予对症处理（具体不详），效果欠佳。今为进一步诊治来我院就诊，门诊以"2型糖尿病足病"收入院。发病来，患者神志清，精神差，饮食可，睡眠可，大便腹泻与便秘交替，小便尚可，体重无明显改变。

既往史：20年前曾患肺结核，已愈。5年前行"双眼白内障手术"治疗。否认高血压、心脏病病史，否认吸烟、饮酒史，否认家族遗传史。

体格检查：体温36.4℃，脉搏84次/分，呼吸21次/分，血压108/60mmHg。身高、体重因轮椅未测。神志清，精神可，心、肺、腹查体未见明显异常。双下肢无水肿，双侧足背动脉、胫后动脉搏动可触及。专科检查：左足第二趾红肿、破溃，引流条通畅，左足底瘢痕处可见一大小约0.5cm×0.5cm窦道，左下肢水肿（病例34图10、图11）。

二、诊疗经过

入院后检查：血常规＋CRP：白细胞 7.21×10^9/L，中性粒细胞 5.01×10^9/L，血红蛋白 115.0g/L，C-反应蛋白（C-reactive protein，CRP）37.78mg/L。血沉 86mm/h。降钙素原（procalcitonin，PCT）0.07ng/ml。白蛋白 31.9g/L。肾功能：肾小球滤过率 101.38ml/min，尿素 7.81mmol/L，肌酐 46μmol/L，尿酸 413μmol/L。糖化血红蛋白 6.9%。尿常规：尿糖 4+，蛋白-，潜血-，酮体-。心电图、胸部 X 线未见明显异常。

左足正斜位 X 线：①考虑糖尿病足改变；②左足第 1 近节趾骨形态欠规整骨皮质凹凸不平，请结合临床。

左足 MRI 示：诊断意见：①左足多发骨质异常信号，考虑糖尿病足改变；②左足第 1 近节趾骨形态欠规整，第 4 中远节趾骨融合、外翻，第 3 中近节趾骨融合；③左足及左踝关节积液；④左足肌肉、肌间软组织水肿。

彩超示：①左室松弛功能减退；②左侧颈动脉斑块形成；③肝实质回声稍致密；④前列腺体积大并结石；⑤双侧股浅、腘动脉及右侧胫前动脉内膜面钙化。

给予控制血糖、改善循环、营养神经等全身治疗。对于足部创面处理方面，2022 年 7 月 6 日经验性给予"亚胺培南西司他汀 0.5g q8h"抗感染治疗。于 2022 年 7 月 11 日在神经阻滞麻醉下行"左足截趾术＋扩创术＋载抗生素骨水泥安装术＋创面负压封闭引流术"（病例 34 图 12）。2022 年 7 月 6 日、2022 年 7 月 12 日组织、骨组织培养均未检出细菌。患肢红肿消退明显，一般情况良好，病情好转出院。2022 年 8 月 2 日为进一步治疗再次来我院（病例 34 图 13）。血常规＋CRP：白细胞 3.11×10^9/L，中性粒细胞百分比 50.4%，淋巴细胞计数 2.32×10^9/L，血红蛋白 122.0g/L，糖化血红蛋白 6.0%。尿微量白蛋白 15.41mg/L，尿肌酐 0.67g/L，A/C 23.00mg/g。骨密度、感觉阈值、ABI：未查。C-反应蛋白（C-reactive protein，CRP）< 0.449mg/L，白蛋白 31.9g/L。降钙素原（procalcitonin，PCT）< 0.05ng/ml；心电图：窦性＋异位心律；短程加速性房性心律；少数导联 T 波异常；逆钟向转位。2022 年 8 月 2 日经验性给予"左氧氟沙星"抗感染治疗。于 2022 年 8 月 3 日在神经阻滞麻醉下行"左足扩创术＋残端修整术＋创面负压封闭式引流术"，骨组织及组织均未培养出细菌。2022 年 8 月 7 日拆除 VAC 装置，可见左足愈合良好，创面清洁干燥，未见渗出，痛温觉基本正常，病情好转出院（病例 34 图 14）。

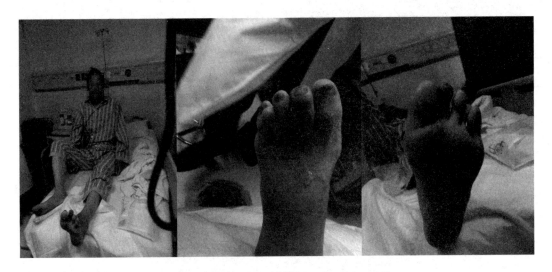

病例 34 图 10　2022 年 7 月 6 日入院时照片

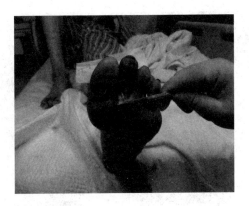

病例 34 图 11　2022 年 7 月 7 日换药照片

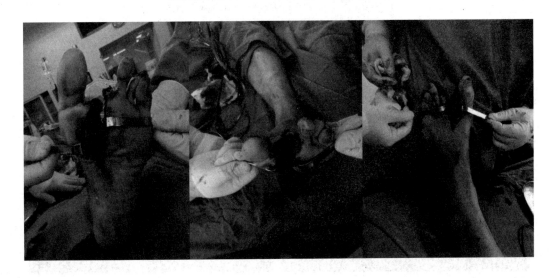

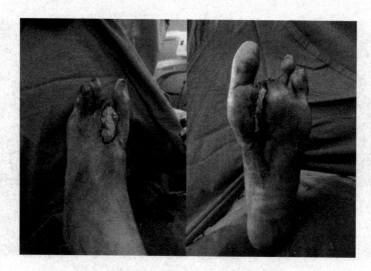

病例 34 图 12　2022 年 7 月 11 日手术照片

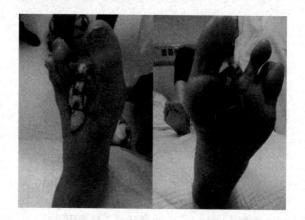

病例 34 图 13　2022 年 8 月 2 日入院时照片

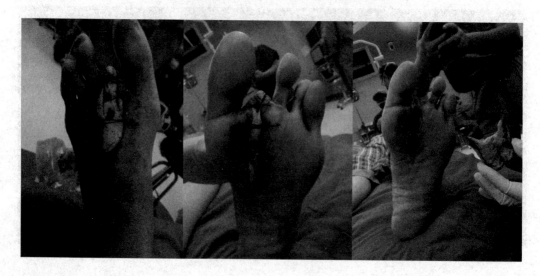

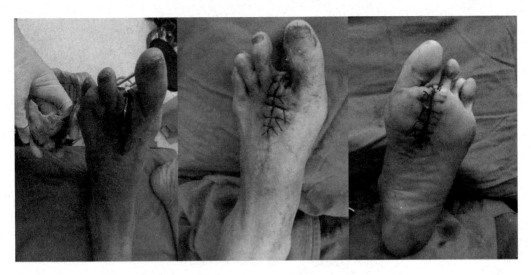

病例 34 图 14　取出骨水泥、诱导膜生长良好及缝合照片

2022 年 8 月 3 日在神经阻滞麻醉下行"左足扩创术＋残端修整术＋创面负压封闭式引流术",病情好转后出院。术中取诱导膜病理检查显示:诱导膜内可见较多血管(病例 34 图 15)。9 天后随访,创面愈合良好(病例 34 图 16)。

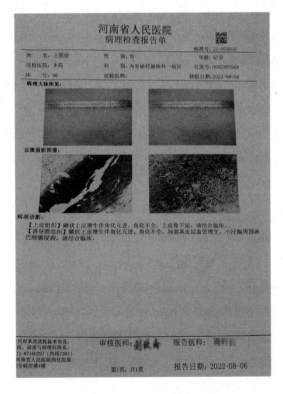

病例 34 图 15　诱导膜病理

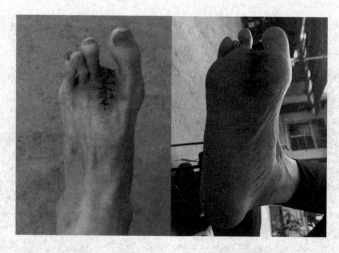

病例 34 图 16 8 月 12 日院外随访照片

三、疾病介绍

这 1 例典型的糖尿病足病例，两次足部感染住院，采用了不同治疗方法。

四、病例点评

患者第 1 次住院，血糖控制不佳。左足窦道经久不愈，在周围神经病变基础上早期未给予重视，感染后创面扩大，形成窦道，皮下软组织形成脓腔。经过 4 次清创，负压引流，抗感染及对症治疗。好转出院。出院后没有穿减压鞋。负压引流的优点：引流去除了细菌培养基和创伤后受损组织产生的毒性分解产物，减少机体组织对毒物的重吸收，避免二次打击所致的"全身炎症反应"。负压为主动引流提供了动力，同时可促进局部的血液循环加速，刺激组织新生。变开放性创面为闭合性创面，创造干净、湿润的愈合环境。

第 2 次住院，血糖控制可，感染较重，截除第 2 趾，填充载抗生素骨水泥，患者出院。骨水泥中的抗生素局部释放可有效控制创面感染，减少全身应用抗生素。骨水泥填塞创面空腔并封闭创面，减少了换药次数和换药风险。

第 3 次住院，拆除骨水泥，诱导膜生长良好，缝合创面，痊愈出院。骨水泥周围可形成生物诱导膜。诱导膜内含有大量微血管和上皮细胞，还可以分泌多种细胞因子，促进新生血管形成，创面再上皮化，促进创面愈合。

第 1 次住院共住院 21 天，花费 6.1 万元，第 2 次住院共住院 10 天，花费 3 万元，第三次住院共住院 3 天，花费 1.3 万元。

这是又 1 例载抗生素骨水泥在 2 型糖尿病足感染创面的应用，较第 1 次住院住院时间减短、费用减少、治疗效果好。

（张会峰　河南省人民医院）

（蔡卫霞　信阳职业技术学院附属医院）

腘－胫动脉旁路串联股前外侧游离穿支皮瓣治疗糖尿病 PAD 合并糖尿病足创面

一、病例摘要

患者男，49 岁。2021 年 10 月 16 日以 "发现血糖升高 15 年，右足破溃 1 年余，红肿热痛 10 天" 为主诉来院。诊断为右足糖尿病足、右侧下肢动脉硬化闭塞症伴坏疽、右侧跖骨骨髓炎（第 5 跖骨）、右侧足软组织感染、双侧下肢动脉粥样硬化、2 型糖尿病、低蛋白血症、轻度贫血。患者相关查体信息被记录于我科自制糖尿病足患者信息单中（病例 35 图 6）。

现病史：15 年前发现糖尿病，规律使用预混人胰岛素 50R 早、中、晚各 10U 及睡前德谷胰岛素 28U。血糖监测不规律。一年前右足第 5 足趾擦伤，未给予重视，反复破溃，流脓，10 天前症状加重，就诊于当地医院，给予保守治疗，效果不佳，现患者为求进一步诊疗就诊于我院门诊，经门诊医生详细询问病史，查体及相关专科检查以 "糖尿病足" 收入院。

既往史：否认高血压史。否认冠心病史，无输血史，无药物、食物过敏史。预防接种史不详，无手术外伤史。

体格检查：体温 36.6℃，脉搏 88 次 / 分，呼吸 18 次 / 分，血压 140/80mmHg。右足第 5 跖骨头掌侧区有一约 2cm×2cm 近圆形破溃，深达骨质，棉签探及有窦道形成，与右足背侧软组织相通，右足背偏外侧可见面积约 12cm×7cm 红肿区，皮温高，皮肤活性差，按压可触及波动感，深部挤压有大量脓汁自足底破溃处流出，恶臭，压痛阴性。第 5 足趾呈坏死失活状，皮温低，活动度差，颜色呈暗紫色，足底 10g 尼龙丝试验阳性，未触及足背动脉搏动，胫后动脉搏动微弱（病例 35 图 1、图 2）。右足负重正侧位：右足第 5 跖骨远端骨质显示不清，第 5 趾骨近端骨质密度减低，周围软组织内可见多发低密度影（病例 35 图 3、图 4）。

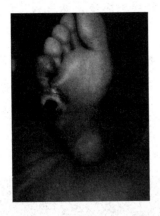

病例 35 图 1　患足底外像

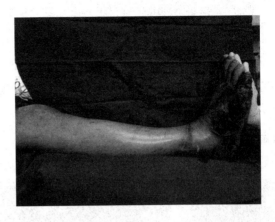

病例 35 图 2　患足侧面外像，患足跟腱未见挛缩

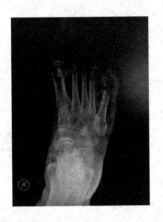

病例 35 图 3　患足正位 X 线

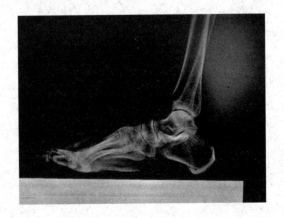

病例 35 图 4　患足负重侧位 X 线

二、诊疗经过

入院后检查：

血液相关检查：白细胞 25.9×10^9/L，中性粒细胞 22.34×10^9/L，单核细胞 1.9×10^9/L，红细胞 2.27×10^{12}/L，血红蛋白 68.0g/L，CRP 224mg/L。糖化血红蛋白 10.2%，葡萄糖 14.1mmol/L，白蛋白 25.4g/L，碱性磷酸酶 226U/L，谷氨酰转肽酶 161.0U/L，降钙素原 0.5539ng/ml，肾小球滤过率 69.8ml/min。

心电图：窦性心律，不正常心电图，ST-T 异常改变，右心室高电压。

下肢动静脉超声：双侧动脉：双侧髂总动脉、髂内动脉、髂外动脉、股总动脉、股深动脉、股动脉、腘动脉、胫前动脉、胫后动脉多发斑块形成。右侧下肢胫前动脉管腔内无血流信号。左侧下肢胫前动脉下段管腔内无血流信号。双侧静脉：双侧髂总、髂内、髂外、股总、股深、股、腘、胫前、胫后静脉血流自然充盈，压之能闭合。

下肢动脉 CTA：腹主动脉远端、双侧髂总动脉可见多发斑块形成，管腔轻度狭窄，双侧股深、浅动脉、腘动脉未见明显管腔狭窄。双侧胫前动脉、腓动脉远段未见明显显影，双侧胫后动脉显示尚可（病例 35 图 5）。入院后按照我科制订的评估表对患者病情做了相应评估（病例 35 图 6）。

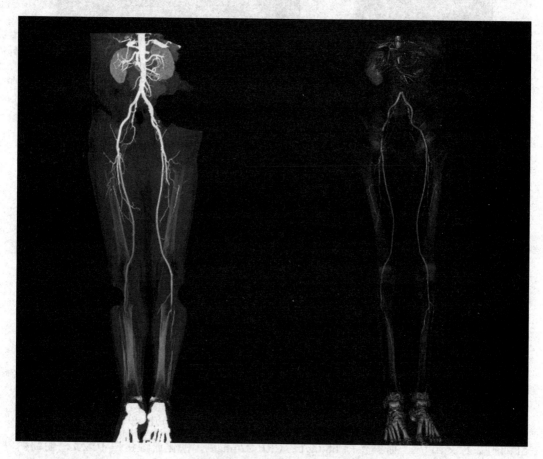

病例 35 图 5　患者下肢 CTA

吉林大学第二医院手外科·糖尿病足快速诊断表单

患者姓名		性别	男	年龄	49
住院号	01430509	联系方式			

分类		内容描述				诊断
Nerve		10g尼龙丝实验阴性为0，阳性为1				1
Wound		溃疡		坏疽		3
	0	无		无		
	1	足部皮肤表面溃疡		无		
	2	累及骨、关节或肌腱的深部溃疡；未累及跟骨的足跟溃疡		仅累及足趾		
	3	广而深的溃疡累及前足和（或）中足；深部足跟溃疡和（或）累及跟骨		累及前足或中足广泛坏疽，深层足跟坏疽和（或）累及跟骨		

Ischemia		ABI	AP	TP	TcPO2	2
	0	>0.8	>100mmHg	>60mmHg	>7.98kPa	
	1	0.6-0.8	70-100mmHg	40-60mmHg	5.32-7.98kPa	
	2	0.4-0.6	50-70mmHg	30-40mmHg	3.99-5.32kPa	
	3	≤0.4	<50mmHg	<30mmHg	<3.99kPa	
胫前 ABI	0.62			胫后 ABI	0.6	

Fi Foot infection		内容		诊断
	0	无感染迹象或体征		3
	1	仅累及皮肤或皮下组织，红斑<2cm（创面周围），无全身症状或感染症状		
	2	累及深部组织，红斑>2cm，溃疡周围红肿，无全身症状或感染症状		
	3	任何足感染，下列症状存在2项以上：体温>38℃或<36℃，心率>90次/分；呼吸频率>20次/分或二氧化碳分压<32mmHg；白细胞计数<4*109/L或>12*109/L		

Site & Size	T足趾；M跖骨头；C中足；W足趾间；H足跟	R:
	1-5分别代表足趾及趾蹼	T5g M5 2cm×2cm
	C1中足内；C2中足外	Cd 15cm×10cm
	H1跟内；H2跟底内；H3跟底外；H4跟外；H5跟腱区	
	d背侧，g坏疽，lat胫侧，laf腓侧	

Deformity	跟腱挛缩试验	患者仰卧位，膝关节屈曲，跖屈畸形为比目鱼肌挛缩		腓肠肌	
		如膝关节伸直，足跖屈畸形，为腓肠肌挛缩		比目鱼	无
		膝伸直或屈曲位均出现跖屈畸形，为双肌挛缩		两者	
	马蹄足	跟内翻	跟外翻	高弓足	扁平足
	跖内收	跖外展	横弓塌陷（第几跖骨头）	拇外翻	锤状趾
	槌状指	爪形趾	其他		

截肢史	患者是否有过截肢/趾史	无	是/否

动脉血流流速	胫前动脉：	胫后动脉：	最终创面诊断：N₁W₃I₂Fi₃-R:T5g M₅ 2cm×2cm Cd 15cm×10cm

eGFR: 69.8

病例35 图6　糖尿病足诊断表（吉林大学第二医院手外科自制）

第一次手术（2021年10月19日）：

经过完善术前检查及评估后，考虑患者感染严重，进展迅速。术前给予患者积极控制血糖，补充蛋白，抗感染，改善循环，营养神经，改善全身状况等对症治疗。于2021年10月19日在腰硬联合麻醉下行右足清创、第五足趾截趾、坏死跖骨清除、抗生素骨水泥占位，VSD负压引流术。术后给予抗感染，改善微循环，消肿止痛，纠正贫血，补充蛋白，冲洗等对症支持治疗（病例 35 图 7）。术后患者病情平稳，于 2021 年 11 月 2 日拆除 VSD 负压引流装置：右足创面肉芽生长尚可，未见明显脓性渗出及异味（病例 35 图 8）。2021 年 11 月 2 日复查双侧大小隐静脉彩超：左侧下肢大隐静脉起始内径约 0.27cm，膝段内径约 0.17cm，小腿段内径约 0.12cm，小隐静脉内径约 0.10cm。右侧下肢大隐静脉起始内径约 0.28cm，膝段内径约 0.17cm，小腿段内径约 0.10cm，小隐静脉内径约 0.12cm。根据结果确认大隐静脉可以用来做自体桥血管。血液相关检查：白细胞 5.6×10^9/L，中性粒细胞 4.8×10^9/L，单核细胞 0.54×10^9/L，红细胞 2.27×10^{12}/L，血红蛋白 124g/L，CRP 224mg/L。

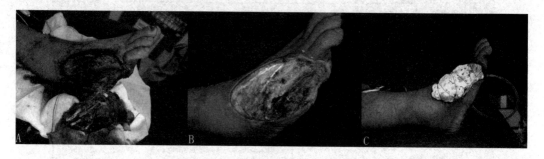

病例 35 图 7　截趾、清创手术及术后填塞抗生素骨水泥并连接负压吸引

注：A. 术中切开感染区，见有大量感染、坏死组织，臭味，脓汁较多；B. 清创后，残留创面，其内可见骨质、肌腱外露；C. 抗生素骨水泥占位，其下放置冲洗管，其上防止 VSD 负压吸引材料。

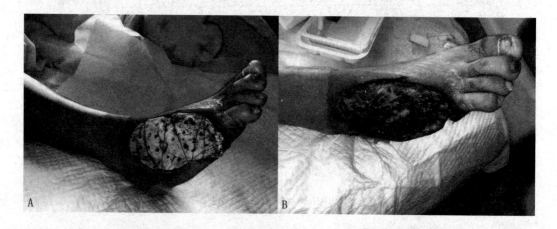

病例 35 图 8　拆除负压吸引，骨水泥固定及拆除骨水泥后的创面

注：A. 术后半个月拆除 VSD，骨水泥固定确切；B. 拆除骨水泥后见创面诱导膜完整，骨及肌腱活性良好。未见明显脓性渗出及异味。

第二次手术（2021 年 11 月 3 日）：

经过对症支持治疗，患者各项指标接近正常或达到正常。2021 年 11 月 3 日在腰硬联合麻醉下行右侧腘动脉－胫前动脉自体血管移植搭桥术、游离皮瓣移植术、VSD负压引流术，改善下肢血运及覆盖创面。术中首先探查内外踝水平的胫前动脉和胫后动脉，术中见患者胫前动脉血管病变程度比胫后动脉轻，符合流出道吻合口要求。探查股浅动脉远端和腘动脉起始段，选择合适的流入道吻合口位置。确定流出道位置后，标记大隐静脉切取长度。沿大隐静脉表面旁开 1cm 切开皮肤，充分显露大隐静脉。仔细结扎大隐静脉属支。在大隐静脉旁开 3～5mm 处，切开组织，完整切取大隐静脉。将大隐静脉反转倒置后，7–0 普理灵血管缝合线端－侧吻合法先后缝合流出道及流入道。确认桥血管血流通畅、吻合口无狭窄后，湿盐水纱布覆盖术区。在同侧大腿外侧，根据创面形状设计股前外侧皮瓣，常规切取股前外侧皮瓣后，将皮瓣动脉与桥血管适当位置端－侧吻合，皮瓣静脉与胫前动脉伴行静脉端侧吻合。术后给予预防感染、消肿止痛、改善微循环、患足保暖等对症支持治疗（病例 35 图 9）。术后 15 天（病例 35 图 10），皮瓣顺利成活。患肢皮温较对侧平均高 0.86℃。术后 2 个月复查，皮瓣成活良好，患肢远端血运较对侧好，皮温较对侧高平均 0.92℃。患者开始进行功能恢复练习（病例 35 图 11）。术后半年复查，皮瓣成活良好，患者恢复行走功能，自诉患侧皮温较对侧高（病例 35 图 12）。

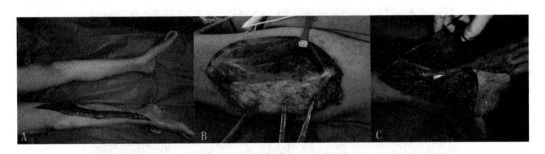

病例 35 图 9　右侧腘动脉－胫前动脉自体血管移植搭桥术

注：A. 术中旁路血管外像；B. 股前外侧皮瓣切取，显露其穿支；C. 术中皮瓣血管吻合外像。

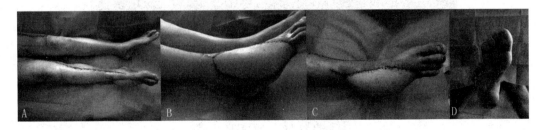

病例 35 图 10　术后 2 周创面情况

注：A. 术后 2 周双下肢正面观；B. 术区侧面观；C. 术区正面观；D. 术区足底观。

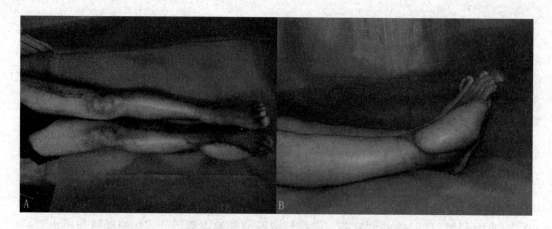

病例 35 图 11　术后 2 个月创面情况
注：A. 术后 2 个月双下肢正面观；B. 术区侧面观。

　　术后复查下肢动脉 CTA（2021 年 11 月 9 日）：腹主动脉远端、双侧髂总动脉、双侧髂内动脉、双侧髂外动脉、双侧股动脉、双侧腘动脉、双侧胫前动脉、双侧胫后动脉及双侧腓动脉管壁见多发斑块形成，部分呈钙化样密度，管腔不同程度变窄，部分管腔几乎闭塞，以双侧胫前动脉及腓动脉为著。桥血管显影充分（病例 35 图 12）。

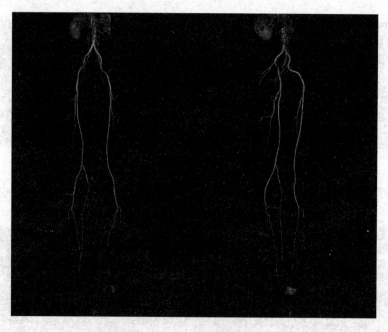

病例 35 图 12　术后复查 CTA
注：显示桥血管血流通畅，显影充分。

双侧下肢血管彩超：右侧下肢股动脉 – 胫前动脉吻合术后，上吻合口管腔内可见血流信号，频谱三相波，下吻合口管腔内可见血流信号，频谱三相波，流速60cm/s。右侧下肢动脉：右侧下肢股总、股深、股浅、腘、胫前、胫后动脉内膜不厚，无斑块形成，频谱形态、流速未见异常。右侧下肢胫前动脉中上段血流呈断续状，可见侧支动脉汇入，中下段无血流信号，右侧下肢静脉：右侧下肢股总静脉、股深静脉、股浅静脉、腘静脉、胫前静脉、胫后静脉血流自然充盈，压之能闭合。

三、疾病介绍

外周动脉疾病（peripheral arterial disease，PAD）是指包括主动脉和肢体供血动脉的狭窄和阻塞性病变，高危因素包括性别、年龄、糖尿病、吸烟、高血压、高胆固醇血症、高纤维蛋白原血症、高半胱氨酸血症等。在中 – 高收入国家，高达50%的糖尿病患者有周围动脉疾病（PAD）。因糖尿病患者往往伴有周围神经病变，常缺乏典型的间歇性跛行和静息痛症状，其PAD的确诊率偏低，往往因各种原因导致足部创面不愈合或延迟愈合，才考虑PAD的诊断。下肢血管PAD的分型，目前采用泛大西洋学会联盟（Trans–Atlantic Inter–Society Consensus，TASC）股腘动脉TASC Ⅱ分型。A型：单处狭窄，长度 ≤ 10cm或单处闭塞，长度 ≤ 5cm；B型：多处狭窄或闭塞病变，每处 ≤ 5cm或单处狭窄或闭塞（长度 ≤ 15cm），未累及膝下腘动脉或单处或多处病变，胫动脉未受累并可用作旁路手术时的远端流出道或钙化严重的闭塞（ ≤ 5cm）或单处腘动脉狭窄；C型：多处狭窄或闭塞，总长度 > 15cm，伴或不伴有严重的钙化或两次腔内治疗后复发，仍需要治疗的狭窄和闭塞；D型：股总动脉和股浅动脉的慢性完全闭塞， > 20cm且累及腘动脉或腘动脉和膝下三分支的慢性完全闭塞。对于糖尿病PAD TASC Ⅱ D型的治疗，国内常选择腔内介入治疗，国际上推荐旁路手术治疗。腔内介入治疗损伤小，但有效时间较短，虽可以反复操作，但难度越来越大。旁路手术损伤较大，但有效时间长，一旦成功，患者可长时间受益。创面内的骨质和肌腱不能长时间裸露，否则会坏死。对于非糖尿病PAD患者，这类创面常需要行皮瓣手术修复创面，或利用骨水泥膜诱导技术（Masquelet技术）在创面形成诱导膜后，在其上植皮。而糖尿病PAD患者，膝下动脉广泛狭窄或闭塞，小腿及足部血运自身难以得到保证，常规皮瓣手术很难成活。骨水泥膜诱导技术的应用，需要患处血运良好。因此也不适用于糖尿病PAD患者。

本病例患者因糖尿病足伴中度感染入院。入院后感染迅速加重导致足背外侧皮肤坏死。在完善术前常规检查及评估后，对患处行清创术。术后患者足背形成约

8cm×7cm 创面，其内有骨骼及肌腱外露。在对患者进行系统评估后，我们为其进行了自体大隐静脉腘-胫旁路联合游离股前外侧皮瓣一期修复创面，既改善了患者下肢血运，又快速的修复足部创面。术后 2 个月随访，CTA 显示桥血管通畅，患肢血运得到明显改善，足部皮温皮色优于对侧。足部皮瓣成活，无残存创面。患足行走功能近正常。

四、病例点评

糖尿病外周动脉疾病是糖尿病常见的并发症。糖尿病患者往往存在两种不同类型的血管病变，第一种是非闭塞性的微循环受损，特点是累及肾脏、眼底和周围神经的微小动脉和毛细血管，对糖尿病足有重要影响；第二种是大血管病变，特点是冠状动脉和周围动脉循环的粥样化改变。糖尿病和非糖尿病患者在下肢大血管病变形态上无明显差别，但在病变部位和类型上还是存在明显差异。糖尿病 PAD 常累及膝下动脉，致使膝下动脉长段狭窄或闭塞。对于该部位病变，传统的介入治疗操作难度大、时效短、远期疗效差，虽因损伤小可反复操作，但再次介入治疗的难度更大，尤其对于 TASC Ⅱ分型 C 型和 D 型的糖尿病 PAD 患者，腔内介入效果并不理想。对于这部分患者，应首先考虑为其进行旁路手术，以恢复肢体远端血供。糖尿病 PAD 的治疗是为了最大限度地恢复足部血液供应，理想的情况是恢复到足部脉搏可以触及的程度，手术的目标是将血流分流到与足部直接贯通的流出动脉，从而恢复缺血区的正常动脉压。

由于旁路桥血管常常需要跨过膝关节，因此首选自体静脉移植。自体静脉移植到足背动脉、胫后动脉及足底动脉，实现恢复足部脉搏的基本目标，疗效持续时间长，可有效降低截肢率。足背动脉旁路手术的广泛应用可有效降低糖尿病患者的下肢截肢率。

术前需要完整评估患者下肢血管情况。相关检查包括超声、CTA、ABI、TBI 及局部氧分压（$TcPO_2$）等。应反复强调指出的是，足部脉搏状态是最重要的体格检查内容。如果不能触及脉搏搏动，那么患者就有足部动脉阻塞性病变，即使神经病变是患者足部破溃疡形成的主要因素，不能触及足动脉搏动也是使用造影剂进行动脉造影检查的指征。对于造影剂会引起糖尿病患者肾功下降的担心不应该成为进行高质量动脉造影的障碍。有研究证实，对于原来没有肾病的糖尿病患者，造影剂引发肾病的发病率并不高。术前超声明确大隐静脉是否存在变异以及直径是否＞3mm，直径过小的大隐静脉，其远期通畅率明显降低。在明确了血管病变范围后，根据 CTA 显示结果，选择流入道。因远端流出道常因血管狭窄闭塞，显影不清，甚至不显影，故在旁路手术开始之前应与患者及家属沟通，存在因血管条件不允许，不能完成旁路手术的可能。

手术开始后，先在踝关节水平探查胫前动脉和胫后动脉，根据其柔韧度选择长约3cm的血管作为流出道吻合部位，接下来根据CTA结果探查流入道血管。在确定流入道吻合口后，沿着大隐静脉走行旁开1cm切开皮肤，掀开大隐静脉表面皮肤，充分显露大隐静脉。沿着大隐静脉旁开0.3cm完整切开周围组织，仔细结扎静脉分支，在适当位置切断大隐静脉后，将其倒置。利用7-0或9-0的血管缝合线、端-侧吻合的方法，分别吻合流入道和流出道。在桥血管走行部位，用电刀充分止血，确认无明显活动出血后，缝合大部分切口皮肤，保留踝关节上5cm至流出道吻合口范围内的切口皮肤未缝合。

根据创面大小设计同侧股前外侧皮瓣，按常规方式切取皮瓣。将切取的皮瓣缝合与皮瓣受区。调整皮瓣血管蒂长度，根据桥血管和皮瓣血管蒂的关系，在流出道吻合口上部选择适当位置，将皮瓣血管的动脉与之吻合（端侧吻合）。皮瓣血管的静脉与胫前动脉伴行静脉进行吻合（端侧吻合或端端吻合）。确保吻合口及周边无明显渗血后，缝合全部皮肤。

术后一周给予患者静点肝素和低分子右旋糖酐。之后口服阿司匹林和氯吡格雷进行抗血小板及抗血栓治疗。一个月后改为阿司匹林长期口服。术后定期复查CTA，以明确桥血管是否通畅，吻合口是否有狭窄。7日内的自体动脉血栓、吻合口狭窄、桥血管血栓，需尽早处理。当上游的主动脉或者髂动脉出现狭窄病变的时候，应考虑给予患者动脉内膜剥脱术、经皮血管成形术或支架置入术；对吻合口狭窄，可行切开探查，补片血管成形术；对于桥血管血栓，在治疗其形成的主要原因后（上游动脉病变，吻合口狭窄或闭塞），可给予取栓治疗或经皮血管介入置管溶栓治疗。对于迟发的自体动脉血栓治疗方法同前；吻合口狭窄，则应该行经皮血管介入球囊扩张术。

1993年Koshima等第一个报道了股前外侧穿支皮瓣（anterolateral thigh perforator flap，ALT）在临床中的应用，因其穿支相对固定、可靠，供区损伤小，相对隐蔽，组织量大，且可制成携带肌肉、筋膜、神经的复合组织瓣，已经成为临床中常用的皮瓣，亦称"万能皮瓣"。

用于修复糖尿病足溃疡的游离皮瓣包括股前外侧穿支皮瓣、旋髂浅动脉穿支皮瓣、股前内侧穿支皮瓣及股上内侧穿支皮瓣等。本病例现采用腘-胫旁路串联游离股前外侧穿支皮瓣修复糖尿病足溃疡创面，既恢复患者小腿以远肢体血运，同时修复糖尿病足创面，术后2个月复查，患肢皮温皮色均好于对侧，且创面修复效果满意。

游离股前外侧穿支皮瓣具有以下优点：①供区相对隐蔽，不牺牲主要血管；②血管相对恒定，变异少，手术操作简单；③切取面积大，可用于修复较大面积的创面；④血管蒂长，管径粗，易于吻合；⑤可携带多种组织制成复合组织瓣，最大限度修复受区。但游离股前外侧穿支皮瓣也有其缺点，主要为皮瓣携带全层浅筋膜，移植后显臃肿，可通过超薄皮瓣技术[12]及二期去脂、皮瓣修型手术等改善皮瓣臃肿状态。

（刘 军 吉林大学第二附属医院）

参考文献

[1]Prompers L，Huijberts M，Apelqvist J，et al.High pervalence of ischaemia，infection and serious comorbidity in patients with diabetic foot disease in Europe.Baseline results from the Eurodiale study[J].Diabetologia，2007，50（1）：18-25.

[2]Morbach S，Furchert H，Groeblinghoff U，et al.Long-term prognosis of diabetic foot patients and their limbs[J].Dia Care，201，35（10）：2021-2027.

[3]Dolan NC，Liu K，Criqui MH，et al.Peripheral artery disease，diabetes，and reduced lower extremity functioning[J].Dia Care，2002，25（1）：113-120.

[4]Boyko EJ，Ahroni JH，Davignon D，et al.Diagnositc utility of the history and physical examination for peripheral vascular disease among patients with diabetes mellitus[J].J Clin Epidemio，1997，50（6）：659-668.

[5]Hosam F. El-Sayed.Bypass Surgery for Lower Extremity Limb Salvage：Vein Bypass. Methodist Debakey Cardiovasc J，2012，8（4）：37-42.

[6]Akbari CM，LoGerfo FW.Diabetes and peripheral vascular disease.J Vasc Surg，1999，30：373-384.

[7]Akbari CM，LoGerfo FW.Distal bypasses in the diabetic patient.In：Yao JST，Pearce WH，eds.Current techniques in vascular surgery.New York，NY：McGraw-Hill，2001：285-296.

[8]Akbari CM，LoGerfo FW.Saphenous vein bypass to pedal arteries in diabetic patients. In：Yao JST，Pearce WH，eds.Techniques in vascular and endovascular surgery.Norwalk，Calif：Appleton and Lange，1998：227-232.

[9]LoGerfo FW，Gibbons GW，Pomposelli FB Jr，et al.Trends in the care of the diabetic foot：Expanded role of arterial reconstruction.Arch Surg，1992，30：499-508.

[10]Solomon R，Werner C，Mann D，et al.Effects of saline，mannitol，and furosemide to prevent acute decrease in renal function induced by radiocontrast agents.N Engl J Med，1994，331：1416-1420.

[11]Koshima I,Yamamoto H,Hosoda M,et al.Free Combined Composite Flaps Using the Lateral Circumflex Femoral System for Repair of Massive Defects of the Head and Neck Regions：An Introduction to the Chimeric Flap Principle.Plastic and Reconstructive Surgery：September 1993-Volume 92-Issue 3-p 411-420.

[12]Oh TS，Lee HS，Hong JP.Diabetic foot reconstruction using free flaps increases 5-year-survival rate[J].J Plast Reconstr Aesthet Surg，2013，66（2）：243-250.

[13]APhil KS，Mat these LI.Super-Thin and suprafascial anterolateral thigh perforator flaps for extremity reconstruction[J].J Reconst Microsurg，2017，33（7）：466-473.

病例 36

复杂糖尿病足诊治体会

一、病例摘要

患者男性，60岁。主因"右足破溃30天，发现血糖升高7天，加重3天"入院。入院初步诊断为2型糖尿病合并酮症，糖尿病足3级D期（右足，Texas分级）足感染（重度，IDSA分级）骨髓炎 糖尿病周围血管病变 糖尿病周围神经病变 糖尿病肾病？高黏滞血症、轻度贫血、肝功能不全 酒精性脂肪肝。

二、诊疗经过

现病史：30天前在美国探亲，走路时不慎将右足磨破，没有重视，仍继续走路，只是走路速度变慢，仍泡澡。7天前发现右足第3趾变黑，立即就诊于美国密苏里州罗拉市当地医院急诊，查血糖20mmol/L，诊断为2型糖尿病，给予静脉输液治疗（具体药名不详），并建议转到芝加哥进一步治疗。患者拒绝，当即回国。5天前回国，就诊于其家乡当地医院，给予门冬胰岛素联合甘精胰岛素强化降糖，静脉抗感染治疗（具体药名不详），建议抬高患肢，未处理创面。3天前发现右足第2趾变黑，并蔓延到足心，骨科、血管外科、内分泌科医师会诊后决定行经小腿截肢，患者拒绝。1天前来我院门诊，当即收住入院。自发病以来，无胸闷憋气、手足麻木、手脚发凉。饮食睡眠可，大小便正常，体重无明显变化。

既往史：既往体健。吸烟40年，每天1包。饮酒40年，每天白酒2两，啤酒一瓶。否认家族性遗传病史。

体格检查：体温39.3℃，脉搏112次/分，呼吸20次/分，血压125/75 mmHg，BMI 22.4。神清语利，自主体位。双肺呼吸音清，未闻及干湿性啰音，心率112次/分，律齐，各瓣膜听诊区未闻及杂音。腹软无抵抗，肝脾肋下未触及。四肢肌力Ⅴ级，双侧 babinski 征阴性。双下肢不肿，右足第 2、3 趾坏疽变黑，并向足心延伸，可见 4cm×15cm 纵行椭圆形黑色皮肤，触痛，有波动感。右足内踝皮肤红肿，触痛。双侧足背动脉及胫后动脉搏动减弱。10g 尼龙单丝示浅感觉减退，128Hz 音叉双侧 7/8。

入院化验及检查：

血常规：红细胞 $3.27×10^{12}$/L ↓，血红蛋白 95g/L ↓，白细胞 $20.31×10^9$/L ↑，中性粒细胞 % 85.2% ↑，淋巴细胞 % 18.5% ↓，血小板 $533×10^9$/L ↑，余各项正常。

糖化血红蛋白 10.9% ↑，糖化白蛋白 24.58% ↑。

肝功能：谷草转氨酶 18.8U/L，谷丙转氨酶 29.3U/L，γ 谷氨酰转肽酶 102.8U/L ↑，碱性磷酸酶 186.2U/L ↑，总蛋白 62.3g/L，血清白蛋白 33.0g/L ↓。

肾功能：尿素氮 7.21mmol/L，肌酐 66.8μmol/L，估计的肾小球滤过率 120ml/（min·1.73m^2）。

血脂：总胆固醇 4.2mmol/L，低密度脂蛋白胆固醇 2.6mmol/L，高密度脂蛋白胆固醇 1.0mmol/L，三酰甘油 1.4mmol/L。

血清炎症标志物：红细胞沉降率 68mm/h ↑，超敏 C- 反应蛋白 14.7mg/L ↑。

纤维蛋白原：5.8g/L ↑ D 二聚体 1.23mg/L ↑。

尿常规：葡萄糖 3+，蛋白 2+，酮体 2+。

细菌培养及药敏结果（病例36图1）：阴沟肠杆菌和大肠埃希菌（产超广谱 β 内酰胺酶，ESBL）。

阴沟肠杆菌		细菌计数 +++		药敏试验 MIC法		单位 μg/ml		
抗生素	实测值	敏感度	抗生素	实测值	敏感度	抗生素	实测值	敏感度
头孢唑啉	≥64	耐药	夫夫喃素	≤1	敏感	哌拉西林	≤4	敏感
阿莫西林	≥64	耐药	氨苄西林	≥32	耐药	头孢哌酮	≤0.5	敏感
头孢吡肟	≤0.12	敏感	头孢西丁	≥32	耐药	头孢哌酮/舒巴坦	≤2	敏感
头孢呋辛	≥32	耐药	氨苄西林/舒巴坦	≥2	耐药	替卡西林/克拉维酸	≤8	敏感
阿莫西林/他巴唑坦	≤1	敏感	复方新诺明	≤0.2	敏感	诺美沙星	≤0.12	敏感
头孢噻肟	≤0.12	敏感	厄他培南	≤0.5	敏感			
美罗培南	≤1	敏感	左氧氟沙星	≤0.06	敏感	呋喃妥因	≥128	耐药
环丙沙星	≤0.015	敏感	阿米卡星	≤4	敏感			
头孢曲松	≤0.015	敏感	亚胺培南	≤4	敏感			
阿莫西林/克拉维酸	≤2	耐药						
米诺环素	≤2	敏感	头孢他啶	≤4	敏感			
四环素	≤2	敏感	氯霉素	≤8	敏感			
多西环素	≤2	敏感	氨曲南	≤0.25	敏感			

大肠埃希菌	(ESBL)		细菌计数 +++			药敏试验 MIC法		单位 μg/ml	
抗生素	实测值	敏感度	抗生素	实测值	敏感度	抗生素	实测值	敏感度	
头孢唑啉	≥64	耐药	庆大霉素	≤1	敏感	哌拉西林	≥128	耐药	
阿莫西林	≥64	耐药	氨苄西林	≥32	耐药	头孢哌酮	≥64	耐药	
头孢吡肟	≥16	耐药	头孢西丁	≤8	敏感	头孢哌酮/舒巴坦	≤2	敏感	
头孢呋辛	≥32	耐药	氨苄西林/舒巴坦	≤2	耐药	替卡西林/克拉维酸	≤8	敏感	
派拉西林/他巴唑坦	≤1	敏感	复方新诺明	≥0.05	敏感	洛美沙星	≤2	敏感	
头孢噻肟	≥8	耐药	厄他培南	≤0.5	敏感				
美罗培南	≤1	敏感	左氧氟沙星	≤0.25	敏感	呋喃妥因	≤16	敏感	
环丙沙星	≤0.12	敏感	阿米卡星	≤4	敏感				
头孢曲松	≥16	耐药	亚胺培南	≤1	敏感				
阿莫西林/克拉维酸	≤2	敏感							
四环素	≥16	耐药	头孢他啶	≤4	敏感				
氨曲南	8	中介	氯霉素	≤8	敏感				

病例 36 图 1　创面细菌培养及药敏结果（2017 年 11 月 23 日）

足部影像学检查（病例 36 图 2、图 3）：

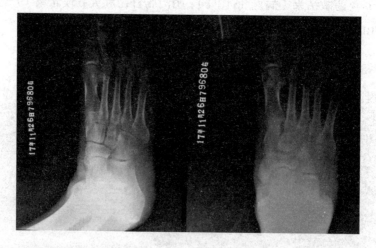

病例 36 图 2　足部 X 线片（2017 年 11 日）

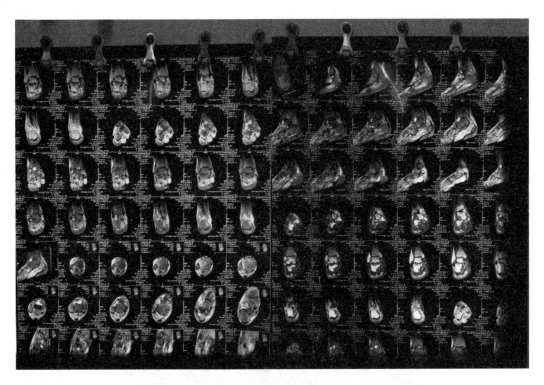

病例 36 图 3　足部核磁共振（2017 年 12 月）

心电图：正常。

超声心动图：正常。

眼底检查：正常。

下肢血管多普勒（病例 36 表 1）：

病例 36 表 1　下肢血管多普勒

部位	左侧狭窄度	右侧狭窄度
股总动脉	46%	48%
股浅动脉	35%	36%
腘动脉	61%	56%
胫前动脉	58%	70%
足背动脉	67%	75%

注：踝肱指数（ABI）：左侧 0.98，右侧 0.87。

经皮氧分压（TcPO$_2$）：左侧 48mmHg，抬腿后 35mmHg，右侧 3mmHg。

治疗方案：糖尿病及糖尿病足教育，足部减压。胰岛素强化降糖，纠酮治疗，抗感染（头孢地嗪＋莫西沙星），神经妥乐平及 α 硫辛酸营养神经，前列地尔改善循环，每日足部换药,入院当天行足底切开,1周后行右足第1～5趾截趾＋清创术,多次清创,1周后负压吸引治疗3周(病例36图4),肉芽组织生长可。行右足第1～5跖骨头切除术＋清创术。每日换药,间断清创,局部促愈及静脉抗生素治疗。根据创面情况每半月到1个月复查创面细菌并做药敏试验,根据临床反应和药敏结果调整抗生素。7个月后创面基本愈合(病例36图5),出院并回到东北。在家自行继续换药及足部减压,2个月后电话随访,足部创面愈合(病例36图6)。

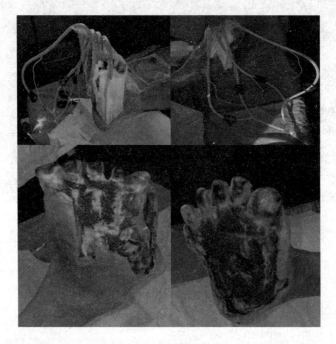

病例36图4 负压吸引治疗及拆除负压当日(2018年12月1日)

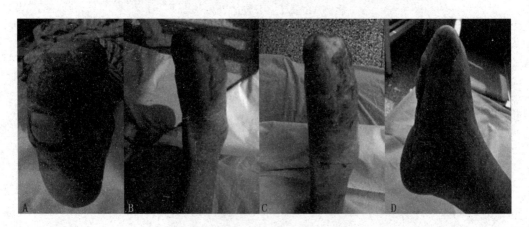

病例36图5 足部创面愈合过程

注:图A、B.第2次手术后1个月(2018年2月);图C、D.创面第7个月(2018年6月)

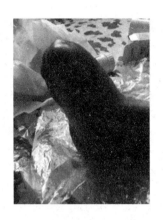

病例 36 图 6　创面愈合（2018 年 8 月）

血清标志物的变化，如病例 36 表 2 所示：

病例 36 表 2　血清标志物的变化

	11.22	12.16	12.28	1.20	2.1	2.22	3.12	3.30	4.16	5.3	6.8	6.25
WBC（×10^9/L）	20.31	9.14	10.8	7.63	6.59	6.15	10.43	6.34	6.06	5.96	6.68	5.11
N（%）	85.2	72.8	68.7	65.6	64.6	61.9	74.6	66.5	64.3	64.8	66	54.7
CRP（mg/L）	14.7	13.1				15	15			10.2	31.3	6.4
ESR（mm/h）	68					67				67		64

注：WBC：白细胞，N%：中性粒细胞百分比，CRP：C- 反应蛋白，ESR：红细胞沉降率。

创面细菌变化及耐药性变化（病例 36 图 7）：

表皮葡萄球菌			细菌计数 ++			药敏试验 MIC法	单位 μg/ml	2017.12.21
抗生素	实测值	敏感度	抗生素	实测值	敏感度	抗生素	实测值	敏感度
头孢唑啉	≥64	耐药				哌拉西林	≥128	耐药
阿莫西林	≥64	耐药	氨苄西林	≥32	耐药	头孢哌酮	≥64	耐药
头孢吡肟	≥16	耐药	头孢西丁	≤8	敏感			
头孢呋辛	≥32	耐药	氨苄西林/舒巴坦	≥2	耐药	替卡西林/克拉维酸	≤8	敏感
派拉西林/他唑巴坦	≤1	敏感	复方新诺明	≤0.05	敏感	洛美沙星	≤2	敏感
头孢噻肟	≤8	耐药	厄他培南	≤0.5	敏感			
美罗培南	≤1	敏感	左氧氟沙星	≤0.25	敏感	呋喃妥因	≥16	敏感
环丙沙星	≤0.12	敏感	阿米卡星	≤4	敏感			
头孢曲松	≥16	耐药	亚胺培南	≤1	敏感	依替米星		
阿莫西林/克拉维酸	≤2	敏感				头孢哌酮舒巴坦		
四环素	≥16	耐药	头孢他啶	≤4	敏感			
氨曲南	8	中介	氯霉素	≤8	敏感			

人葡萄球菌 MRS			细菌计数 ++			药敏试验 MIC法			单位 μg/ml	2017.12.24
抗生素	实测值	敏感度	抗生素	实测值	敏感度	抗生素	实测值	敏感度		
头孢唑啉	≧64	耐药				哌拉西林	≧128	耐药		
阿莫西林	≧64	耐药	氨苄西林	≧32	耐药	头孢哌酮	≧64	耐药		
头孢吡肟	≧16	耐药	头孢西丁	≦8	敏感					
头孢呋辛	≧32	耐药	氨苄西林/舒巴坦	≧2	耐药	替卡西林/克拉维酸	≦8	敏感		
哌拉西林/他巴唑坦	≦1	敏感	复方新诺明	≧0.05	敏感	洛美沙星	≦2	敏感		
头孢噻肟	≧8	耐药	厄他培南	≦0.5	敏感					
美罗培南	≦1	敏感	左氧氟沙星	≦0.25	敏感	呋喃妥因	≦16	敏感		
环丙沙星	≦0.12	敏感								
头孢曲松	≧16	耐药	亚胺培南	≦1	敏感	依替米星				
阿莫西林/克拉维酸	≦2	敏感				头孢哌酮舒巴坦				
四环素	≧16	耐药	头孢他啶	≦4	敏感					
氨曲南	8	中介	氯霉素	≦8	敏感					

粪肠球菌			细菌计数 ++			药敏试验 MIC法			单位 μg/ml	2018.1.23
抗生素	实测值	敏感度	抗生素	实测值	敏感度	抗生素	实测值	敏感度		
青霉素	≦4	耐药	克拉霉素	≧16	耐药	奈替米星	≦8	敏感		
苯唑西林	≧8	耐药	克林霉素	≧0.25	耐药	妥布霉素	≧16	耐药		
复方新诺明	≧0.05	耐药	红霉素	≧16	耐药	加替沙星	1	中介		
阿莫西林	≧16	耐药	氨苄西林/舒巴坦	≧2	耐药					
利奈唑胺	≦4	敏感	万古霉素	≧2	敏感	洛美沙星	≧16	耐药		
四环素	≧16	耐药	利福平	≦0.15	敏感					
多西环素	≦4	敏感				呋喃妥因	≦16	敏感		
莫西沙星	1	中介	氯霉素	≦8	敏感					
左氧氟沙星	≧4	耐药	环丙沙星	≧4	耐药	依替米星				
庆大霉素	≧16	耐药				莫西沙星				
替考拉宁	≦1	敏感								

阴沟肠杆菌			细菌计数 ++++			药敏试验 MIC法			单位 μg/ml	2018.2.24
抗生素	实测值	敏感度	抗生素	实测值	敏感度	抗生素	实测值	敏感度		
头孢唑啉	≧64	耐药	庆大霉素	≦64	耐药	哌拉西林	≧128	耐药		
阿莫西林	≧64	耐药	氨苄西林	≧32	耐药	头孢哌酮	≦16	敏感		
头孢吡肟	≦2	敏感	头孢西丁	≧32	耐药					
头孢呋辛	≧32	耐药	氨苄西林/舒巴坦	≧2	耐药	替卡西林/克拉维酸	≧128	耐药		
哌拉西林/他巴唑坦	≦4	敏感	复方新诺明	≧0.05	耐药	洛美沙星	≦2	敏感		
头孢噻肟	≦0.12	敏感	厄他培南	≦0.5	敏感					
美罗培南	≦1	敏感	左氧氟沙星	≦1	敏感	呋喃妥因	64	中介		
环丙沙星	1	中介	阿米卡星	≦4	敏感					
头孢曲松	0.015	中介	亚胺培南	≦1	敏感					
阿莫西林/克拉维酸	≦2	耐药								
氨曲南	≧16	耐药	头孢他啶	16	耐药					
四环素	≧16	耐药	氯霉素	≦64	耐药					

阴沟肠杆菌

抗生素	实测值	敏感度	抗生素	实测值	敏感度	抗生素	实测值	敏感度
		细菌计数 +++			药敏试验 MIC法			单位 μg/ml　2018.3.14
头孢唑啉	≧64	耐药	庆大霉素	≧16	耐药	哌拉西林	≧128	耐药
阿莫西林	≧64	耐药	氨苄西林	≧32	耐药	头孢吡肟	≧64	耐药
头孢吡肟	≧16	耐药	头孢西丁	≧32	耐药	头孢哌酮/舒巴坦	2	中介
头孢呋辛	≧32	耐药	氨苄西林/舒巴坦	≧2	耐药	替卡西林/克拉维酸	≧64	耐药
派拉西林/他巴唑坦	≧10	中介	复方新诺明	≧0.2	耐药	诺氟沙星	≧4	耐药
头孢噻肟	≧8	耐药	厄他培南	≦0.5	敏感			依替米星
美罗培南	≦1	敏感	左氧氟沙星	≧8	耐药	呋喃妥因	≧128	耐药
环丙沙星	≧4	耐药	阿米卡星	≦4	敏感			
头孢曲松	≧32	耐药	亚胺培南	≦1	敏感			
阿莫西林/克拉维酸	≧2	耐药						
氨曲南	≧16	耐药	头孢他啶	16	耐药			
四环素	≧16	耐药	氯霉素	≧64	耐药			

溶血葡萄球菌 (MRS)

抗生素	实测值	敏感度	抗生素	实测值	敏感度	抗生素	实测值	敏感度
		细菌计数 ++			药敏试验 MIC法			单位 μg/ml　2018.4.4
青霉素	≧4	耐药	克拉霉素	≧16	耐药	奈替米星	≧8	敏感
苯唑西林	≧8	耐药	克林霉素	≦0.35	敏感	妥布霉素	≧16	耐药
复方新诺明	≧0.05	耐药	红霉素	≧16	耐药	加替沙星	1	中介
阿奇霉素	≧16	耐药	氨苄西林/舒巴坦	≦2	耐药			
利奈唑胺	≦4	敏感	万古霉素	≧2	敏感	洛美沙星	≧16	耐药
四环素	≧16	耐药	利福平	≦0.15	敏感			
多西环素	≦4	敏感				呋喃妥因	≦16	敏感
莫西沙星	1	中介	氯霉素	≦8	敏感			
左氧氟沙星	≧4	耐药	环丙沙星	≧4	耐药			依替米星
庆大霉素	≧16	耐药						
替考拉宁	≦1	敏感						

表皮葡萄球菌 (MRS)

抗生素	实测值	敏感度	抗生素	实测值	敏感度	抗生素	实测值	敏感度
		细菌计数 +++			药敏试验 MIC法			单位 μg/ml　2018.4.17
青霉素	≧4	耐药	克拉霉素	≧6.23	耐药	奈替米星	≦0.25	敏感
苯唑西林	≧8	耐药	克林霉素	≦0.25	敏感	妥布霉素	≦4	敏感
复方新诺明	≧0.05	耐药	红霉素	≧0.3	耐药	加替沙星	1	中介
						阿米卡星	≦4	敏感
利奈唑胺	≦4	敏感	万古霉素	≧2	敏感	洛美沙星	≧16	耐药
四环素	≦1	敏感	利福平	≦0.15	敏感			
多西环素	≦0.5	敏感	米诺环素	≦0.5	敏感	呋喃妥因	32	敏感
莫西沙星	1	中介	氯霉素	≦8	敏感			
左氧氟沙星	2	中介	环丙沙星	≧4	耐药			左氧氟沙星 阿米卡星
庆大霉素	≧16	耐药						阿奇霉素
替考拉宁	≦1	敏感						

头葡萄球菌 MRS			细菌计数 ++			药敏试验 MIC法		单位 μg/ml	2018.5.10
抗生素	实测值	敏感度	抗生素	实测值	敏感度	抗生素	实测值	敏感度	
克林霉素	≤0.25	敏感	苯唑西林	≥2	敏感	加替沙星	1	中介	
复方新诺明	≥0.05	耐药	红霉素	≥0.5	耐药	妥布霉素	≥16	耐药	
阿奇霉素	≤2	敏感	克拉霉素		敏感	奈替米星	≥32	耐药	
青霉素	≥4	耐药				阿米卡星	≥64	耐药	
利奈唑胺	≤4	敏感	米诺环素		敏感	洛美沙星	≥16	耐药	
万古霉素	≤2	敏感	四环素	≤1	敏感				
多西环素	≤0.5	敏感	利福平	≥0.015	敏感	呋喃妥因	≤16	敏感	
莫西沙星	1	中介	庆大霉素	≥16	耐药				
氯霉素	≤2	敏感	左氧氟沙星	≥4	耐药	莫西沙星			
环丙沙星	≥4	敏感				阿奇霉素			
替考拉宁	≤1	敏感							

表皮葡萄球菌 (MRS)			细菌计数 +++			药敏试验 MIC法		单位 μg/ml	2018.6.8
抗生素	实测值	敏感度	抗生素	实测值	敏感度	抗生素	实测值	敏感度	
青霉素	≤4	耐药	克拉霉素	≥0.25					
苯唑西林	≤8	耐药	克林霉素	≤0.25					
复方新诺明	≤0.05	耐药	红霉素	≥16		加替沙星	≤0.5	敏感	
阿奇霉素	≤16	耐药				洛美沙星	≥16	耐药	
利奈唑胺	≤4	敏感	万古霉素	≤2	敏感				
四环素	≥16	耐药	利福平	≤0.015	敏感				
多西环素	≤4	敏感				呋喃妥因	≤16	敏感	
莫西沙星	1	中介	氯霉素	≤8	敏感				
左氧氟沙星	≥4	耐药	环丙沙星	≥4	耐药				
庆大霉素	≥16	耐药				莫西沙星			
替考拉宁	≤1	敏感							

病例 36 图 7　创面细菌变化及耐药性变化

三、疾病介绍

糖尿病患者在周围神经病变和（或）周围动脉病变的基础上出现糖尿病足。周围神经病变和周围动脉病变不一定同时存在。即时同时存在，其严重程度也不一定一致。这对糖尿病足的发生及治疗方案有着重要的影响。糖尿病足创面属于慢性难愈合创面，创面愈合过程中细菌会发生变化，如何根据临床反应和药敏结果合理地选用抗生素至关重要。同时必须要结合有效的创面处理。

四、病例点评

本病例讨论以下几个问题：

第一，本例患者先有糖尿病还是足感染引起的血糖升高？

虽然本例患者是因为足部溃疡感染（30天）就诊发现血糖升高，但从糖化血红蛋白（3个月）升高及神经和血管情况来看，患者肯定是先有糖尿病，只是没有明显的"三多一少"的症状，而被忽视。对于糖尿病足合并严重感染采用积极地胰岛素强化降糖治疗是非常必要的。

第二，足感染加重的原因是什么？

本例患者虽然在诊断中有周围神经病变和周围血管病变，但很明显两者的严重程度不一致。患者由于周围神经病变导致缺乏保护性感觉，使其在行走过程中出现了足部创面，早期没有发现，并进行泡澡，又继续行走和泡澡，就是因为无痛觉而没有对足部进行减压，持续的行走导致创面感染、坏死，直到足趾颜色变化才引起了患者注意。患者回国后，虽然卧床，但采用了抬高患肢的方法，是导致其创面进一步扩大的重要原因。因为患者周围血管病变不严重，无论是持续地行走还是住院后抬高的患者，都是导致感染扩散的重要原因。很快从足趾到达了中足的足心，进而当地医院有了截肢的想法。因为患者的病程并不长，而下肢动脉闭塞并不严重。此时病情的判断及治疗方案的选择就非常重要，因为如果感染不及时控制（住院仅2天），可能会发生感染性休克，甚至危及生命，这是当地医生的思路。但是这位患者血运相对好是一把双刃剑，如果在有效抗生素治疗的基础上及时地进行创面处理，这时"时间就是组织"，完全可以不截肢。这就是患者来到我们科室后的思路。入院当天就给以切开引流，并让患者绝对卧床及脚尖向下，让感染向远端发展。

第三，创面处理过程中如何根据临床反应、血清炎症标志物及细菌培养和药敏结果合理分析并选择抗生素及创面处理的方法？

这是一位治疗周期较长的患者，一共在院治疗了8个月。以此为例，详细的讲解如何处理糖尿病足感染。患者入院当天给予紧急切开以外，如何选择抗生素？患者的病程虽然只有1个月，但范围在扩大，从前足逐渐到了中足，且深度肯定也超过了深筋膜层。这时根据国际糖尿病足工作组《糖尿病足感染诊断与治疗指南（2019版）》和《中国糖尿病足防治指南》，多考虑创面为革兰阴性菌为主，同时要结合本医院现有的抗生素，经验性抗生素直接使用了三代头孢菌素，同时考虑患者有20多天的抗生素使用史，不排除存在产ESBL的致病菌，所以我们联合给予了莫西沙星。3天后药敏结果回报为阴沟肠杆菌和大肠埃希菌（产 ESBL）。单从药敏结果看，三代头孢菌素可以覆盖阴沟肠杆菌但对大肠埃希菌耐药，耐药的原因就是其产生了 ESBL，使抗生素尚未与细菌细胞壁结合就已经被分解，而莫西沙星作为喹诺酮类的代表，对两种菌均敏感，可以使用。但患者仍然高烧，提示临床效果不理想，故将头孢地嗪升级为碳青霉烯类亚胺培南西司他汀，并保留莫西沙星，同时外科继续进行切开治疗。患者体温很快降到正常。由于患者足部肿胀到踝部，感染已经涉及了中足，这时就要判断是否存在中足及后足骨髓炎的问题。足部核磁是最好的评价手段。核磁回报为跟骨、骰骨、足舟骨、胫骨远端水肿，足踝部软组织肿胀，足底足背组织异常信号影。基于此，患者虽然存在骨髓炎，但可以不截肢。远端的足趾由于已经暴露，且坏死，不能保留。随后行第一次手术，将 1～5 趾截趾，并足底足背进行了广泛的清创，将大量的坏死组织清除，但 1～5 跖骨暂没有处理。由于患者血运相对较好，术后没有马上使用负压吸引，以免导致出血而失败。1 周后创面没有明显出血，佩戴负压吸引。1 周后更换海绵，连续戴了 3 周，这样如图 4 所示肉芽已逐渐生长出来。负压后复查创面的病原微生物，发现变为了表皮葡萄球菌，该菌多为皮肤定植菌，又继续复查一次，回报为耐甲氧西林的人葡萄球菌（MRS）。患者目前足部创面相对稳定，白细胞总数及分类正常，C- 反应蛋白 13.1mg/L。提示目前抗感染治疗有效，大肠埃希菌和阴沟肠杆菌得到了很好地控制，所以将亚胺培南西司他汀降级为头孢哌酮钠舒巴坦。舒巴坦除了可以抑制 β 内酰胺酶，同时舒巴坦自身有一定的杀菌能力。表皮葡萄球菌和人葡萄球菌均为凝固酶阴性的葡萄球菌，其致病性占 10%，多为皮肤定植菌。由于人葡萄球菌为耐甲氧西林的，为了杀灭它，在头孢哌酮舒巴坦的基础上联合了氨基糖苷类依替米星。虽然药敏试验药物为阿米卡星，即丁胺卡那霉素，该药临床已基本不用，一般都是选择新一代不良反应相对较小的依替米星等氨基糖苷类药物。使用过程中需要检测患者的肾功能和听力。由于经过第一次负压，大量肉芽组织已从足底、足背长出，故第二次手术行第 1～5 跖骨的处理。第一次手术不处理是为了保护它们。第 1～5 跖骨头去除，直到血性骨面，然后实时再给予负压治疗，患者逐渐的肉芽组织生长，并覆盖了外露的跖骨。1 个月后复查足部的创面微生物，变为粪肠球菌。

如何理解细菌的变化？在糖尿病足的创面中，本身就存在大量的细菌，尤其现在的分子生物学技术研究，包括 16sRNA 和全基因组测序，发现在创面中存在上百种细菌，而传统的培养方法一般可以培养出 1～4 种，培养出的细菌多数情况下为此时创面的优势菌，所以随着抗生素的使用，优势菌被消灭，势必对目前抗生素不敏感的其他细菌就会变强、变大，所以这就是为什么要半个月更换抗生素，半个月到一个月复查创面病原微生物的原因。粪肠球菌一般不认为是条件致病菌，所以临床上必须给予重视。患者目前没有发热，血炎症标志物没有明显的升高，故不用升级为糖肽类的万古霉素等，将头孢哌酮舒巴坦停用，三代头孢菌素对肠球菌的杀菌效果不好，改为莫西沙星，同时保留依替米星。创面此时每天换药的基础上，可以使用一些促进生长的药物如生长因子，也可以使用一些有一定杀菌作用的外用中药如复方黄柏液等。根据医院现有的外用药物进行选择。此时该患者其实可以出院，在家换药，定期复查。由于患者家在东北，复查不便，故留院治疗。1个月后复查细菌再次转变为阴沟肠杆菌，抗生素调整为头孢哌酮钠舒巴坦，创面继续处于愈合阶段。1个月后再次复查仍为阴沟肠杆菌，但是患者白细胞总数有所升高，且对大量的三代头孢菌素发生了耐药，细菌对头孢哌酮舒巴坦为中介，其他的三代头孢菌素一般不要再做选择。根据目前的药敏结果，敏感的药物有碳青霉烯类和阿米卡星。虽然患者白细胞总数升高，但是中性粒细胞百分比没有升高，C-反应蛋白15mg/L。患者创面情况比较稳定，所以综合以上情况选择了依替米星治疗。之后的创面逐渐处于愈合的状态，由于技术条件所致，该患者没有开展植皮，采用绝对减压（卧床休息），自行愈合的过程。后期患者创面每一个月复查，病原微生物均为凝固酶阴性的葡萄球菌，即溶血葡萄球菌，表皮葡萄球菌，人葡萄球菌，这些菌均为耐甲氧西林的，所以不能选择青霉素及1～2代的头孢菌素，而患者创面尽管有这些菌的存在，愈合在继续，抗生素可以从静脉降级，使用了一些口服的抗生素，如阿奇霉素或莫西沙星。这种情况下是否可以停用抗生素，并非完全不可以。患者随即出院，回家休养。患者出院时白细胞总数及分类正常，C-反应蛋白趋于正常，红细胞沉降率升高的原因其实就是患者的骨髓炎尚未治愈，尽管创面骨已经被肌肉覆盖。1年后随访，患者创面完全愈合，可以下地行走，足部影像学提示骨质无异常，红细胞沉降率降至正常，这个时候才可以称骨髓炎愈合。

在本病例，由于患者下肢血管病变不严重，不存在抗生素不能充分到达创面的问题，所以主要讨论了糖尿病足感染处理过程中外科清创和抗生素选择的问题。抗生素的使用一定是有效的外科清创的基础上使用。指南指出经验性抗生素以后根据药敏试验来调整抗生素，取分泌物之前最好停用抗生素，但是在临床中很难做到，还有就是长病程的创面，就是在使用了抗生素以后再次培养细菌。随着抗生素的使用，细菌是会发生变化，一方面是细菌本身的耐药性发生改变；另一方面就是优势细菌被杀死，另一种细菌变为优势菌出现，而这个菌肯定是对前面的抗生素耐药的，此时都要及时调整抗生素。如果患者创面经过积极地外科清创或者手术治疗后，从炎症期向增殖期甚至塑型期转变时，创面的细菌也要进行判断，此时的细菌是致病菌还是定植菌，药敏试验中细菌的耐药与否并不是判断细菌致病与定值的依据，而是看创面的生长情况及全身的炎症反应。创面的愈合过程长于糖尿病足感染过程，所以一旦判断创面不存在致病菌，哪怕药敏试验存在细菌，只要是定植菌，就完全可以停用抗生素。抗生素本身没有促进创面愈合的作用。

（徐　俊　天津医科大学朱宪彝纪念医院）

参考文献

[1]Monteiro-Soares M，Russell D，Boyko EJ，et al.International working group on the diabetic foot（IWGDF）[J].Diabetes Metab Res Rev，2020，36（Suppl 1）：e3273.

[2] 中华医学会糖尿病分会，中华医学会感染病学分会，中华医学会组织修复与再生分会 . 中国糖尿病足防治指南（2019 版）（Ⅲ）DFI[J]. 中华糖尿病杂志,2019,11（4）：238-247.

[3] 徐俊,许樟荣 . 国际糖尿病足工作组《糖尿病足感染诊断与治疗指南（2019 版）》解读 [J]. 国际内分泌代谢杂志，2020，40（6）：425-429.

病例 37

糖尿病性大疱病

例一：

一、病历摘要

患者男性,44岁,职员,2021年2月25日以"发现血糖升高半年,双足大疱多发2天"为主诉入院。

现病史：半年前无明显诱因出现多饮、多尿,伴体重下降,于当地医院多次测血糖＞7mmol/L,诊断为糖尿病,口服药物（具体名称及剂量不详）治疗,未规律检测血糖,现应用"玉泉胶囊3粒/天、达格列净10mg/天、德谷门冬胰岛素16U/天"控制血糖,平素测空腹血糖在5～10mmol/L,餐后血糖11mmol/L左右。2天前晨起发现双足第1趾自发性大疱,后左足大疱自行溃破伴表皮部分剥离,给予络合碘消毒后剪除剩余水疱皮,右足水疱溃破后挤出疱液,呈清水样,创面不愈合。神志清,精神可,饮食睡眠可,大小便正常,近半年体重下降约15kg。

既往史：既往有"乙肝"病史半年,现口服"恩替卡韦0.5mg/d"。否认高血压、心脏病、脑血管疾病病史,否认烟酒史。

体格检查：体温36.4℃,脉搏94次/分,呼吸23次/分,血107/71mmHg,身高184cm,体重83kg,BMI 24.5。专科检查：双下肢无水肿,双足温痛觉减退,左足第1趾远节趾腹处有一直径约2.5cm的圆形大疱,表皮已破损,溃烂表面附着一层暗红色膜样物,右足第1趾远节趾腹处有一直径约2.8cm水疱,疱内存少量清水样疱液,边缘有少量皮损,右足足底面第2远节趾骨处有一直径约0.5cm的水疱,水疱周围无红晕（病例37图1）,无疼痛、瘙痒,双足皮温正常,双侧足背动脉搏动正常。

初步诊断：①糖尿病性大疱病；②2型糖尿病并糖尿病周围神经病变并周围下肢

动脉病变；③高血压 3 级 极高危；④乙型病毒性肝炎。

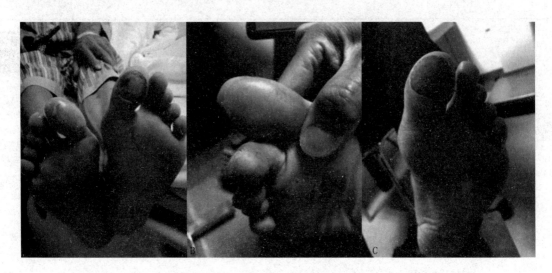

病例 37 图 1　入院情况（2021 年 2 月 26 日）

二、诊疗经过

入院后检查，血常规＋CRP：白细胞 6.31×10^9/L，中性粒细胞 3.68×10^9/L，淋巴细胞 2.21×10^9/L，红细胞 5.11×10^{12}/L，血红蛋白 160.0g/L，CRP < 0.499mg/L。尿常规：尿糖 3+，尿蛋白 −，酮体 1+。肝功能：谷丙转氨酶 15.5U/L，谷草转氨酶 10.5U/L，碱性磷酸酶 48U/L，谷氨酰转肽酶 27.6U/L，白蛋白 39g/L。肾功能：肾小球滤过率 120.47ml/min，尿素 8.69mmol/L，肌酐 55μmol/L，尿酸 336μmol/L。血脂、心肌酶谱、甲功、心电图、胸片检查未见明显异常。血管彩超：左侧颈动脉斑块形成，右侧锁骨下斑块形成，双侧股总动脉及左侧胫前动脉斑块形成，双侧股深、胫后、足背动脉及右侧股浅动脉内膜面钙化。糖化血红蛋白 9.4%。感觉阈值：左下肢：极重度感觉异常，右下肢：极重度感觉异常，左上肢：正常，右上肢：极重度感觉异常。入院后积极控制血糖、改善循环、营养神经等背景治疗，右足大疱内液涂片及培养未见异常细菌，给予消毒保持创面清洁，右足大疱创面给予清洁换药，创面涂抹多粘菌素及生长因子凝胶，双足趾定期换药，保持大疱创面清洁干燥（病例 37 图 2、病例 37 图 3）。3 月 3 日患者要求出院，院外未规律换药及保持足部卫生，3 月 10 日随访右足创面再发感染（病例 37 图 4）。5 月 16 日随访，双足大疱完全愈合。2022 年 8 月 8 日随访得知，患者从 2021 年 6 月至 2022 年 8 月 8 日，双足足趾大疱又发作 3 次，每次大疱最大直径 < 1cm，注意保护大疱，避免受压，未主动刺破，大疱自主吸收（病例 37 图 7）。

患者提供 2022 年 6 月 23 日新发生的左足部大疱（病例 37 图 5），及 6 月 29 日完全吸收且疱皮仍存在的大疱，及愈合后的双足照片（病例 37 图 6）。

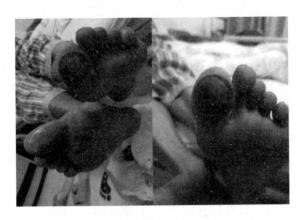 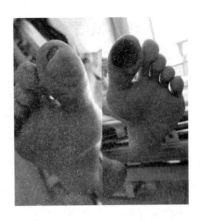

病例 37 图 2　住院期间清创换药　　　　病例 37 图 3　住院期间清创换药
（2021 年 2 月 27 日）　　　　　　　　　　（2021 年 3 月 3 日）

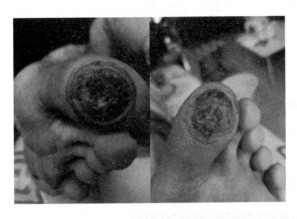 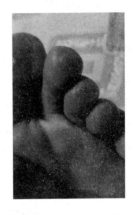

病例 37 图 4　出院后随访（2021 年 3 月 10 日）　　病例 37 图 5　2022 年 6 月 23 日
注：再次清创换药，2 个月后完全才愈合。　　　　　　新发生的左足大疱

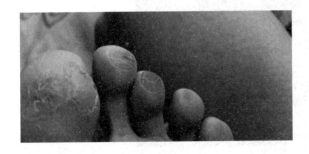 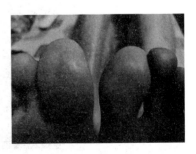

病例 37 图 6　2022 年 6 月 29 日完全吸收且　　病例 37 图 7　2022 年 8 月 8 日
疱皮仍存在的足部大疱　　　　　　　　　　足部情况

例二：

一、病历摘要

患者男性，53 岁，国家公务员，2020 年 7 月 18 日以"发现血糖升高 12 年，反复右足趾大疱 2 年"为主诉入院。

现病史：12 年前无明显诱因出现口干、多饮、多尿、体重下降（约 6kg），自测餐后血糖 26.0mmol/L，未诊治，未饮食及运动管理，自行口服"二甲双胍肠溶胶囊 0.5g 3 次/天"控制血糖，偶测空腹血糖 7～9mmol/L，未测餐后血糖。8 年前无明显诱因出现双足麻木，右足感觉明显，未诊治。2 年前无明显诱因出现右足第 1 趾内侧大疱，内容物为血性，无疼痛、瘙痒，周围皮肤无红肿、热痛，未处理，疱破后自愈，后上述部位大疱反复出现。1 天前无明显诱因再发右足第 1 趾大疱，症状同前。高血压病史 22 年，最高达 160/110mmHg，目前口服"坎地沙坦酯片 4mg 2 次/天、酒石酸美托洛尔片 25mg 1 次/天"控制血压，血压搏动在 140～160/90～100mmHg。

既往史：否认冠心病、脑血管疾病病史，吸烟史 20 年，40 支/天，有饮酒史，饮酒史 30 余年，250ml/次。

体格检查：体温 36.4℃，脉搏 99 次/分，呼吸 23 次/分，血压 161/95mmHg，身高 181cm，体重 87kg，BMI 26.6。专科检查：左足皮肤完整，皮温正常，左足背动脉、胫后动脉搏动减弱；右足第 1 趾内侧可见约 2cm×2cm 血性大疱（病例 37 图 8），周围皮肤无红肿，皮温正常，右足背动脉、胫后动脉未触及搏动。

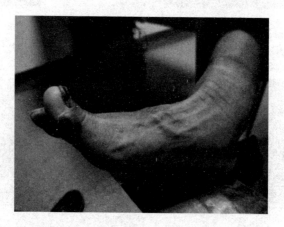

病例 37 图 8　入院情况（2020 年 7 月 18 日）

初步诊断：①糖尿病性大疱病；②2型糖尿病并糖尿病周围神经病变并周围下肢动脉病变。

二、诊疗经过

入院后检查，血常规＋CRP：白细胞5.73×10⁹/L，中性粒细胞3.76×10⁹/L，淋巴细胞1.44×10⁹/L，红细胞3.95×10¹²/L，血红蛋白124.0g/L，CRP 2.27mg/L。尿常规：尿糖1+，尿蛋白±。肝功能：谷丙转氨酶38.2U/L，谷草转氨酶21.1U/L，碱性磷酸酶76U/L，谷氨酰转肽酶60.8U/L，白蛋白41.9g/L。肾功能：肾小球滤过率119.60ml/min，尿素5.24mmol/L，肌酐48μmol/L，尿酸382μmol/L。空腹血糖7.03mmol/L，糖化血红蛋白8.1%。尿微量白蛋白180.5mg/L。血脂、心肌酶谱、甲功三项等未见明显异常。心电图：窦性心律，完全性右束支阻滞，部分导联ST-T异常，QTc延长。踝肱指数（ABI）左侧1.17，右侧1。感觉阈值：左下肢：中度感觉异常，右下肢：重度感觉异常，左上肢：中度感觉异常，右上肢：重度感觉异常。无散瞳眼底照相：双眼屈光间质不清、可见出血。下肢血管彩超：双侧股总、胫前、足背及右侧胫后动脉斑块形成，双侧股浅、腘及左侧胫后动脉内膜面钙化，双侧股总动脉内中膜增厚。下肢动脉CTA：①双下肢动脉硬化；②腹主动脉下段、双侧髂内动脉软硬斑，管腔轻度狭窄；③双侧髂总动脉钙斑，管腔轻度狭窄；④左侧腘动脉上段软斑，局部管腔轻中度狭窄；⑤双侧股动脉、股深动脉、腘动脉、胫前动脉、胫后动脉、腓动脉软硬斑，管腔轻度狭窄。入院后积极控制血糖、降压、调脂、改善循环、营养神经等背景治疗，无菌注射器抽吸大疱内液送涂片及培养，排除感染后给予清创换药（病例37图9、图10），保持大疱创面清洁干燥，后创面愈合出院。出院后随访，患者血糖控制良好，反复大疱部位未再新发大疱。

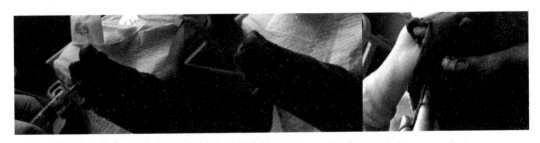

病例37图9 住院期间清创换药（2020年07月19日）

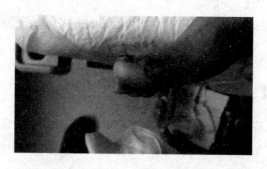

病例 37 图 10　住院期间清创换药（2020 年 7 月 22 日）

例三：

一、病历摘要

患者男性，51 岁，农民，2018 年 11 月 13 日以"发现血糖升高 12 年，双足水泡、发黑半月"为主诉入院。

现病史：12 年前体检发现血糖升高（具体数值不详），给予"二甲双胍片 每次 0.5g 3 次 / 天 口服"，未规律检测血糖。3 年前在我院门诊查血糖高（具体数值不详），加用"格列喹酮片 每次 60mg 每日 2 次 口服"，后自行停药，未正规治疗。半月前晨起发现双足水泡、发黑，在家自用"艾叶、大盐"泡脚 7 天，疗效不佳，近 7 天双足负重较多，逐渐出现大疱破溃感染。

既往史：否认高血压、冠心病、脑血管疾病病史。吸烟史 31 年，20 支 / 天，饮酒史 32 年，250ml/ 次，有糖尿病家族史。

体格检查：体温 36.2℃，脉搏 84 次 / 分，呼吸 21 次 / 分，血压 126/74mmHg，身高 172cm，体重 60kg，BMI 20.3。神志清，精神可，心肺听诊未见明显异常，双下肢可见皮肤色素沉着，灰暗色。双下肢轻度水肿，双足肿胀，双足皮肤温正常，足背动脉搏动可。右足第 1 趾末端可见 1cm×1cm 大疱，趾腹部可见约 3cm×2cm 大疱，有脓性内容物，足底前部可见约 8cm×5cm 破溃大疱，伴脓血性内容物，伴臭味；左足第 1 趾腹部可见约 3cm×2cm 大疱，皮肤苍白，周围皮肤发黑，第 2 趾末端发黑，第 3 趾末端可见淡黄色清亮大疱（病例 37 图 11）。

初步诊断：①糖尿病性大疱病；②2 型糖尿病并糖尿病周围神经病变并周围下肢动脉病变。

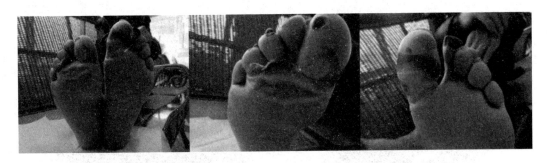

病例 37 图 11　入院时创面（2018 年 11 月 13 日）

二、诊疗经过

入院后检查，血常规＋CRP：白细胞 5.82×10^9/L，中性粒细胞 3.06×10^9/L，淋巴细胞 1.94×10^9/L，红细胞 3.79×10^{12}/L，血红蛋白 126.0g/L，CRP 75.3mg/L。尿常规：尿糖 4+，尿蛋白阴性。肝功能：谷丙转氨酶 5U/L，谷草转氨酶 7U/L，碱性磷酸酶 68U/L，谷氨酰转肽酶 17U/L，白蛋白 34.6g/L。肾功能：肾小球滤过率 132.10ml/min，尿素 5.06mmol/L，肌酐 39μmol/L，尿酸 242μmol/L。空腹血糖 4.80mmol/L。血脂、心肌酶谱、甲功三项等未见明显异常。心电图：窦性心律。踝肱指数（ABI）左侧 1.3，右侧 1.05。糖化血红蛋白 10.3%。尿微量白蛋白 34.6mg/L，肌酐 86.2mg/dl，A/C 40.1mg/g。感觉阈值：左下肢：重度感觉异常，右下肢：极重度感觉异常，左上肢：极重度感觉异常，右上肢：极重度感觉异常。入院后积极控制血糖、降压、调脂、改善循环、营养神经等背景治疗，针对脓性大疱，给予清创换药（病例 37 图 12 至图 14），清亮大疱给予抽液局部消毒，后创面肉芽组织生长良好，要求出院。于 2018 年 11 月 23 日出院，居家自行换药治疗。

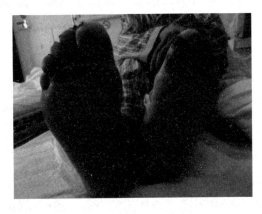

病例 37 图 12　住院期间清创换药（2018 年 11 月 14 日）

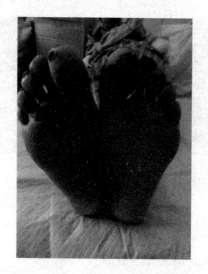

病例 37 图 13　住院期间清创换药
（2018 年 11 月 16 日）

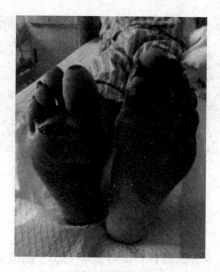

病例 37 图 14　住院期间清创换药
（2018 年 11 月 23 日）

三、疾病介绍

　　皮肤覆盖人体表面，是人体最大的器官，可以隔绝机体与外界环境，对机体起保护作用。而糖尿病（diabetes mellitus，DM）患者因长期高血糖状态，三大营养物质代谢紊乱、皮肤组织含糖量高及晚期糖基化终末产物蓄积、免疫系统抑制、皮肤微血管病变、周围神经病变等作用，导致皮肤层次减少、细胞形态变异、黏附力及增殖能力下降，胶原合成紊乱，易并发糖尿病相关皮肤病变。据调查研究统计，在糖尿病的发生发展过程中，约 70.3% 的患者会出现不同程度的皮肤病变，而在糖尿病病史 ＞ 5 年的糖尿病患者身上，皮肤病变的发生率则 ＞ 98%。糖尿病性大疱病（bullosis diabeticorum，BD）是糖尿病特异性的皮肤病变，是 DM 患者皮肤自发的、非炎症性的水疱，但较为罕见，其发病率约为 0.16%。Kramer 于 1930 年首次报道了糖尿病自发性大疱病。1967 年 Cantwell 和 Martz 正式将该疾病命名为糖尿病性大疱病。

　　BD 多发于糖尿病病程长，血糖控制不佳的老年男性糖尿病患者，但也有个别报道提出 BD 出现在糖尿病前期或血糖控制良好的 1 型糖尿病幼儿身上。表现为皮肤自发的、非炎症性的水疱，形态类似于烧伤水疱，大疱发生前一般无外力作用，包括物理、化学、热力学因素影响，大疱呈无痛性，周围无红、肿、热、痛等炎性反应，无明显的不适症状。偶尔有轻度不适或烧灼感的报告。BD 发展迅速，多在夜间睡眠期间自发形成，个别患者在晨起后数小时内形成，大疱大小形状变异大，多呈圆形或类圆形，可单发和多发，直径多在 1 ~ 4cm，但偶见直径 8cm 以上者。其特征性的肢端分布通常在足部或下肢（趾尖和足底表面），也可见于双手及前臂，胸腹部、骶尾部少见。初发大疱内容物多呈淡黄色清亮的浆液，极少数初发大疱呈血性，若未及时就诊，继发感染便可呈脓性。

本篇病例选取 3 类典型的具有不同临床表现的糖尿病性大疱病，对疾病的发生、发展、结局及预后进行总结分析，希望可以丰富临床医师对该疾病的认识，为糖尿病性大疱病的诊治提供一定的依据，并希望可以促成该病相关诊疗规范的制定，可使大家可以尽早识别，避免延误病情，使患者得到更加及时、有效的治疗。

四、病例点评

本篇病例选取了清亮淡黄色大疱、血性大疱、脓性大疱三类临床表现较为典型的糖尿病大疱，在这三个典型病例中，患者糖尿病患病时间均＞10 年，合并不同程度的周围神经病变、周围血管病变、大血管病变，入院后均积极给予控制血糖、改善循环、营养神经、降压及必要的皮肤护理等背景治疗。

对于大疱周围皮肤清洁，无破溃、感染、红肿的迹象，大疱内容物清亮、大疱内液无感染迹象时，为充分发挥皮肤的保护作用及尽可能减少感染的发生，可保留疱皮：大疱 ≤ 1cm^2 时，用生理盐水冲洗大疱及其周围皮肤，络合碘消毒，不必包扎，使大疱暴露即可，注意定期消毒，避免大疱破溃，等待大疱自行吸收；大疱＞1cm^2 时，生理盐水冲洗大疱及其周围皮肤，络合碘消毒，无菌注射器抽吸大疱内液（注意避免抽吸时使大疱腔内呈负压状态），局部消毒，无菌纱布包扎，定期换药，观察大疱变化。若大疱部位清洁干燥，等待大疱自行脱落即可；若大疱周围或疱内可见脓性分泌物，需剪除疱皮，清创换药。

病例 2 则以血性大疱为初发临床表现，患者同一部位反复出现血性大疱，无明显不适感，患者此次发生大疱就诊及时，未引起明显感染，预后良好。针对血性大疱或同一部位反复出现大疱者，建议局部消毒后剪除疱皮，避免血性大疱内液滋生细菌，同时对反复发生的大疱起治疗作用。对于修剪后暴露的皮肤创面，予以生长因子及抗生素软膏外敷，覆盖创面抗感染。必要时以 50% 硫酸镁溶液湿敷，通过高渗透压平衡原理及舒张皮下血管平滑肌降低毛细血管血压的作用，避免大疱反复发生。

然而，无感染的大疱病并不多见，因为 DM 患者因糖尿病周围神经病变，使患者末梢感觉神经敏感性下降，削弱了对大疱摩擦、破溃的感知，使大疱容易发生破溃；中性粒细胞受到高血糖的影响，其趋化、黏附、吞噬、杀伤能力受损，导致患者免疫防御机制受损，皮肤破溃易感因素增加；周围血管病变使微循环受损，组织需氧—供氧不平衡，导致炎症反应延迟、伤口愈合延迟；以上三个因素相互作用，往往导致大疱破溃、感染风险显著升高，再加上 BD 临床表现不典型，患者无明显不适感，导致患者未加以重视，就诊不及时，往往在大疱感染或破溃经久不愈后才就医，一旦大疱破溃未及时处理，极易诱发感染导致溃疡、骨髓炎甚至诱发糖尿病足病等严重后果。

因此大疱破溃并感染严重或脓性大疱者，行积极行清创术，清除感染灶及坏死组织，防止感染进展。每日换药并清除创面新发感染坏死组织，保证创面清洁；当感染深达骨组织导致骨髓炎，抗生素治疗无效者，通常需截趾处理。病例 3 患者从大疱发生至就医时间间隔近半月，期间未认识到大疱的起因，不加以重视不注重个人卫生，因负重过多后引起大疱破感染，整个疾病发生发展过程中，患者对自身健康的漠视致使疾病一步步的加重，导致整个治疗时间长、花费大、治疗效果差，更有患者因此引起骨髓炎导致截肢。最终不仅给自身带来痛苦，更给家人及社会带来了沉重的负担。因此，BD 患者预后的好坏不应单单归结于疾病本身，影响预后的因素有很多，感染往往是影响糖尿病患者皮肤病变预后的重要危险因素之一。多数患者由于自我健康意识差，对 BD 认识不足，忽视了大疱的潜在威胁，导致大疱感染风险增加；部分患者受城乡医疗水平差异、经济条件的限制，就诊不及时，导致就诊时已合并了多种糖尿病并发症、破溃面感染复杂严重，造成不良预后。

关于 BD 的诊断目前无相关指南或特异性检查来确诊，主要依靠特征性的发病人群及典型的临床表现，其诊断主要是排他性诊断，需与以下疾病进行鉴别：①大疱性类天疱疮：是一种慢性获得性自身免疫性大疱病，多见于 75 岁以上的老人，男性发病率大于女性。大疱常发生于胸腹、腋下、腹股沟和四肢屈侧，为疱壁紧张的水泡、大疱，伴有不同程度的瘙痒。组织病理学提示表皮下水疱，无棘层松解，真皮内以嗜酸性粒细胞为主的炎性细胞浸润。免疫荧光为表皮基底膜带有 IgG 和 C3，呈线状沉积，60% ~ 80% 的患者可检测到抗基膜自身抗体；②迟发型皮肤卟啉症：多发生于中老年人，患者血清、尿卟啉增高，具有光敏性皮疹，多分布在皮肤暴露部位，如手、前臂、颈部、面部，自觉瘙痒或灼热感。受累部位皮肤脆性增加，轻微外力即可导致水疱破溃。在组织学上，可见表皮下大疱伴有轻度炎症浸润，在真皮 – 表皮交界处和血管周围可见 IgG 或 IgM 沉积；③摩擦性水泡：长时间运动摩擦的剪切力使表皮与皮下组织分离，多发生于受压或摩擦部位，如手掌、足部。表现为清亮水疱，泡壁厚，不易破，周围无红晕，有红肿、刺痛感；④丘疹性荨麻疹：多发生于 2 ~ 7 岁的儿童，于夏季昆虫叮咬后出现的过敏反应。表现为无衣物遮盖的皮肤暴露区，如头皮、颈部、四肢出现 3 ~ 10mm 的小丘疹，呈簇状分布，伴瘙痒。随年龄增长"脱敏"后，成年人少见；⑤昏迷性大疱：一般于慢性肾衰竭、糖尿病酮症酸中毒和各种神经系统疾病引起的昏迷患者意识丧失后 48 ~ 72h 出现，首先表现为充血性红色斑片，渐进展呈水疱。大疱最常发生于压力性区域，但不一定是在最大压力区，一般好发于手指、前臂、踝部、脚后跟、臀部、膝盖内侧和其他骨突出部位。病理主要为表皮下大疱，伴有特征性的外泌腺坏死。临床上以对症支持治疗为主，一般在 2 ~ 4 周愈合，不留瘢痕。

正是因为 BD 的发病机制尚不明确，并没有针对 BD 的特异性诊断标准或诊断实验，对 BD 的治疗也无相关的指南或专家共识，主要治疗方案则是根据临床医生的经验进行。但是糖尿病患者往往会因长期高血糖状态而导致炎症反应及免疫反应的缺陷，继而引起感染，其中最容易引起感染的部位便是皮肤及软组织，再加上 BD 护理不当极易导致大疱的破溃，更加增大了 BD 感染的风险，一旦 BD 发生感染，便会导致 BD 病程进展的不可控，因此，我们希望通过本篇病例报道及相关诊疗方法的总结，可以给各位同仁在糖尿病大疱的诊治过程中提供一些帮助。

（张会峰　河南省人民医院）

（王　宁　南阳市宛城区第一人民医院）

（齐亚男　郑州人民医院）

参考文献

[1] 谢晓英，严励 . 糖尿病皮肤病变及其机制的研究进展 [J]. 国际内分泌代谢杂志，2009（06）：417-420.

[2] 陆洪光 . 糖尿病性皮肤疾病研究进展 [J]. 中华医学杂志，2011（26）：1870-1872.

[3]Salari N，Hosseinian-Far A，Hosseinian-Far M，et al.Evaluation of skin lesions in diabetic patients：a systematic review and meta-analysis[J].Journal of Diabetes and Metabolic Disorders，2020;19（2）：1909-1916.

[4]Shahzad M，Al Robaee A，Al Shobaili H A，et al.Skin manifestations in diabetic patients attending a diabetic clinicin the Qassim region，Saudi Arabia[J].Medical Principles & Practice International Journal of the Kuwait University Health Science Centre，2011,20（2）：137-141.

[5]Lipsky BA，Baker PD，Ahroni JH.Diabetic bullae：12 cases of a purportedly rare

cutaneous disorder[J]. International Journal of Dermatology，2010，39（3）：196-200.

[6]Lopez PR，Leicht S，Sigmon JR，et al.Bullosis Diabeticorum Associated with a Prediabetic State[J].Southern medical journal，2009，102（6）：643-644.

[7]Chiriac A，Costache I，Podoleanu C，et al.Bullosis Diabeticorum in a Young Child：Case Report of a Very Rare Entity and a Literature Review[J].Canadian Journal of Diabetes，2017，41（2）：129-131.

[8]Barcaui CB.Case for diagnosis：bullosis diabeticorum[J].Anais Brasileiros De Dermatologia，2013，88（4）：652-654.

[9]Kansal NK，Anuragi RP.Bullous lesions in diabetes mellitus：bullous diabeticorum（diabetic bulla）[J].BMJ Case Reports，2020，13（8）：e238617.

[10]Brogren E，Dahlin L B.Bullosis Diabeticorum in Median Nerve Innervated Fingers Shortly After Carpal Tunnel Release：CaseReport[J].Journal of Hand Surgery，2015，40（3）：445-447.

[11]Ghosh S，Bandyopadhyay D，Chatterjee G.Bullosis diabeticorum：A distinctive blistering eruption in diabetes mellitus[J].International Journal of Diabetes in Developing Countries，2009，29（1）：41-42.

[12]李培梅，薛令军，马修云.糖尿病皮肤大疱症的诊治体会（附9例分析）[J].白求恩军医学院学报，2003，4（1）：223-225.

[13]Zhang AJ，Garret M，Miller S.Bullosis diabeticorum：case report and review[J].New Zealand Medical Journal，2013，126（1371）：91-94.

[14]Larsen K，Jensen T，Karlsmark T，et al.Incidence of bullosis diabeticorum-a controversial cause of chronic foot ulceration[J].International Wound Journal，2008.

[15]Delamaire M，Maugendre D，Moreno M，et al.Impaired leucocyte functions in diabetic patients[J].Diabetic Medicine，1997，14（1）：29-34.

[16]Valerius NH，Eff C，Hansen NE，et al.Neutrophil and Lymphocyte Function in Patients with Diabetes Mellitus[J].Acta Medica Scandinavica，2009，211（6）：463-467.

[17]Pecoraro R E，Ahroni JH，Boyko EJ，et al.Chronology and Determinants of Tissue Repair in Diabetic Lower-Extremity Mlcers[J].Diabetes，1991，40（10）：1305-1313.

[18]李萌,张会峰,肖二辉,等.糖尿病足患者骨髓炎病原菌分布特点及药敏分析[J].中华内分泌代谢杂志，2020，2（36）.121-126.

[19]齐亚男，张执华，李彦，张会峰.76例糖尿病性大疱病患者的临床特征及预

后影响因素分析 [J]. 中华糖尿病杂志，2021，13（3）：233-237.

[20]Bernard P，Antonicelli F.Bullous Pemphigoid：A Review of its Diagnosis，Associations and Treatment[J].American Journal of Clinical Dermatology，2017.

[21] 刘艺迪，左亚刚，李丽 . 大疱性类天疱疮临床评估指标的研究进展 [J]. 中华皮肤科杂志，2016，1（49）：65-68.

[22]Kershenovich RR，Hodak E，Mimouni D.Diagnosis and classification of pemphigus and bullous pemphigoid[J].Autoimmunity Reviews，2014，13（4-5）：477-481.

[23]Singal AK.Porphyria cutanea tarda：Recent update[J].Molecular Genetics and Metabolism，2019，128（3）：271-281.

[24] 朱海琴 . 老年人群常见的水疱大疱性皮肤病 [J]. 实用老年医学，2020，34（1）：15-18.

[25]Steen CJ，Carbonaro PA，Schwartz RA.Arthropods in dermatology[J].Journal of the American Academy of Dermatology，2004，50（6）：819-842.

[26]V á zquez-Osorio I，Gonzalvo-Rodr í guez P，Rodr í guez-D í az E.Coma Blisters After an Overdose of Central Nervous System Depressants[J].Actas Dermo-Sifiliogr á ficas（English Edition），2017，108（1）：81-83.

[27]Torres-Navarro I，Pujol-Marco C，Roca-Gin é s J，et al.Coma blisters.A key to neurological diagnosis[J].Neurolog í a（English Edition），2020.

[28]Nguyen KT，Seth AK，Hong SJ，et al.Deficient cytokine expression and neutrophil oxidative burst contribute to impaired cutaneous wound healing in diabetic，biofilm-containing chronic wounds[J].Wound Repair & Regeneration，2013，21（6）：833-841.

[29]Brownrigg J，Jones，et al.Association between glycaemic control and common infections in people with Type 2 diabetes：a cohort study[J].Diabetic medicine：A journal of the British Diabetic Association，2017，34（4）：551-557.

[30]Abu-Ashour W，Twells LK，Valcour JE，et al.Diabetes and the occurrence of infection in primary care：a matched cohort study[J].Bmc Infectious Diseases，2018，18（1）：67.

糖尿病大疱的处理

一、病历摘要

患者女性，54 岁，发现"血糖升高 2 个月，右足出现水疱 1 天"就诊。门诊诊断为 2 型糖尿病合并糖尿病大疱（右足）、糖尿病足（左足，Texas 分级 1 级 A 期）、糖尿病周围神经病变。

现病史：1 天前无明显原因出现右足水疱，未进行处理，无疼痛，无发热。

既往史：2 个月前患者因为左足破溃、感染，发现血糖升高（具体数值不详），就诊于当地医院，诊断为 2 型糖尿病，给予降糖及抗感染治疗，后足部感染加重、发热，就诊于我院，经过胰岛素强化治疗，足部切开引流及清创，患者创面肉芽红润，周围基本爬皮后出院。

无其他疾病，不抽烟喝酒。否认家族性遗传病史。

体格检查：体温 36.3℃，脉搏 72 次 / 分，呼吸 14 次 / 分，血压 128/76mmHg。心肺腹（－）。双下肢不肿，右足背可见 4 个直径 0.5～1cm 的水疱，内含黄色透明液体，周围无红肿，无触痛。左足第 1 跖骨腓侧可见 2cm×2cm 溃疡，内肉芽红润，周围无红肿（病例 38 图 1）。双侧足背动脉及胫后动脉搏动可及。10g 尼龙单丝示浅感觉减退，128Hz 音叉双侧 5/8。

二、诊疗经过

门诊用针头将水疱刺破，将其中液体排出，并不把水疱完全剪开（病例 38 图 2）。包扎创面，回家。嘱其 1 周内足部不要洗脚，减少行走。1 周后患者水疱皮自行脱落。

三、疾病介绍

糖尿病大疱是糖尿病患者足部出现的一种并发症，其发病机制目前尚不清楚。主要的基础是糖尿病患者合并有神经病变，一般不存在周围动脉病变。单纯的糖尿病大疱一般不合并细菌感染。糖尿病大疱无疼痛。

四、病例点评

糖尿病大疱的处理非常简单，但如果处理不当，就会导致继发感染，甚至导致截趾。首先要明确，糖尿病大疱是无菌的。如果大疱的张力不大，甚至可以不予处理。如果张力较大，如本病例，有随时破溃的可能，就需要及时处理。一定不能将大疱的表皮全部剪掉，那就人为的造成了一个创面。一定是用针头在体位的低点扎多个小孔，使其中的液体全部留出，还要依靠大疱的表皮来覆盖。然后简单包扎即可，随着时间的延长，外层的表皮会变干，而大疱上会自己覆盖一层新的皮肤。到一定程度，外层老皮会自行脱去，皮肤愈合。

如果糖尿病大疱就诊时已经破溃，同时引流液也不清亮，呈脓性，则不能采用上述方法，此时要将脓液尽可能排干，并将大疱内的坏死组织清除，最后视情况而保留残余的大疱上皮。如果感染严重，可以完全去除，做到充分彻底的清创，不能留下死腔。此时还需要使用抗生素进行治疗。

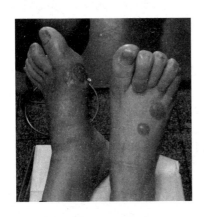 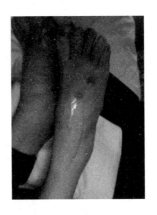

病例 38 图 1　就诊时　　　　　病例 38 图 2　处理后

（徐　俊　天津医科大学朱宪彝纪念医院）

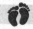

参考文献

[1] 李炳辉，谷涌泉，王鹏华.糖尿病足及下肢慢性创面修复 [M].北京，人民军医出版社，2011.132-134.

[2]Shahi N，Bradley S，Vowden K，et al.Diabetic bullae：a case series and a new model of surgical management[J].J Wound Care，2014，23（6）：326，328-330.

糖尿病神经性足底溃疡合并骨髓炎

一、病历摘要

患者男性，78 岁，因"反复多饮、多食、多尿 15 年，双下肢水肿 7 年，右足踇趾溃疡 1 个月"于 2018 年 3 月 21 日入院。初步诊断为糖尿病足（右足）Wagner 2 级、2 型糖尿病 糖尿病周围神经病变、糖尿病周围血管病变、高血压病（3 级 很高危）、双下肢静脉曲张、胆囊结石、前列腺增生。

现病史：入院前 15 年，患者无明显诱因出现多饮，饮水量从 1000ml/d 增加至 4500ml/d 天，伴多尿（具体不详），进食较多（具体数值不详），伴体重减轻约 8kg，遂于我院行 OGTT、胰岛素释放试验等检查，诊断为"2 型糖尿病"，住院期间予以胰岛素注射等处理后血糖降至正常范围。入院前 7 年，患者无明显诱因出现双下肢水肿，无双下肢疼痛及麻木，无喘累及端坐呼吸，无夜间阵发性呼吸困难，无尿少，无腰痛等，未重视及治疗，后双下肢水肿仍反复出现。入院前 2$^+$ 年，患者因血糖控制欠佳改用"门冬胰岛素 30 12U/ 早餐前、12U/ 晚餐前"，自诉空腹血糖控制于 8.0 ~ 9.0mmol/L，餐后血糖波动于 10$^+$mmol/L。入院前 8$^+$ 个月，患者因再发双下肢水肿及左足破溃于科住院治疗，明确诊断：①糖尿病足伴感染 Wagner 2 级、2 型糖尿病、糖尿病周围神经病变，予以控制血糖、改善循环、抗感染、换药等对症治疗后好转出院。院外自行调整胰岛素为"门冬胰岛素特充 7U/ 早餐前、7U/ 中餐前、7U/ 晚餐前，甘精胰岛素 8U/ 睡前"，平素空腹血糖控制在 8.0 ~ 9.0mmol/L，餐后血糖波动于 10$^+$mmol/L。病程中，偶有双下肢麻木，无蚁行感、无踩棉感，无间歇性跛行，无明显视力下降，无泡沫尿，无腹泻便秘交替，无心悸胸闷，无泌汗异常、体位性低血压、胃轻瘫等。入院前 1 个月，患者右足踇趾出现大小约 0.5cm×0.5cm 溃疡，伴少许黄白色分泌物，家属自行予以消毒、换药处理，溃疡逐渐加深，行走时隐痛，无畏寒、发热、寒战等。未特殊诊治，右足蹬趾疼痛逐渐加重，自测蹬趾溃疡深度约 1cm 左右，近 1 周监测餐后血糖波动于 15$^+$mmol/L，为求进一步治疗遂来我院就诊。

既往史："双下肢静脉曲张"病史 40$^+$ 年。自诉有"前列腺增生及胆囊结石"病史。1$^-$ 年前发现血压高，最高达 228/111mmHg，平素未口服降压药，偶有晨起后血压偏高，波动于 150 ~ 160/75 ~ 90mmHg，未规律监测及进一步诊治。8$^+$ 个月前双下肢血管彩超诊断为"双下肢动脉硬化"。有吸烟史 30$^+$ 年，平均约 15 支 / 天，已戒烟 20$^+$ 年，否认饮酒及其他药物等不良嗜好。

体格检查：体温 36.5℃，脉搏 78 次 / 分，呼吸 20 次 / 分，血压 151/74mmHg，身高 168cm，体重 59kg，BMI 20.9。颈软，气管居中，无颈静脉怒张，甲状腺无肿大。双肺呼吸清晰对称，未闻及干湿啰音，听诊心率 78 次 / 分，心音有力，心律整齐，各瓣膜听诊区未闻及病理性杂音。腹部平坦，腹软，全腹无压痛，无反跳痛及肌紧张。肠鸣音正常。四肢肌力及肌张力正常，双下肢膝关节以下皮肤色素沉着，呈褐色，可见迂曲静脉及较多脱屑。双足掌外侧均可见一大小约 2cm×2cm 的胼胝体，右足蹬趾可见一大小约 0.5cm×0.5cm×1.0cm 溃疡，可见较多黄白色分泌物，左足中趾可见一大小约 0.5cm×0.5cm 浅溃疡，边缘可见少许渗液。双足部皮肤均存在较多脱屑，左足背动脉搏动稍弱，右足背动脉搏动尚可，双下肢轻度水肿（病例 39 图 1）。

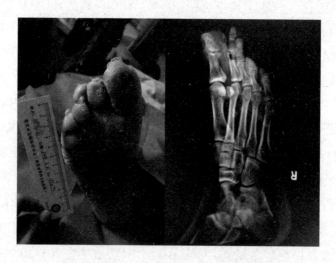

病例 39 图 1　右足部外观表现及 X 线表现

二、诊疗经过

入院辅助检查：

糖化血红蛋白 10.2%，随机血糖 12.3mmol/L，血渗透压 318m0sm/L，红细胞沉降率 51mm/h。

血常规：白细胞数 5.93g/L，中性粒细胞 % 74.4%，血红蛋白 117g/L，血小板数 146g/L。超敏 C- 反应蛋白 44.1mg/L。

肝功：白蛋白 36.6g/L，丙氨酸氨基转移酶 13U/L，天门冬氨酸氨基转移酶 20U/L。心肌酶谱：肌酸激酶 276U/L。

血脂：总胆固醇 3.79mmol/L，低密度脂蛋白胆固醇 1.94mmol/L。

肾功：尿素 12.9mmol/L，肌酐 101μmol/L，胱抑素 C 1.31mg/L，β$_2$- 微球蛋白 2.81mg/L。

凝血象 + D 二聚体：纤维蛋白原 5.18g/L，D 二聚体 0.75mg/L（FEU）。

尿微量白蛋白 / 尿肌酐 45.31mg/gCr。尿常规：尿葡萄糖 3+，白蛋白 -。

心电图：窦性心律，电轴不偏，轻度 ST-T 改变。

足部 X 线片：①右足第 1 趾远节骨质破坏，伴周围软组织肿胀。左足第 3 趾远节骨皮质不连续；②双足各骨轻度骨质疏松。

心脏彩超：①主动脉瓣钙化，主动脉硬化；②静息下未见节段性室壁运动异常；③左室顺应性下降。

颈动脉彩超：双侧颈总动脉粥样斑形成（硬斑、软斑，无明显狭窄等）。

ABI：左侧 1.1，右侧 1.0。

双下肢血管彩超：①双下肢股、腘、胫前、后动脉硬化；②双下肢股、腘、胫前、后静脉内膜毛糙；③双小腿静脉内径增宽，走行迂曲。

入院第 1 天，给予头孢唑肟抗感染；创面积极予清创、扩创。入院第 3 天分泌物培养提示奇异变形杆菌，为革兰阴性杆菌，考虑头孢唑肟的抗菌谱可覆盖，继续原抗感染方案。换药见中量渗血、渗液，溃疡内填塞纱布上可见少许黄白色及血性分泌物，右足跗趾溃疡体积大小约 0.5cm×0.5cm×0.8cm，可探及死骨。因溃疡深，难以彻底清创，仍有部分坏死组织残留，且局部出血较多。左足中趾溃疡面可见坏死组织，溃疡周围角质化明显（病例 39 图 2）。

3 月 24 日予行骨显像评估骨髓炎情况。骨显像提示：①右足第 1 远节趾骨骨质代谢异常活跃灶,结合病史考虑局部炎性改变;②左足第 3 远节趾骨骨质代谢轻度活跃灶,结合病史考虑局部炎性改变可能;结合病史考虑合并慢性骨髓炎，加用去甲万古霉素联合抗感染治疗。

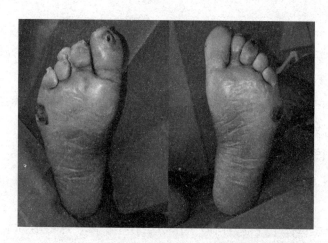

病例 39 图 2　双足临床表现

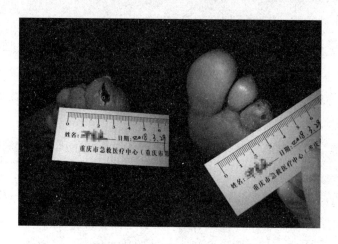

病例 39 图 3　双足清创后外观

　　经积极清创，右足踇趾溃疡创面仍难以清创彻底，左足中趾溃疡面可见褐色结痂，仍可见渗液及溃疡边缘角质化（病例 39 图 3）。复查双足 X 线片（3 月 28 日）：①右足第 1 趾远节趾骨骨质吸收破坏，伴周围软组织肿胀，考虑感染性病变建议必要时进一步检查；②左足第 3 趾远节趾骨骨皮质欠光整，建议必要时进一步检查；③双足诸骨骨质疏松。请随访。与原片对比，创面无缩小，局部感染仍重，考虑慢性骨髓炎，局部存在坏死骨所致。患者及家属拒绝截趾，遂予扩创，以弯钳反复多次夹出坏死骨，直至溃疡腔内无游离坏死骨质，搔刮溃疡底平整。

　　扩创后溃疡体积大小约 0.8cm×0.8cm×1.2cm。左足中趾扩大溃疡面，溃疡面积约 0.4cm×0.4cm×0.2cm，同时清除坏死组织及周围角化组织，并修剪双足外侧胼胝体（病例 39 图 4A）。

　　反复沟通，患者及家属均坚决拒绝截趾，要求保守治疗。局部规律换药，彻底清除坏死组织及骨质，右足姆趾创面仍迁延不愈，自溃疡口可见无活性骨面，无新鲜肉芽组织生长。复查右足摄片提示：第1远节趾骨骨质病灶范围较前明显增大（病例39图4B）。

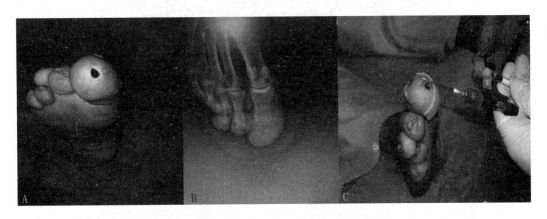

病例39图4　右足清创后外观及足部X线片，并使用血小板凝胶

　　4月16日左足第三趾溃疡逐渐愈合，但右足姆趾溃疡肉芽生长困难，溃疡腔体积无缩小，腔内可见骨质暴露，创面迁延不愈。积极全身使用去甲万古霉素治疗，右足姆趾局部炎症控制差，治疗效果差。完善医患沟通后予行血小板凝胶治疗（病例39图4C）。治疗后，右足姆趾渗液及分泌物明显减少，创面趋于稳定于（4月19日）办理出院，院外继续规律换药。于6月8日创面完全愈合。

　　予患者行步态平衡检查及矫形减压测试，提示患者步态速度较慢、步幅宽度较大、步幅较短，存在严重重步态异常。考虑患者再发足溃疡风险极高，故给予患者日常穿戴专业矫形减压鞋具（病例39图5）。此后长期于我院糖尿病足中心规律随访，我们观察到，患者双足底胼胝体明显减少，行走稳定性得到明显改善。

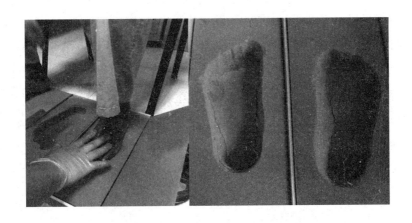

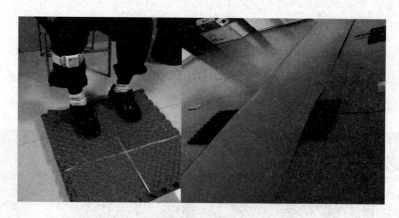

病例 39 图 5　测量足底压力

三、疾病介绍

糖尿病足是糖尿病最常见、最复杂和最昂贵的严重并发症之一，根据国际糖尿病联合会 2015 年的患病率数据，估计糖尿病患者一生中糖尿病足的发病率高达 19% ~ 34%，而全球每年有 910 万 ~ 2610 万糖尿病患者患有足部溃疡，糖尿病足溃疡患者 5 年死亡的风险是没有足溃疡的糖尿病患者死亡风险的 2.5 倍，10 年后的死亡风险是未患有足部溃疡的糖尿病患者的 2 倍，而 40% 的糖尿病足患者在溃疡愈合后 1 年内复发，近 60% 的患者在 3 年内复发，65% 的患者在 5 年内复发。糖尿病足的发病机制涉及糖尿病神经病变、周围血管疾病、组织丢失、感染等高危因素，包括足部畸形或轻微创伤。

四、病例点评

本例患者双足溃疡入院，历经 79 天，溃疡最终愈合。但溃疡的愈合仅提示了病情的缓解而不是治愈。但在此后长达 4 余年的随访中，患者双足未再发溃疡。通过对其诊治及随访的回顾，做了如下总结。

1. 糖尿病足溃疡中骨髓炎的治疗　糖尿病足患者的溃疡的发生，与足底生物力学改变，高血糖及代谢紊乱、神经损伤及缺血、感染等相关，感染是导致溃疡迁延不愈的重要因素之一。对于难以愈合的慢性溃疡，特别是较广泛较深、位于足部反复受压及骨性凸起部位的溃疡，常常合并骨髓炎的发生。骨髓炎是骨质的感染，在神经及血管损伤的基础上，皮肤屏障破坏，感染起始，逐渐扩散到皮下组织到达骨骼而产生，是否合并骨髓炎直接影响治疗方案的确定以及预后的判断，当怀疑合并骨髓炎时，需要通过 CRP、血沉等感染指标充分评估感染情况，可选择探骨试验、X 线平片、MRI甚至骨扫描进一步进行评估。此外骨培养分离病原体也是必不可少的，一方面协助明确诊断，另一方面为制订治疗方案及抗菌素选择提供参考。当骨培养不能完成时，可通过溃疡处坏死组织、分泌物等培养及药敏试验来指导抗菌药物的选择。本例患者的溃疡深且大，迁延不愈，创面内可探及游离骨质，彻底清创后，溃疡面可见骨质暴露，感染指标升高，同时行 X 线片及骨扫描均支持，其骨髓炎诊断明确。

由于骨髓炎的存在，创面内反复有感染性分泌物，肉芽组织难以成活，直接影响创面的愈合。有效地清创，去除深部的感染组织、坏死组织或感染骨，保持分泌物的引流通畅是基础，再此基础上给予积极的抗生素治疗。对于糖尿病足骨髓炎的抗生素治疗，通常采用静脉给药，在分泌物培养及药敏结果出来前，常根据溃疡的位置、形态及病程等经验性选择，而当药敏结果出来后，若经验性抗感染治疗效果欠佳，可根据药敏进行调整，调整的同时还需考虑抗菌药物骨浓度的问题。糖尿病足溃疡的抗感染疗程长于软组织感染治疗疗程，Spellberg 提出，治疗慢性骨髓炎的标准建议是 6 周的肠外抗生素治疗，但慢性骨髓炎的最佳治疗时间并不确定，没有证据表明超过 4 ~ 6 周的抗生素治疗与较短的治疗方案相比可以改善预后，因此对骨髓炎治疗过程中需要动态观察感染控制情况确定治疗疗程，但若能手术清创，切除感染骨质，可在一定程度上改善抗感染疗效，缩短抗感染治疗疗程。本例患者在明确诊断骨髓炎后，积极清创，清除坏死骨质及坏死组织，考虑去甲万古霉素骨浓度高，予去甲万古霉素抗骨髓炎治疗。但由于创面深，难以彻底清创，糖尿病病程长，微循环障碍，组织生长能力差，患者及家属拒绝截趾，难以根除感染源，治疗效果仍欠佳，而治疗的转机出现在血小板凝胶的应用之后。

在一项针对自体富血小板凝胶（PRP）对糖尿病足伤口的愈合效果的荟萃分析中发现，APG 疗法可促进 DF 伤口愈合，减少愈合时间和不良事件。皮肤伤口愈合是一个复杂的过程，涉及血液凝固、炎症、新组织形成，最后是组织重塑。PRP 是一种简单且具有成本效益的方法，血小板 α 颗粒分泌的血小板、细胞因子和各种生长因子的集合体，提供了促进组织愈合的必要生长因子，作用于创面，缓慢吸收，加快自然愈合速度，是一种安全且有效的治疗方法。在一项包含 56 名糖尿病足慢性溃疡患者的研究提示：在 PRP 治疗组中发现愈合率显著增加，其中 86% 达到完全愈合，显著高于对照组，且实验组伤口感染率较低。PRP 在糖尿病溃疡愈合率和预防感染方面均优于局部防腐敷料。PRP 的使用使我们在难治性足溃疡的治疗中有了更多的选择，本例患者也最终实现了保趾。

2. 足底压力的管理　患者日常生活自理，活动量大，因足溃疡入我科时，除右足第一趾及左足第三趾溃疡形成外，在双足第五跖趾关节足底面及右足第二趾均可见较大胼胝体形成，基底可见血痂。住院期间，因溃疡包扎行走不便，双足底受压减少，同时日常换药时均多次对双足胼胝体进行了修剪，在出院时双足底胼胝体基本恢复。但通过对患者进行步态平衡检查及矫形减压测试，发现其胼胝体的形成与足底压力失衡及步态异常明显相关。在足压测量的研究中发现，踇趾始终承受比其他任何脚趾更大的压力。第一跖骨头和踇趾共同承受的压力很可能始终超过其他四个跖骨头及其各自趾骨的压力。在感觉、活动能力以及精神状态正常的个体中，长时间的压力会通过反馈反应促使身体改变位置，当这种反馈反应缺失或受损时，持续的压力最终导致组织缺血、损伤和坏死。糖尿病患者周围神经病变主要表现为双足的痛觉、温度觉、触觉及振动觉下降或缺失，同时伴自主神经功能障碍，导致保护性感觉的长期丧失和固有的足低肌肉功能障碍，改变了个体的步态，从而使得足底生物力学也发生改变，促进足底高压部分胼胝体的形成。平均而言，胼胝体下的峰值压力高于正常水平，而糖尿病足底溃疡常常发生在高压部位，高达 85% 的糖尿病足溃疡可归因于此。因此，对于糖尿病足患者足底压力的管理，对于预防糖尿病足溃疡的发生、控制其发展及促进溃疡的愈合尤为重要。

减压治疗是一种缓解、减少或重新分配足底压力的干预措施，以避免糖尿病足或糖尿病无溃疡足足底局部高压形成，保护足部的受力点。一项针对通过减压来治疗糖尿病足的系统回顾发现：减压是糖尿病足溃疡愈合的基础，全减压和非负重是最好的减压方式，然而在日常生活中往往难以实现。因此，在存在活动性溃疡及足部局部高压形成时，可以通过全接触石膏支具（total contact cast，TCC）、治疗鞋、矫形器、毡填充等方式实现减压。其中 TCC 被认为是最有效的设备，可将大部分前足压力传递至支具壁或后足，已被证明可以将溃疡处压力降低 84% ~ 92%，应当作为首选使用，而

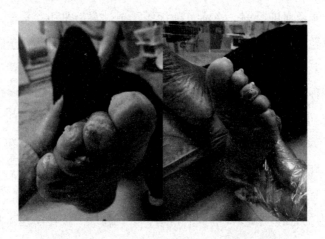

病例 39 图 6　出院 1 年后随访，双足出现胼胝

治疗性鞋、调节敷料或改良鞋垫可以更为广泛的应用于已明确诊断糖尿病神经病变糖尿病足溃疡形成高危人群的预防治疗中，均衡足底压力，改善步态失衡，避免持续性过度角化性病变。

出院后，每月糖尿病足专病门诊定期随访，评估双足皮肤及足底胼胝体情况，是否存在皮肤损伤的早期迹象，如丰富的骨痂、水泡或出血等，并通过佩戴可穿戴鞋类设备，有效地监测患者的实时步态参数和平衡能力，对其佩戴专业定制减压鞋垫的步态和平衡动力学进行评估，然而在出院后1年左右我们发现，患者右足第二趾趾尖及左足第三趾趾尖再次出现顽固胼胝体，而双足第五跖趾关节胼胝体稍有增厚（病例39图6）。与患者及家属沟通后发现，近2个月并未常规穿戴。重新评估足底有压力及步态平衡后再次根据患者足底压力情况调整鞋垫，并嘱坚持穿戴。在此后的检测中显示，减压鞋的使用改善了步态和平衡能力的恶化，足底胼胝体逐渐变薄、减少。

由此我们也可以看出，专业定制减压护具可在一定程度上改善患者足底压力失衡的状态，从而预防糖尿病足再发。在一项针对高危糖尿病足患者在不同依从性条件下开具定制模压减压鞋的临床结果的研究中发现，与坚持减压治疗组相比，间断甚至中断减压治疗组患者糖尿病足溃疡的复发率、截肢率及相关死亡率均显著升高。患者的依从性对于定制减压鞋的疗效至关重要。应继续糖尿病教育并长期规律随访监测，视诊可见皮肤破损、触诊足部动脉搏动情况、皮肤温度情况，问询专业减压鞋具使用情况，监测步态平衡，定期神经系统和血管检查等。专业定制的减压护具可以减轻原高压位置的压力，但由于步态、体态及行走习惯，可能会形成新的高压点，而新的高压点则会成为溃疡再发的高危点，如果出现老茧或足部压力增加，则需要进行预防性护理以防止进一步的组织破裂，以预防溃疡再发。

（阳　诚　邓武权　重庆大学附属中心医院）

参考文献

[1]Armstrong DG，Boulton A，Bus SA.Diabetic Foot Ulcers and Their Recurrence[J].N Engl J Med，2017，376（24）：2367-2375.

[2]Jiang X，Li N，Yuan Y，et al.Limb Salvage and Prevention of Ulcer Recurrence in a Chronic Refractory Diabetic Foot Osteomyelitis[J].Diabetes Metab Syndr Obes，2020，13：2289-2296.

[3]Lipsky BA.Osteomyelitis of the foot in diabetic patients[J].Clin Infect Dis，1997，25（6）：1318-1326.

[4]徐俊，许樟荣.国际糖尿病足工作组：糖尿病足感染诊断与治疗指南——《国际糖尿病足工作组：糖尿病足防治国际指南（2019）》的一部分，感染、炎症、修复，2019，20（4）：207-229.

[5]Lázaro-Martínez JL，Tardáguila-García A，García-Klepzig JL.Diagnostic and therapeutic update on diabetic foot osteomyelitis[J].Endocrinol Diabetes Nutr，2017，64（2）：100-108.

[6]Spellberg B，Lipsky BA.Systemic antibiotic therapy for chronic osteomyelitis in adults[J].Clin Infect Dis，2012，54（3）：393-407.

[7]Lipsky BA，Senneville É，Abbas ZG，et al.Guidelines on the diagnosis and treatment of foot infection in persons with diabetes（IWGDF 2019 update）[J].Diabetes Metab Res Rev，2020，36 Suppl 1：e3280.

[8]Ding H，Fu XL，Miao WW，et al.Efficacy of Autologous Platelet-Rich Gel for Diabetic Foot Wound Healing：A Meta-Analysis of 15 Randomized Controlled Trials[J].Adv Wound Care（New Rochelle），2019，8（5）：195-207.

[9]Werner S，Grose R.Regulation of wound healing by growth factors and cytokines[J].Physiol Rev，2003，83（3）：835-870.

[10]Suthar M，Gupta S，Bukhari S，et al.Treatment of chronic non-healing ulcers using autologous platelet rich plasma：a case series[J].J Biomed Sci，2017，24（1）：16.

[11]Ahmed M，Reffat SA，Hassan A，et al.Platelet-Rich Plasma for the Treatment of Clean Diabetic Foot Ulcers[J].Ann Vasc Surg，2017，38：206-211.

[12]Roy KJ.Force，pressure，and motion measurements in the foot：current concepts[J].Clin Podiatr Med Surg，1988，5（3）：491-508.

[13]Mervis JS，Phillips TJ.Pressure ulcers：Pathophysiology，epidemiology，risk factors，and presentation[J].J Am Acad Dermatol，2019，81（4）：881-890.

[14]Du C，Wang H，Chen H，et al.The Feasibility and Effectiveness of Wearable Sensor Technology in the Management of Elderly Diabetics with Foot Ulcer Remission：A Proof-Of-Concept Pilot Study with Six Cases[J]. Gerontology，2021，67（4）：493-502.

[15]Lim JZ，Ng NS，Thomas C.Prevention and treatment of diabetic foot ulcers[J].J R Soc Med，2017，110（3）：104-109.

[16]Shaw JE, Boulton AJ.The pathogenesis of diabetic foot problems : an overview[J]. Diabetes, 1997, 46 Suppl 2 : S58-61.

[17]de Oliveira AL, Moore Z.Treatment of the diabetic foot by offloading : a systematic review[J].J Wound Care, 2015, 24（12）: 560, 562-570.

[18]Lavery LA, Vela SA, Lavery DC, et al.Reducing dynamic foot pressures in high-risk diabetic subjects with foot ulcerations[J].A comparison of treatments.Diabetes Care, 1996, 19（8）: 818-821.

[19]Markakis K, Bowling FL, Boulton AJ.The diabetic foot in 2015 : an overview[J]. Diabetes Metab Res Rev, 2016, 32 Suppl 1 : 169-178.

[20]Bus SA, van Deursen RW, Armstrong DG, et al.Footwear and offloading interventions to prevent and heal foot ulcers and reduce plantar pressure in patients with diabetes : a systematic review[J]. Diabetes Metab Res Rev, 2016, 32 Suppl 1 : 99-118.

[21]Zhang X, Wang H, Du C, et al.Custom-Molded Offloading Footwear Effectively Prevents Recurrence and Amputation, and Lowers Mortality Rates in High-Risk Diabetic Foot Patients : A Multicenter, Prospective Observational Study[J].Diabetes Metab Syndr Obes, 2022, 15 : 103-109.

[22]Blume P, Wu S.Updating the Diabetic Foot Treatment Algorithm : Recommendations on Treatment Using Advanced Medicine and Therapies[J].Wounds, 2018, 30（2）: 29-35.

糖尿病足预防工作病例

一、疾病介绍

1. **糖尿病足预防工作的内涵** 糖尿病足重在预防——这是世界卫生组织给全世界糖尿病足治疗工作的方针。德国的糖尿病足的预防工作，随着足病师（podologie）职业于 2002 年 1 月的设立，而走入正轨。因为这个职业，即足病师，具体承担着糖尿病足的预防工作。

足病师工作范畴以围绕 Wagner 0 级来展开。单纯解释 Wagner 0 级，就是创面发生之前和愈合之后的、暂无创面阶段，而创面引发的因素业已存在，创面的发生是随时的可能，属于高危足阶段。足部师的工作任务，就是 0 级足的发现和 0 级足的保持。

糖尿病是引发糖尿病足出现的前提条件。创面引发的因素是糖尿病足发生的必要因素。如果引发因素得到有效排除，可以实现 Wagner 0 级状态的长久保持，这是糖尿病足预防工作卓有成效的标志。创面治疗和预防工作的共同目标就是从不同的方向达到共同的目标——Wagner 0 级。所以，德国的糖尿病足预防工作以 Wagner 0 级为基点。糖尿病足在 Wagner 0 级，即糖尿病患者具有周围血管病变和（或）周围神经病变，还合并有足部畸形，才被确诊为糖尿病足综合征。在德国，只有达到了 Wagner 0 级，也包括 0 级以上足，才被医保支付治疗性操作费用。

糖尿病足预防工作中，扼守在创面发生之前和创面愈合之后的阶段上。创面发生之前的 Wagner 0 级足，要的是早确诊、早进入监视预防系统之中；而糖尿病足创面愈合后不是糖尿病足的治愈，而只是重新回到了 Wagner 0 级状态。创面愈合之后的 Wagner 0 级足，需要继续进行糖尿病足的预防，继续在创面及所带来的深一步的影响之上展开工作。每一次愈后的工作，都在程度上较之先前更深。

在诸个糖尿病足综合征的因素中，创面的显现和周围血管病变，较比其他因素是显性的。因为两者可以通过查体被发现，属于隐性因素的是周围神经病变，需要靠工具器械辅助诊断。确诊的意义在于医生以专业的角度去发现患者的周围神经病变，尤其是在躯体上检测到的神经病变在意识上的反应。因为患者在这个阶段上患者自我的陈述不是疾病的真实感觉，需要医生的主动地检查及科学分析。德国对这一疾病特征有专门的理论，也作为足病师实施糖尿病足预防工作的指南。理论称为 Leibsinselschwund（身体感觉意识的丧失）。这个理论，将人体分为躯体和意识两个部分。躯体能够被意识器官感觉到，而当神经病变失去正常感觉，就会影响意识对于躯体的作用。需要医生采用足部的生物力学与病理力学，来分析神经病变、感觉缺失而身体发生的代偿性改变。以这样的角度来对足部畸形做专业分析，是糖尿病足预防工作的特点！

在充分考量周围神经病变的基础上，同时要分析患者原本的（生物力学意义上的）和出现畸形时（病理力学意义上的）足部运动状态。创面的引发虽有偶然因素在其中，但大部分是由这些病理力学意义上的运动成为创面引发的主要因素。识得这些致畸力，对高危足进行有针对性的预防保护措施，即从根本上与创面引发因素做直接的斗争，这是糖尿病足预防工作的核心。已经出现创面后，所行的针对性操作，可以为创面愈合创造有利环境。

在预防工作里，足部检查是首要的工作。首先是检查足部的供血状态、神经传导状态，以及检查足型、趾型、甲型、皮肤类型（干燥湿润、胼胝的质地和位置、皮温等）。足部的类型、趾型的变异、甲型的变异、胼胝的状况，是足部静态与动态平衡互相作用的结果。有针对性地做步态周期的分析十分重要。足跟何处着地，决定着足部的滚动边、决定着足型。足掌单独承重、足趾如何蹬地，影响着趾型、甲型。当身体的上部肢体或者足部本身发生病变，会影响步态周期的完整运作，会在足部相应的部位发生卡顿，影响足部将重力向前、向对侧完全移交，会造成相应部位的压力和摩擦力过大，局部会有代偿性的反应，直接的表现就是胼胝的发生。代偿性反应，有原发性在同足上的，也有在对侧足上的继发性反应。胼胝的生成出于皮肤的保护功能，护住该处承接超过生理限度的力度。对足部做病理力学意义上的分析，恰好就是从传统修脚师工作领域里的小恙处着手。胼胝、鸡眼和嵌甲，实际上反应的是人体生物力学意义上的失衡。现实地理解患者应该有的足部运动，以及由于保护性感觉缺失、与先天的足型条件混合而呈现的病理力学的运动状态，是足部检查的内容。正常足行走时的步态与足底印记的对应关系图。改变（病例 40 图 1）。足部的步态周期运动分为支撑相和摆动相两个阶段。对足型影响大的是支撑相，约占整个周期的 60%。依次为以下这几个步骤：初接地、承重反应、支撑中期、支撑末期、摆动前期。这些步骤会在足底留下相应的印迹。这些足印直接反应足部的静态和动态的承重情况。足部的足型也与足部的运动相对应，何种足型对应何种运动状态。当发生外翻足（Pronation），具有这样的三维的运动状态：旋后状态（Evesion）、外展（Abduktion）、足背屈（Dorsalextension）。相反，出现内翻足（Supination），具有这样的三维的运动状态：旋前状态（Inversion）、内收（Adduktion）、跖底屈（Plantarflexsion）。糖尿病足预防工作所要寻找的创面引发的因素就隐藏在这些足型以及相应的运动之中。这些分析，也是足病师制订和实施治疗性操作的依据。有了这些依据，就使得糖尿病足的预防成为了具体可感、有的放矢的工作。

糖尿病足的预防工作，因为糖尿病的不可治愈性，实际上是贯穿终身的。一个简单的公式展现糖尿病足的预防工作：生物力学＋病理力学＝科学、合理、无创地抱残守缺。

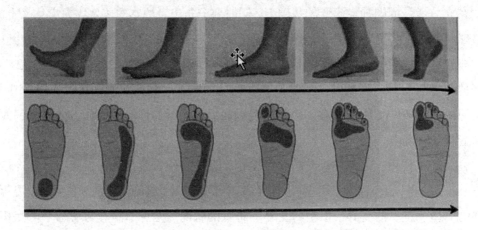

病例 40 图 1　步态运动与相应的足底的印迹

转引自《糖尿病足综合征》一书，主要作者为 Dr.Hochlenert.

2. 糖尿病足预防工作的体系　糖尿病足预防工作要遵循世卫组织提出的金律：多学科、跨学科联手合作的原则。足病师的工作具有独立性、多边性，要主动把自己的工作链接到整体治疗糖尿病足的工作网络之中。及时、尽早发现创面，发现需要排除的紧要病因，转送患者到有关医疗部门去；还要配合并行的医疗职业的工作。与足病师关系最近的、并行的行业是矫形鞋业和创面治疗师。足病师在互相关联的工作网络之中，发挥出自己不可替代的专业职能。

糖尿病足的预防工作，分为手术方向和非手术方向两个方面。手术方向，一般以剥离、切断筋膜、切除突兀的骨赘、符合足部运动的截肢，来做足型、趾型、甲型上的改变或维持；也还有针对周围血管病变所做的腔内介入术。这个方向的工作，被认为为效果明显而稳定。但是，糖尿病足患者是否接受，以及手术创面的愈合的时间长短，也是值得考虑的。非手术的方向，由足病师与矫形鞋业共同承担的方向，其工作是舒缓柔和且可以随时调整的，患者可逐步见到效果。最重要的是无痛且没有创面，故广大患者乐于接受。不论哪个专业方向，都是为了排除引发创面因素，达到避免创面出现的目的。所以说，糖尿病足的预防工作需要两个专业方向共同努力完成。

例一：

一、病例摘要

患者男性，糖尿病 10 年，由于左足大趾嵌甲，后一、二趾均出现感染，进行截趾。截趾术后 3 个月，由慢创中心转送来，做糖尿病足的预防。目前处于 Wagner 瓦格纳 0 级（病例 40 图 2）。足部检查：左足大趾远端趾骨、二趾完全截趾。创面完全愈合后，配置了个性化的矫形糖尿病足保护鞋。进过月余行走，发现左足五趾外侧（相当于中医至阴穴位置）出现胼胝、类似鸡眼。五趾外侧趾背出现水泡，局部红肿，暂无破溃。于左足五趾下，第五跖趾关节处有胼胝、处于增厚状态（病例 40 图 3）。

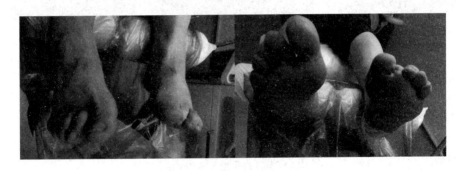

病例 40 图 2　足部整体情况

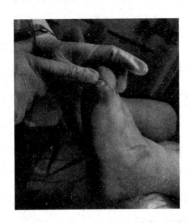

病例 40 图 3　左足第五趾趾外侧和趾背处

注：查看足型：内长弓位置低和前足散开扁宽。双足轻度踇外翻）

二、治疗经过

预防操作：HMV（糖尿病足预防工作执行单）要求做了全套的足部治疗性操作：甲体处理（甲体剪短，处理甲沟）和皮肤的防护处理（给左足第五趾做一个衬护垫）（病例40图4）。

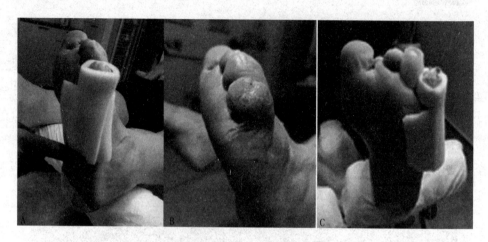

病例40图4　左足第五趾处的衬护垫

注：A. 初次配置衬护垫；B. 一个月后的效果，水泡消失，胼胝仍有；C. 于四、五趾间增加隔离，再次制作海绵衬护垫。

三、病例点评

在剪短趾甲的基础上，对甲沟进行处理。右足大趾甲体内侧甲沟着重清理，清理能够保留甲沟的减振与减磨的功能。左足第三趾甲体外侧甲沟远端出现皮屑，重点进行清理，说明舟骨的位置在左足运动的时候，已经被明显抬高。这些操作，均符合足部目前运动状态。左足大趾、第二趾的截趾术后，穿戴定制矫形鞋，抬高舟骨的位置，虽然减少了舟骨所对应的三个趾头的压力，但增加了四五趾的支撑力。这样就造成了左足第五趾外侧、趾背外侧以及跖趾关节处的较大的摩擦力，于是形成了鸡眼和胼胝。使用大号海绵管状材料，手工制作一个护垫。在套住第五趾的管状内加一层材质细腻的胶布，一是增加管状的耐用度；二是护住第五趾外侧趾背的水泡处。衬护垫的下部，刚好可以护住第五跖趾关节处的胼胝处（病例40图4）。预期效果：①如果患者按照要求穿戴衬护垫，下次复诊应该效果是好的；②如果患处没有得到改善，要考虑对矫形鞋子内的鞋垫进行修改，降低内侧抬高的部分。

一、病例摘要

患者为男性，70多岁。2型糖尿病30年。现在住在老人院里，双足为高弓足。截肢发生在最近的5年间。先是做了双外侧四、五趾跖趾关节处的截肢术，继而有做了二、三趾的截肢。目前为不稳定的Wagner 0级足。

查体：双足大趾过度上翘，趾甲卷曲（病例40图5）。

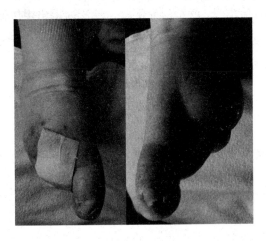

病例40图5　足部情况

二、诊疗经过

1. 由于患者的足部具体状况，时常出现创面，不能考虑其他的防护措施，比如矫形鞋。目前所保有的行走功能，也是患者积极心态的一个表现。

2. 符合病理运动规律的趾甲修剪就是必须的。双足大趾的甲体两侧前端角，在做剪断处理的同时打磨出弧度。使得端角不能嵌入甲沟，使得甲体在承受来自上部摩擦力、压力的同时，具有缓冲的空间。修剪甲体过后，在双侧的甲边做了填塞。

三、病例点评

双足大趾过度上翘，使得本来平缓形态的足大趾甲体出现远端高凸。横截面观察，甲体拱形，两边角深向甲沟处。由于是甲体两边均陷入甲沟，称为卷曲甲。前端甲体下可见甲体的分离、甲床上生成胼胝，这些进一步加剧了甲体前端的增高。冠状面观察，甲体前端变得窄小。甲体在甲根部是正常的宽度，甲前端并不是实际上的甲宽变窄，而是由于甲前端的增高，从甲前端至甲根部是逐渐放宽的斜边。甲体的这一状态，与足部的运动有着直接的关联。患者坐轮椅、行走靠双手助力双足划动。由于双足外侧的不完全截肢，使得腓骨长、短肌群失能，不能与胫骨前肌、足大趾长伸肌，共同构建平衡的运动。使得在足部向前滚动（abrollen）的过程中，形成上翘。每一步行走都发生足大趾以及甲体与鞋面（尽管很柔软）的碰撞。足趾带动下的甲体与鞋面的接触点又受制于足趾运动受限的度。就逐渐改变了原有的平直的甲体形状。卷曲甲，类似拱形，可以最大限度地承载来自上部的力。变形之中的卷曲甲，就是机体的代偿性的反应。提示：甲体修剪本身，就是治疗手段。泛泛地提出甲体修剪要平直，太过古板。平直修剪的前提是足趾的正常运动。只有符合趾头病理力学运动的修剪，才能够有效地避免致畸力作用于甲体上，避免造成甲沟炎，引发感染。

例三：

一、病例摘要

患者女性，糖尿病五年，因左足疼痛就诊。既往腰椎间盘脱出，腰椎间狭窄。子宫颈癌，子宫及附件全切除术后。目前服用抗凝剂抗血小板药。

查体：双足足弓下沉，前掌扁宽，双足的踇外翻。左腿长于右腿。右膝关节外翻。

左足大趾跖趾关节旋转，较右足红肿，出现血性水泡。左足大趾内侧发生嵌甲，触痛剧烈，见病例40图6足型情况，病例40图7足部情况。

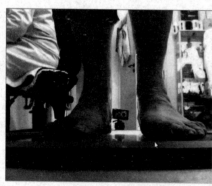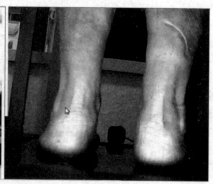

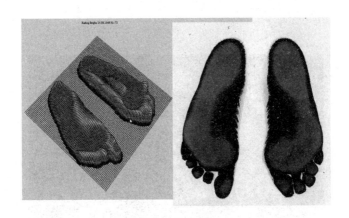

病例 40 图 6　足型情况

注：正面、后面，压力图标和双足的足印。

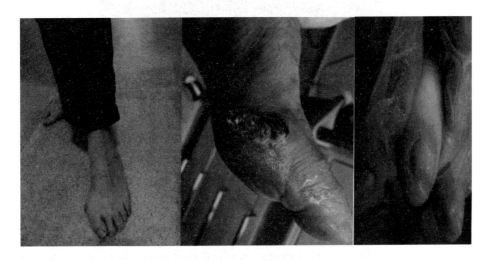

病例 40 图 7　足部情况

注：左足踇趾发生旋转，大趾跖趾关节内侧血泡，左足大趾内侧嵌甲。

二、诊疗过程

1. 做左足大趾的嵌甲修剪和甲沟清理，以医用海绵加注消炎软膏，做了甲沟填塞。

2. 使用手术刀，非常小心地去除了左足大趾关节处覆盖血泡处的胼胝，完全没有碰破血泡。在足大趾跖趾关节处制作了海绵的管状护垫。护住血泡处，不被磨破（病例 40 图 8）。

3. 根据患者自己的意愿，做了鞋垫的调整。在足跟处和大趾跖趾关节处，分别增高 1 毫米，以减轻由于术后恢复期足型代偿性变化给局部造成的影响。随着足部症状的消失和股关节术后的近一步恢复功能，这个临时性的鞋垫调整措施要去掉

（病例 40 图 9）。

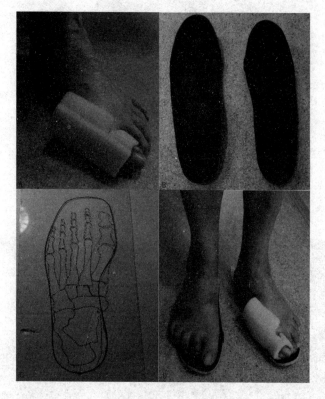

病例 40 图 8　足部减压

注：A. 管状护垫；B. 矫形鞋垫；C. 为鞋垫额外增加的元件；D. 整体情况。

在 1 个月后的复诊时，疼痛已经明显减轻，嵌甲虽然还要再做处理。特别是血泡已经被完全吸收了，见病例 40 图 9。

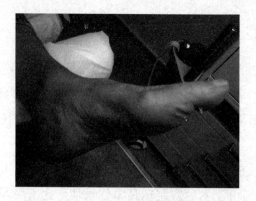

病例 40 图 9　复诊时左足大趾跖趾关节处

三、病例点评

患者虽然配制有鞋垫（如病例 40 图 8），但是针对右腿长于左腿的情况处理不够理想。这样，右腿会在原先足型基础之上，再度做足的外翻，来达到下沉足弓与稍微短的左足平衡。观察患者的步态和行走，看到右膝关节的明显的外翻运动。由于这一情况，患者的左足大趾跖趾关节发生外向旋转，导致出现血性水泡，左足大趾内侧发生嵌甲。这个病例，说明足部的治疗需要多方位进行操作。要根据病情及时、随时做出调整。患有糖尿病的患者，虽尚未达到 0 级的水准，一定要避免出现创面，需要谨慎对待。

例四：

一、病例摘要

患者女性，86 岁，2 型糖尿病 10 年，口服降糖药物。既往行右膝关节腔镜手术。先前有足部疼痛，在膝关节术后疼痛加剧来就诊。患者拒绝使用鞋垫，拒绝再次手术。

查体：踝关节活动状况不佳。右足四、五趾尖跖屈，挤压右足第五趾外侧、内侧，右足第 4 趾内侧的各有一个鸡眼（病例 40 图 10）

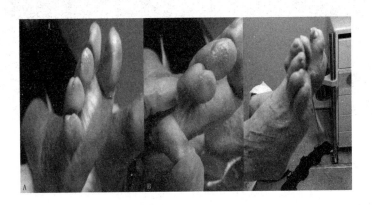

病例 40 图 10　足部情况

二、诊疗经过

这种情况下，最简单和直接的治疗操作就是在趾部做局部的调整。

1. 将右足第四、五趾间内、外侧的鸡眼使用手术刀去除，然后使用玫瑰钻头打磨掉细小的根儿，尽可能干净、彻底。

2．手工制作硅胶趾间衬护垫，使用最柔软的 super soft 型号。分别拿等份的产品：原料、固化料两种。迅速均匀混合，趁着软质在足趾间制作成型。对制作速度有要求，超过规定时间，就难以达到成型、随型的目的。这个制作比销售的成型产品具有自由贴身的特点。

3．制作之前要做好充分准备。准备好洗涤液、保鲜膜，还有能够快速穿上的鞋子。在将混合好的硅胶在足部手塑成型后，用沾过洗涤剂的手再次加强塑形，洗涤剂是为了硅胶不沾手。

然后迅速包裹上保鲜膜，穿上鞋子，陪伴着患者进行行走。10 分钟左右脱下鞋子，去保鲜膜，手术刀去掉过厚、过多的地方；再使用打磨头进行修理、抛光。特别是要注意检查硅胶护垫是否达到了矫正的目的。

治疗效果和提示：患者经过 2 个月的穿戴衬护垫，3 处鸡眼完全痕迹消失（病例 40 图 11）。

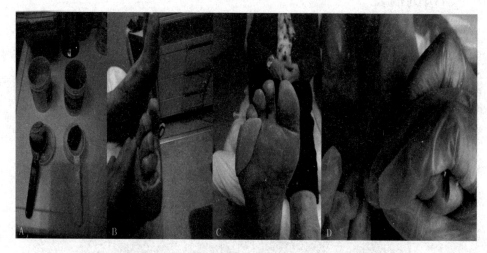

病例 40 图 11　硅胶趾间称护垫的制作及治疗效果

注：A. 硅胶材料；B. 塑型；C. 修剪成型；D. 治疗效果。

三、病例点评

因为患者不愿意使用鞋垫，也不愿意手术治疗，而患者的鸡眼是压力和摩擦力所致，从外部向内钻入皮肤，可以深达骨膜，疼痛巨大，在趾部皮下组织薄的地方更是疼痛难忍，患者夜不能寐。针对这个患者制作硅胶衬护垫，是为了达到两个目的：一个是稍微分开右足第四、五趾的间距；二是达到抬升第五趾的目的。

例五:

一、病例摘要

患者女性,80岁,2型糖尿病足25年。下肢周围血管病变10年,同时确诊糖尿病足。既往行心脏搭桥手术,目前服用抗凝及抗血小板药。

查体:高弓足。右足底第二、三跖趾关节处有一处胼胝,第二、三趾为锤状趾。其趾间关节均有轻微的皮肤增厚。足趾底部有疼痛感,趾头伸展时也有疼痛感。第三趾趾尖处有轻微的胼胝(病例40图12)。

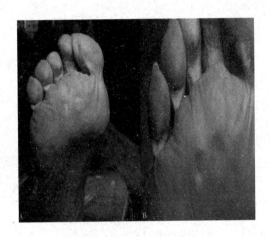

病例40图12 足部情况

注:A.处理前足底;B.手术刀处理后的足底。

二、诊疗经过

1. 把趾甲剪短,特别是要符合锤状趾的特点,不能使得甲体超过、覆盖住产生胼胝的部位。

2. 用医用海绵包入管状绷带做了辅助支具,用以抻开右足二、三趾趾腹部(病例40图13A)

3. 在经过2个月的趾部的矫正后,右足第二、三趾的锤状关节渐渐可以在不疼痛的情况下伸展。足底的胼胝减少,疼痛减轻。这个时候,第五跖趾下的胼胝出现疼痛。于是,做了两项工作:①将原先的矫正趾头的衬护垫的内囊更新(病例40图13B);在新换了橙色的管状海绵内加入白色海绵,使得抻拉的力度得到加强,再度抻拉足趾;②制作了第5跖趾关节海绵材质的护垫(病例40图13C)。经过4个星期的患者很积极地佩戴管状矫正支具。右足掌部的胼胝明显减少，趾尖的胼胝减少，（病例 40 图 13D）。趾背的皮肤趋于正常。患者的疼痛感明显减轻。

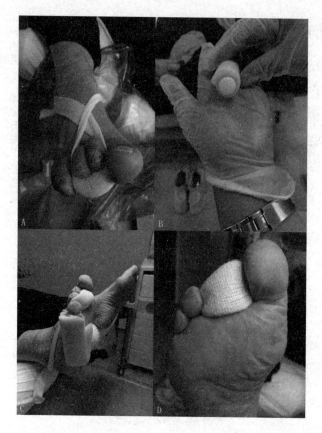

病例 40 图 13　减压操作

注：A. 原先的衬护垫；B. 新增内囊；C. 第五跖趾外侧衬护垫；D. 二、三跖骨足底治疗效果图。

三、病例点评

患者为原发的高弓足。患者的右足底掌部直对二、三趾的跖趾关节处出现胼胝，二、三趾弯曲僵硬。第三趾尖压力摩擦过大也出现胼胝，很可能会在以下三处诱发创面：足底掌部、趾尖和趾背趾间关节处。与爪型趾相同，它们都是起因于掌部的跖趾关节的脱位和半脱位。由于骨骼触及的肌肉筋膜的不同，形成不同的趾型。锤状趾是由于压迫到了足底的屈肌造成趾头开伸不利，爪型趾是造成足背的伸肌屈伸不利而造成的。针对这个患者的情况，用医用海绵包入管状绷带做了辅助支具，用以抻开右足第二、三趾腹。这是杠杆原理在局部骨骼矫正中的运用。足底部胼胝的生成，是由于跖趾关节的脱位半脱位。这一状况，直接把正常护住该关节的皮下组织，人体如同猫科动物的爪掌的肉垫，推向前掌接近趾腹处，而真正需要护住的部位只剩下关节和薄薄的皮肤。胼胝就是应了局部的疼痛感而产生的。如果通过趾头形状的矫正，使得跖趾关节趋向复位，就会使得原先的皮下护垫重新回到原处。实际上，在右足第二、三趾的锤状趾得到纠正之后，第五趾处的胼胝已经有了部分的减少，因为患者的第二、三趾掌部可以着地了。

因为考虑到患者的足趾疼痛感，先期使用了医用海绵来做材料，随着趾头被逐渐抻开，可以增加海绵芯。或者换用柔软的硅胶材料根据情况自己制作。硅胶材料比海绵要有质地，矫正效果会更大。但是，一定注意，不要武火矫正，而是文火慢慢来。

例六：

一、病例摘要

患者女性，75岁。2型糖尿病30余年。糖尿病足，Wagner 0级。周围神经病变。无痛感。10g 纤维导丝阴性，双足高弓足，双足四、五趾过度跖屈趋向锤状趾。足大趾不能完全着地，上翘形成了卷曲甲（病例40图14）。

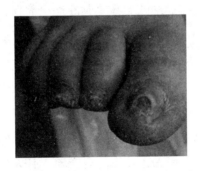

病例40 图14　右足大趾的卷曲甲

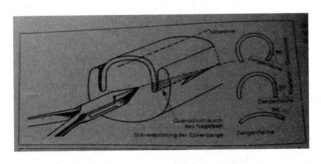

病例40 图15　正确的甲体修剪图示

引自《Theorie der medizinischen Behandlung》Klaus Grünwald

二、诊疗经过

每4周做趾甲的修剪，然后在双侧甲沟以海绵做甲沟填塞。

三、疾病介绍

嵌甲是足部常见的疾患，可以引起疼痛、引发炎症。炎症上行，特别是糖尿病足患者，可以造成全身性感染。在这里，其实应该给嵌甲做个更名。甲体只有一个生长方向，是从甲根开始、平铺附着在甲床之上，从甲根，即甲体的近体端向甲自由缘，即甲体的远体端生长，其并无指令嵌入甲沟和甲缘组织。这个是符合生物力学原理的甲的正常生理状态。只有在甲体受到外界致畸力的作用下，才改变了甲体的生长方向、生长速度和形状。嵌甲就是甲体的形变。正常人是不会发生嵌甲的，一旦有嵌甲的发生，就意味着可以从甲体的形状上分析出致畸的作用力。也意味着，嵌甲本身体现着病理力学的状态。糖尿病足的预防工作所说的分析病理力学的因素，在甲体形变这里体现得尤为突出。在糖尿病足的患者，由于周围神经病变的存在，嵌甲的发生比之于普通患者的红、肿、热、痛、活动受限的炎症表现，可能是完全没有疼痛的！只能通过甲体形变与足型、趾型以及足部运动的关系来判断嵌甲的存在。糖尿病足预防工作的特点之一，就是处理无痛感的嵌甲，现实意义重大。嵌甲可能发生在甲体内侧（远体端或近体端）；可以发生在甲体的外侧（近体端或远体端）；可能发生在甲体的前端；可以发生在对角线上，比如：甲体外侧的近体端和甲体内侧的远体端上，分为单侧嵌甲和双侧嵌甲。双侧的嵌入，也可以细分。致畸力来自上方，形成卷甲，甲体高凸；致畸力来自下方，则虽然双侧发生嵌入而甲体本身没有明显的变化。嵌入发生的位置与趾头蹬地时作用在甲体上的力有关系。力，有方向，有大小，可以通过图例表示和被计算。分析嵌甲发生的位置，找出来自何方的致畸力,也据此找出处理嵌甲的处理方法。

四、病例点评

修剪的甲型要以破卷甲形状为目的，使得甲不得刺激甲沟，尽管患者自己没有痛感。修剪的形状（病例40 图15）。然后填塞海绵的目的是阻隔甲体边缘与甲沟的摩擦。当来自上方的力，在步步行走下压甲体的时候，海绵在甲沟里有弹性的缓冲作用。

例七：

一、病例摘要

患者女性，65岁，2型糖尿病20年，周围神经病变。嵌甲，发生在甲体前部。双足扁平，双足大趾的着力点在足大趾间关节处，有胼胝（病例40图16）。

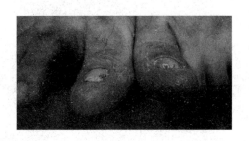

病例40图16　双足大趾前部的嵌入

二、诊疗经过

每次少许减去一点。

三、病例点评

这个足型和趾型，造成了大趾远端不能有足够的力量完成一个完整的卷扬机运动，在足趾蹬地的瞬间，大趾远端是不着地的。因而造成了远端与鞋子的挤碰，力量回坐到甲体的前部，回坐的力量也留下了痕迹在甲体的前缘处，使得前缘组织增厚，像老寿星的脑门。这个患者的甲体修剪，每次都不要多，因为甲体受到挤压生长缓慢。缓慢是一个特点。另外一个特点则是由于压力的作用，使得甲体在前部发生甲体分离，分离本身是为了减少压力、摩擦力作用在甲体上，属于人体的自我保护机制。这种情况下，修剪不要完全去掉已经分离的部分，而是要在前边的形成的"甲沟"处做海绵的填塞，甲分离处有利于夹住海绵。填塞是为了缓冲作用于该处的致畸力。

例八：

一、病例摘要

患者男性，16岁，无糖尿病。双足嵌甲合并甲沟炎。

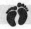

二、诊疗经过

在甲体中央剪出一个倒的"V"字口，然后在甲沟处的炎性反应部位，创面敷料填塞并加入少量外用抗感染药物（病例40图17）。在甲沟炎消退之后，推荐患者，做矫形鞋垫。

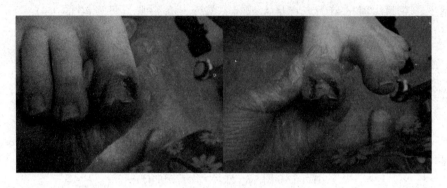

病例40图17　双足大趾的嵌甲所导致的甲沟炎

三、病例点评

患者腰部感到吃力。扁平足由于足舟骨下沉，压迫足底长屈肌、踇长屈肌，足大趾无力抬起，每一步行走都会导致足大趾接触地面受力过大。作用力与反作用力，使得甲缘组织向上挤压碰撞甲体边。这样的甲体几乎是平整的，疼痛和炎症集中在两侧甲沟处。甲板本身张力非常大。最先要做的是减弱张力，缓解甲体旁侧的张力切记不要试图沿着甲沟边做甲体的修剪，因为修剪会使得甲体变窄，但并不能阻止来自足底部的反作用力。写出这个病例，是因为这样的嵌甲是一个类型，而且患病人数不少。如果是糖尿病足患者，同时患有周围神经病变，这样的嵌甲特别值得注意。观察足型以及运动状态，是确诊此类嵌甲的关键。

例九：

一、病例摘要

患者，女性，糖尿病，周围动脉病变及周围神经病变。左足大趾内侧发生嵌甲，（病例40图18）。

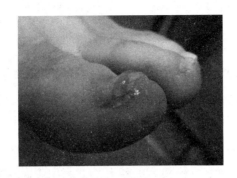

病例 40 图 18　甲沟填塞后以及甲面的固定

二、诊疗过程

行甲体修剪，清理嵌甲发生的甲沟。使用无纺布材料做甲沟填塞，然后使用义甲材料固定了填塞物。使用同种材料，在甲体表面做了一条横向的固定。

三、病例点评

使用同种材料，是为了硬性地固化甲体，抗衡致畸力。这是粘贴式的方法。

例十：

一、病例摘要

患者女性，患有糖尿病。双足大趾内侧嵌甲。反复修剪、间隙愈来愈短。

二、诊疗经过

做了甲矫正术，使用了两种技术，一种是欧米伽术，一种是纳斯潘术（病例 40 如图 19 ）。

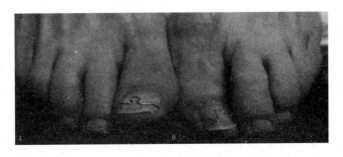

病例 40 图 19　欧米伽（A）和纳斯潘（B）钢丝矫正术

三、疾病介绍

甲体矫正术，也有翻译为绷甲术，其作用是通过矫正装置，改变致畸力的方向，使得甲体重新回到正常的生长轨道上来。甲体的矫正运用的是杠杆原理，还有材料的弹力、拉力、张力（病例 40 图 20）。运用这些原理，世界上有不少种类的矫正专利技术。综合来看，不外乎三大类。第一类是粘贴式的，第二类是钢丝式的，第三类是混合式的（粘贴和钢丝结合的）。第一种和第三种大都是利用胶黏材料，把具有弹力变形的材料贴在甲体表面。依靠材料的复原的力度来带动甲体变形。此种方法的材料是一次性的，随着甲体的生长需要不断新加粘贴。第二种是使用记忆钢丝装置，安装在甲体上，钢丝扣住甲体的边际，然后在调试矫正力度之后，再做固定。此种方法，可以反复使用，随着甲体的生长做相应的调整。

甲矫正术是处理嵌甲的有效矫正的方法。当矫正之力大于致畸力的时候，矫正是有效的，也可以保持一段时间。其作用严格被定为为局部，只是作用十甲体上；微静力，相对动态的宏大之力而言，这个动态的宏大之力是鞋垫的足部整体调整。

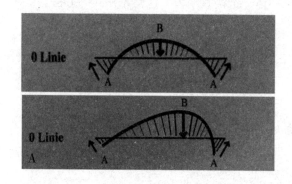
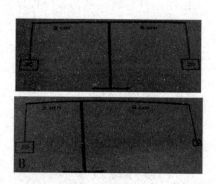

病例 40 图 20　甲矫正术贴片原理及杠杆原理演示

注：A. 甲矫正术贴片原理演示，引自德国 BS 贴片说明；B. 右侧甲矫正杠杆原理演示，引自 klaus Grünwald 的著作。

四、病例点评

最早处理嵌甲是作为修脚师的绝活来标定的，民间多称为"一刀"。意思为一刀就把嵌入的甲体拿出，就此就是问题的解决。医疗上，传统处理嵌甲的方法，也最初始于修剪（或者切出），后来西医有了拔甲术（拔出整个甲体），后又发展出了甲矫正术。现在的嵌甲处理，仍旧没有排除修剪，在其基础之上强调了符合甲体病理力学运动方式的修剪。这一点非常重要，因为这是预防糖尿病足处理甲病的一个特殊之处。拔甲术也更多被所谓劈甲术，即只在患处的甲边做甲根，连同甲板、甲床的劈开切除术（emmert plastik）。该方法与以前全甲拔出不同，在于强调了避免或减少创面的发生，注意术后甲沟的重建。除此而外，还有一些其他方法，如楔形切除术（Wedge-Resektion）、酚化（Phenolisierung）、激光治疗（Laserverfahren）。

作为预防糖尿病足的发生，多采用非手术的方式，即修剪、甲矫正术和鞋垫的整体调整。从分析嵌甲发生的原因来看，嵌甲本身就是人体生物力学意义上失衡的表现。借助表现在甲体形状上的问题，分析出人体在站立和行走中表现的偏差性。这个观点是生物力学、病理力学和运动学给出的大视野。这使得糖尿病足预防工作不同于传统的修脚师的工作，着眼点不局限于甲体局部，而是看到足型、趾型、甲型与全身整体的关系。从新的角度看待和处理嵌甲，也给其他科别，比如足踝外科、皮肤科，处理甲体的病变带去了新的观点。

嵌甲的处理还要综合考量其他与足有关的因素，如鞋袜和运动。需要与抗感染和创面处理配合起来。特别要考虑到掺杂其中的周围神经病变的因素。

甲体矫正术具有避免手术、较少痛苦、降低医保费用、缩短病患天数的特点，但是矫正是以力较力。当矫正之力不在，甲体有可能复原。与手术的稳定长期的效果相比是相对短板。欧米伽术安装较复杂，要做甲模型，成型也需要功夫，但是矫正力度是所有矫正术里最大的。纳斯潘术是成型的技术，直接安装，过程简单。两者同属于钢丝矫正术。这两种术的钢丝可以反复多次使用。

（陈 梦 德国陈梦足病师诊所）

参考文献

[1]Dirk Hochlenert，Gerald Engels，Stephan Morbach.Das Diabetisches Fußsyndrom：Über die Entität zur Therapie.Berlin：Springer，2014.

[2]Oliver Ludwig.Ganganalyse in der Praxis：Anwendung in Prävention，Therapie und Versorgung.Geislingen an der Steige：C.Maurer Fachmedien GmbH & Co.KG，2015.

[3]Klaus Grünwald.Theorie der medizinischen Fussbehandlung.München：Verlag Neuer Merkur，2002.

[4]Gemeisamer Bundesausschuss.Zusammenfassenden Dokumentation/Abschlussbericht.Berlin，2022.

糖尿病足治疗中出现蓝趾综合征

一、病历摘要

患者男性，65 岁，2019 年 2 月 18 日以"发现血糖高 8 年，左足姆趾发黑 1 年余"为主诉第 1 次入我院。

现病史：8 年前体检发现血糖高，空腹血糖 11mmol/L，无口渴、多饮、多尿、消瘦，无心慌、手抖、出汗，未诊治。5 年前因"冠心病"在外院住院期间，监测血糖高，空腹 10mmol/L，给予"诺和灵 30R 早 26U、晚 24U 餐前皮下注射及口服二甲双胍 0.5g 1 片 / 次 3 次 / 天、格列美脲片 2mg 1 片 / 次 1 次 / 天"，血糖未监测。3 年余前无诱因出现视物模糊，未诊治。1 年余前无诱因出现左足姆趾指腹干裂，后逐渐发黑，趾尖蔓延至跖趾关节，伴跳痛、发胀，伴静息痛、间歇性跛行，伴双手及双足麻木、发凉，自行给予局部应用药膏治疗，疼痛稍好转。为进一步诊治我院就诊，门诊以"糖尿病足、下肢动脉硬化闭塞症、冠心病（冠脉搭桥术后）、高血压、脑梗死、胆囊结石"收住入院。自发病来神志清、精神可，饮食睡眠可，大小便正常，体重无明显变化。

既往史：高血压病史 18 年，血压最高 170/98mmHg，平素规律口服苯磺酸氨氯地平 5mg 1 片 / 天，血压控制可；冠心病病史 6 年，6 年前在外院行冠脉搭桥术，术后规律口服阿托伐他汀片 20mg/ 晚、阿司匹林片 100mg/ 天、氯吡格雷片 75mg/ 天、比索洛尔 5mg/ 天，5 年前调整为间断口服氯吡格雷 50mg/ 天，1 年前因皮下出血停用阿司匹林片。脑梗死病史 18 年，遗留左侧肢体活动不灵活；胆囊结石病史 20 年；半年前外院诊断为下肢动脉硬化闭塞症。吸烟史 20 年，30 支 / 天；有饮酒史，饮酒史 40 年，150 ~ 200ml/ 次，戒烟酒 15 年。家族中父母及妹妹有冠心病病史。

体格检查：血压 155/66mmHg，身高 169cm，体重 74.5kg，BMI 26。心肺腹查体无明显阳性体征。双下肢无水肿。肢端皮温低，双足背动脉搏动未触及。左足姆趾指尖至跖趾关节发黑，无明显分泌物（病例41图1）。

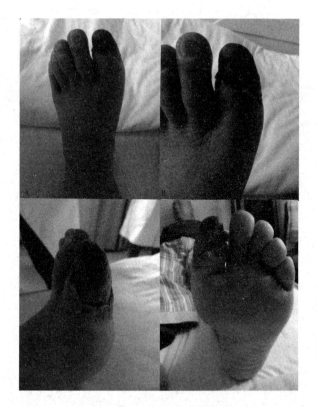

病例 41 图 1　左足踇趾指尖至趾跖关节发黑

二、诊疗经过

入院后检查，ABI：左侧 0.5，右侧 0.5；糖化血红蛋白 7.3%；肌酐 78 μmol/L。骨密度：骨量正常。感觉阈值：左下肢：轻度感觉功能减退；右下肢：正常；左上肢：轻度感觉功能减退；右上肢：正常。下肢 CTA（病例41图2）：符合双下肢重度动脉硬化闭塞症，最重处为：①双侧股动脉、髂内动脉节段性闭塞，左侧股动脉管腔内栓塞；②双侧胫前动脉、胫后动脉、腓动脉显影纤细浅淡，节段性断续显影。

结合病史可明确诊断：2 型糖尿病足、下肢动脉硬化闭塞症、冠心病、冠脉搭桥术后、高血压、脑梗死、胆囊结石。

依据现有诊断给予控制血糖、降压、调脂、改善循环、营养神经等全身治疗，积极改善患者全身状况，避免患肢负重。

2019 年 3 月 1 日左下肢动脉造影＋股浅动脉准分子激光销蚀术、球囊扩张术＋腓动脉球囊扩张术、胫前动脉球囊扩张术（局部麻醉）。

2019年3月6日左足第一足趾截趾术＋扩创术＋载抗生素骨水泥植入术（全身麻醉）（病例41图3）。3个月后取出骨水泥创面缺血，失活组织多，难以愈合（病例41图4）。

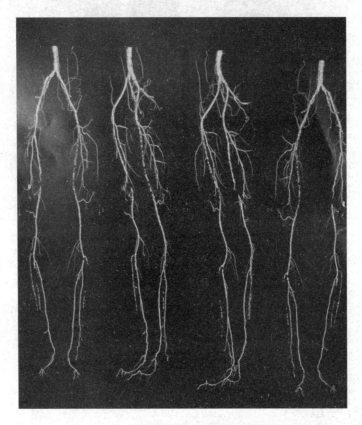

病例41图2 下肢CTA资料

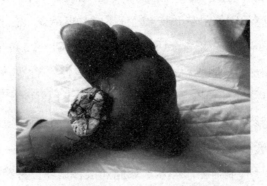

病例41图3 左足第一足趾截趾术＋扩创术＋骨水泥后（2019年3月6日）

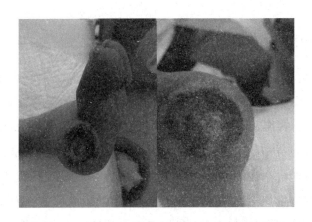

病例 41 图 4　第 2 次入院后创面情况（2019 年 6 月 28 日）

2019 年 7 月 3 日左下肢动脉造影＋股浅动脉、腘动脉、胫腓干动脉、腓动脉球囊扩张术（局部麻醉）。术后逐渐出现左足足趾发黑，足背皮肤发绀，并逐渐减重（病例 41 图 5、图 6）。最后完全干性坏疽，截足。

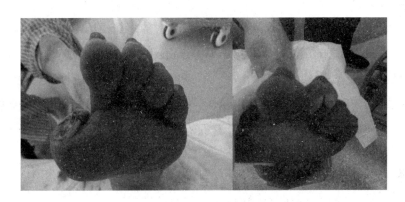

病例 41 图 5　足部改变（2019 年 7 月 9 日）

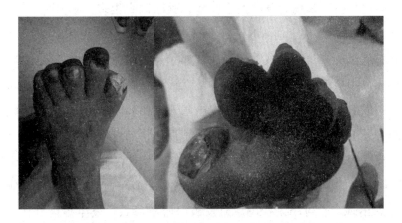

病例 41 图 6　足部改变（2019 年 7 月 11 日）

三、疾病介绍

糖尿病足是糖尿病患者致残、致死的主要原因之一，也是造成社会沉重负担的重大公共卫生问题。糖尿病足具有复杂性、危险性和严重性，其治疗是临床的疑难问题，常常需要多个专科的协作，以达到及早诊断和及早进行科学规范治疗的目的。

糖尿病足治疗过程中的复杂性、危险性和严重性，既包括糖尿病足本身病因的严重性和复杂性，也包含有在治疗过程中患者的基础疾病发展，糖尿病足致病因素演变和各种治疗手段的并发症出现等方面的复杂性和严重性。因此，为取得糖尿病足治疗的最终成功，糖尿病足的治疗手段不仅仅局限在传统认识上的营养支持、基础治疗、局部清创换药、重建血运、修复创面和减压等环节。近年来我们在临床治疗糖尿病足的过程中在验证各类传统经典治疗手段取得疗效的同时，也见到一些传统治疗方法并发症的出现，为了全面深入的与大家分享经验，扬长避短，我们认为有必要拿出一些典型病例给大家分享。

1961 年，有报道患者服用抗凝剂后脚趾发紫，伴疼痛，给予压力能完全变白，当时通过活检也未能揭开谜底。直到 1976 年，Karmody 等首次将肢体的微小动脉栓塞引起手指或足趾出现蓝黑色、锯齿状、指压不褪色的斑点，伴持续性静息痛、麻木等症状的综合征定义为蓝指 / 趾综合征（blue toe syndrome，BTS），属于"动脉栓塞"范畴。确切点说是在没有外伤、低温或者是没有低氧血症及高铁血红蛋白血症情况下脚趾出现蓝色或紫色的变化。一旦缺血，将会发生溃疡，组织损伤，感染，甚至截肢。该病可发生于任何年龄，但是好发于老年人，且伴有高血压、高脂血症、吸烟、糖尿病及家族史等动脉硬化危险因素的男性患者。

BTS 的实质是肢体末梢动脉的微小栓塞，其原因有很多，主要包括：①栓子（胆固醇晶体栓子）、血栓形成、血管收缩或血管炎引起的动脉灌注减少；②广泛的静脉血栓形成使静脉流出受损；③血液循环疾病，如单克隆丙球蛋白病、冷球蛋白血症、红细胞增多症、血小板增多症等。另外，有文献报道，腹主动脉瘤及拇短伸肌腱压迫足背动脉均可引发 BTS。其中以胆固醇晶体栓塞为主要病因。胆固醇栓塞除了直接阻碍血液流动外，还会引发炎症反应，致终末器官损伤，如急性肾功能损伤、脑损伤、消化道出血、皮肤表现等，被称为"胆固醇栓塞综合征（cholesterol crystal embolization，CCE）"。该病主要由医源性操作引起，约占 87%，多在血管内操作、心脏手术及溶栓抗凝治疗后出现；也可因粥样斑块自发破溃脱落所致，发生率为 0.79% ~ 3.40%。BTS 在镜下可见到表皮缺血坏死，大量红细胞外渗，在中等大小的脉管中可见到嗜酸性粒细胞类纤维蛋白的栓子和破碎的白细胞，故 BTS 典型"三联征"为：①手指／足趾出现紫蓝色、压之不褪色的花斑样改变，逐渐点片状坏死；②嗜酸粒细胞增多；③肾衰竭。有文献报道，BTS 的截肢风险及死亡率较高。

BTS 的诊断及鉴别诊断：BTS 患者主要有以下几个特征：①好发于老年男性且伴有动脉硬化的危险因素；②足趾出现紫蓝色的网状斑点，压之不褪色，为其特异性表现；③如为 BTS，50% 患者有肾损害表现，还可有其他器官栓塞的表现；④嗜酸性粒细胞增多；⑤病理改变典型的为小动脉管腔被裂隙状的、两面凸起的胆固醇结晶所阻塞。

根据 BTS 严重程度分为 3 型：①仅尸检时发现，患者无临床表现；②单纯表现为足趾蓝紫色网状青斑及局部缺血性疼痛；③广泛动脉栓塞导致多器官系统功能不全。另外，BTS 还需与下肢动脉硬化闭塞症、雷诺综合征、原发性血小板增多症、真性红细胞增多症进行鉴别。组织病理检查为该病最终诊断依据。因为取样后采样点愈合差，所以活检并不经常进行。

目前，有以下几种治疗途径，但大部分存在争议。①外科手术：有明确脱落栓子来源的患者，比如动脉瘤所致 BTS 时，可给予动脉内膜剥脱术或转流手术去除栓子来源；腰椎交感神经切除术可治疗由胆固醇栓塞引起的顽固性缺血性蓝趾综合征患者；脊髓刺激术已被认为是一个相当有效的疼痛控制方法；②腔内介入技术：腔内血管成形术、支架置入术及腔内隔绝术可替代常规血管转流术消除部分患者的栓子来源，但同时上述治疗也可能导致 BTS 的发生；③药物治疗：对于栓子的来源不明或广泛性动脉硬化者，药物治疗动脉硬化是防治 BTS 的重要措施。由于患者的动脉硬化性疾病呈进行性发展，他汀类药物可稳定斑块。前列地尔可改善患者皮损、疼痛等临床症状，也可改善微循环，但因抗凝、溶栓治疗本身可导致动脉栓塞，故抗凝、溶栓存在很大争议；④对症治疗：如休息、患肢保暖、受损器官的功能支持、间歇性硬膜外镇痛、其他疾病导致的积极治疗原发病等。BTS 具有截肢的高风险和高病死率；与治疗时间密切相关，8h 以内治疗者，治愈率可达 100%，12h 内接受手术者无一例死亡，截肢率为 3%。

BTS 多见于心血管造影或经皮冠状动脉内介入治疗、心脏和大动脉外科手术、抗血栓或抗凝治疗等患者，表现为趾端皮肤蓝紫色斑点、斑片，指压不褪色，伴发凉、麻木感及静息痛，严重时出现运动障碍、间歇性跛行、趾端坏疽、截趾等后果。其发病机制不甚明确，且无特异性治疗方法，具有潜在的致命性，整体预后不良。对于已失去最佳手术时机的患者，应予他汀类稳定斑块、前列地尔改善微循环等综合治疗，有一定的临床效果。因此，早期识别该病、准确评估病情、选择合适的治疗方案十分重要，动态观察临床表现、实验室指标是内科治疗成功的重要保证，避免截肢致残，甚至死亡。

四、病例点评

本文展示的这一病例，是我们工作中较少见到的，可能我们每一位从事糖尿病足治疗工作的同行，在常规糖尿病足治疗的过程中或外周血管开通后，发现末梢血供突然出现异常，皮肤呈现缺血的改变，需高度警惕出现蓝趾综合征的可能。因为患者全身的血管状况较差，我们往往以周围血管存在广泛性的病变，粗略的对病因进行解释，而对他出现的病因及组织学特点认识不够深入，因而未能及时作出诊断，同时对于其不同程度，不同阶段病情的治疗手段选择不够积极，个别时候甚至是贻误最佳治疗时机，在我们对糖尿病足的治疗过程中出现类似症状，进行相关文献检索，联合血管外科，手足外科，积极给予相应治疗，积累了一定的治疗经验。

本所展示的患者，有糖尿病史18年，有间歇性跛行、双下肢静息痛的症状，既往有冠心病、高血压、脑梗死等病史，曾明确诊断糖尿病足、下肢动脉硬化闭塞症、冠心病、冠脉搭桥术后、高血压、脑梗死、胆囊结石。肢端皮温低，双足背动脉搏动未触及。左足踇趾指尖至趾跖关节发黑，无明显分泌物。向我们清晰地展示出因下肢动脉闭塞，而引起的左足踇趾干性坏疽。在首次入院后，全面评估患者基础疾病及患足情况，以减少心脑血管事件发生，降低死亡率；促进溃疡愈合，降低截肢率，保护肢体功能，提高患者生活质量为目的，进而制订正确的治疗方案。患者首次住院，先行患足血运重建，左足第一足趾截趾、扩创术，植入载抗生素骨水泥后，出院。

经过首次住院的一系列前期治疗，患者于出院后2个月余，再次住院，完善检查结合患者症状体征，以及创面在载抗生素骨水泥植入后恢复情况，提示下肢血管又再次出现血管闭塞，创面感染已得到有效控制，但因血供太差，组织修复情况不容乐观，再次根据血管外科会诊意见以及患者意愿，为改善患足的血供情况，促进创面愈合，再次行下肢血运重建手术，也就是在这次血运重建之后在全足血供改善的同时，出现左足2、3、4、5趾，局限性的缺血，颜色呈蓝紫色，进而整个足缺血坏死现象。

患者为老年人，且伴有高血压、高脂血症、糖尿病等动脉硬化危险因素的男性患者。局部缺血，呈蓝紫色改变，出现在血运重建手术之后，高度考虑为血运重建手术并发症，在这一判断的指导下，积极选取治疗方案，因患者栓塞部位在下肢动脉的细小分支，外科手术及腔内介入治疗术不适用于此患者，因此积极给予患者，抗血小板聚集、稳定斑块、前列地尔改善患者皮损等药物，同时注意患肢保暖、改善患者疼痛症状等基础治疗。

经过这一病例的治疗和总结，我们充分可以体会到糖尿病足患者全身基础疾病和糖尿病足局部病情的严重性和复杂性，给我们几点启示：①因为病情复杂，更进一步要求，我们要全面掌握各类疾病情况的发病机制、病理特点，在选取治疗方案进行治疗的同时，全面地预见到各类可能出现的并发症，进而为各类并发症及可能风险，做好相应的诊治预案；②糖尿病足诊治过程中出现的并发症，及早进行识别诊断，及早选取合适的治疗方法，可将各类并发症造成的损害降低。以 BTS 为例，BTS 具有截肢的高风险和高病死率，与治疗时间密切相关，8h 以内治疗者，治愈率可达 100%，12h 内接受手术者无一例死亡，截肢率为 3%。

在糖尿病足致残、致死率及复发率高，医疗费用也高，造成沉重的家庭及社会负担的背景下，及早筛查并矫正糖尿病足危险因素和及早规范治疗 DFU，能明显降低截肢率和医疗费用，提高患者的生活质量。同时在治疗过程中，有效预防治疗中的并发症，及早识别诊断，治疗中出现的并发症，并选取合适的治疗方案，最终在保证治疗效果的前提下，达到节省医疗资源，减少医疗花费的目的。

（张会峰　牛瑞芳　河南省人民医院）

（刘伯语　新乡医学院第三附属医院）

参考文献

[1]International Diabetes Federation.IDF Diabetes Atlas，8th.Brussels：2017[EB/OL].[2019-01-02].http：//www.diabetesatlas.org.

[2]Bakker K，Apelqvist J，Lipsky BA，et al.The 2015 IWGDF guidance documents on prevention and management of foot problems in diabetes：development of an evidence-based global consensus[J].Diabetes Metab Res Rev，2016，32Suppl 1：S2-6．DOI：10.1002/dmrr.2694.

[3]Jiang Y，Wang X，Xia L，et al.A cohort study of diabetic patients and diabetic foot ulceration patients in China[J].Wound Repair Regen，2015，23（2）：222-230.DOI：10.1111/wrr.12263.

[4] 王爱红，武钰翔，朱平，等 .2006—2015 年糖尿病足病患者住院医疗费用调查[J]. 中华老年多器官疾病杂志，2018，17（8）：565-568．DOI：10.11915/j.issn. 1671-

5403.2018.08.129.

[5]许樟荣.学习国际糖尿病足工作组 2019 版糖尿病足临床指南,规范糖尿病足的诊治 [J]. 中华糖尿病杂志,2021,13(8):753-757. DOI：10.3760/cma.j.cn115791-20210222-00096.

[6]Karmody AM，Powers SR，Monaco VJ，et al. "Bluetoe" syndrome.An indication for limb salvage surgery[J].Arch Surg，1976，111：1263-1268.

[7]Arakawa K，Konoshit AT，Makino Y，et al.Blue toe in a male with cholesterol embolisation syndrome[J].Clinical medicine（London，England），2014，14（6）：688-689.

[8]Malecki R，Kluz J，Prze ö Dziecka-Do éyk J，et al.The pathogenesis and diagnosis of thromboangiitis obliterans：is it still a mystery？ [J].Adv Clin Exp Med，2015，24（6）：1085-1097.

[9]Hirschmann JV，Raugi GJ.Blue（or purple）toe syndrome[J].Journal of the American Academy of Dermatology，2009，60（1）：1-20；quiz 21-2.

[10]Popov P，Tanasković S，Sotirović V，et al. "Blue-toe" syndrome as a possible complication of the abdominal aortic aneurysm：a report of two cases[J].Srpski arhiv za celokupno lekarstvo，2014，142（3-4）：229-232.

[11]Griffin KJ，Rankine J，Kessel D，et al.Compression of the dorsalis pedis artery：a novel cause of blue toe syndrome[J].Vascular，2012，20（6）：325-328.

[12]周斌，刘彦君，邹小蜂，等.蓝趾综合征 1 例报告及治疗分析 [J]. 北京医学，2016，38（04）：328-332.

[13]Quinones A.The cholesterol emboli syndrome in atherosclerosis[J].Current atherosclerosis reports，2013，15（4）：315.

[14]Maekawa M，Sugino N，Watanabe K，et al.Multiple brain infarction associated with cholesterol embolization syndrome[J].Intern Med，2017，56（18）：2531-2533.

[15]Pawlaczyk K，Gabriel M，Strzelecka-Weklar DA，et al.The usefulness of Duplex Doppler ultrasound in the angiological and dermatological diagnosis of patients with blue toe syndrome[J].Postepy Dermatol Alergol，2017，34（5）：478-484.

[16]Lee KG，Loh HL.Spontaneous cholesterol crystal embolism——a rare cause of renal failure[J].Annals of the Academy of Medicine，Singapore，2012，41（4）：176-177.

[17]Matchett WJ，McFarland DR，Eidt JF.Blue toe syndrome：treatment with intra-

arterial stents and review of therapies[J].Journal of vascular and interventional radiology : JVIR，2000，11（5）：585-592.

[18]Saric M，Kronzon I.Cholesterol embolization syndrome[J].Curr Opin Cardiol，2011，26（6）：472-479.

[19]Sek har cc，Jindal P，Karna VG，et al.Cholestrol emboli syndrome : acute renal insufficiency after a procedure or a thrombolytic therapy or anticoagulant therapy[J].Indian J Surg，2013，75（Suppl 1）：S432-435.

[20]Jucgla A，M Oreso F，Muniesa C，et al.Cholesterol embolism : still an unrecognized entity with a high mortality rate[J].J Am Acad Dermatol，2006，55（5）：786-793.

[21]Tonneijck L，Fuijkschot WW，Schouten M，et al.A 76-year-old male with a blue toe and livedo reticularis[J].Neth J Med，2013，71（5）：257-261.

[22]Lyaker MR，Tulman DB，Dimitrova GT，et al.Arterial embolism[J].Int J Crit In Inj Sci，2013，3（1）：77-87.

[23]Quinones A，Saric M.The cholesterol emboli syndrome in atherosclerosis[J].Curr Atheroscler Rep，2013，15（4）：315.

[24]Xi HL，Li R，Tian ZL，et al.A controlled study of alprostadil liposomal preparation in the treatment of blue toe syndrome[J].Cell Biochem Biophys，2015，72（1）：265-268.

[25]Kim MG，Kim SJ，Oh J，et al.Blue toe syndrome treated with sympathectomy in a patient with acute renal failure caused by cholesterol embolization[J].Kidney Res Clin Pract，2013，32（4）：186-189.

[26] 张红敏，杨媚 . 蓝趾综合征的研究进展 [J]. 现代医药卫生，2019，35（13）：1991-1993.

蓝趾综合征演变及诊治

一、病历摘要

患者男性，70 岁，2017 年 8 月 14 日以"口干、多饮、多食、多尿 10 年，左足第一趾青紫、进行性发黑 12 天"为主诉入院。初步诊断为左糖尿病足伴感染 Wagner 4 级 蓝趾综合征、2 型糖尿病并糖尿病周围神经病变并糖尿病周围血管病变、高血压病 3 级 很高危、肺部感染。

现病史：10 年前，患者无明显诱因出现口干、多饮、多食、多尿，于外院就诊完善 OGTT 等相关检查后明确诊断为"2 型糖尿病"，间断口服药物（具体不详）行降糖治疗，未正规监测血糖，血糖控制不详。病程中，患者逐渐出现飞蚊症、视物模糊伴重影，1 个月前出现双下肢麻木感，伴针刺感、冰凉感、蚁走感，伴左下肢间歇性跛行，无明显肢体疼痛。12 天前，患者无明显诱因在行走中出现左下肢疼痛，伴左大蹞趾趾甲稍发紫，触痛不明显，不伴皮肤发红、肿胀，遂于社区医院行头孢呋辛抗感染治疗，治疗效果欠佳，左足背红肿，局部皮温升高，触痛明显，蹞趾皮肤仍发紫。后转至外院行头孢米诺、替硝唑、阿莫西林抗感染治疗、前列地尔改善微循环、胰岛素降糖等对症治疗，但患者左蹞趾皮肤青紫进行性加重，直至左蹞趾皮肤发黑，痛温觉等深浅感觉消失，局部皮肤干燥、无异常分泌物，左下肢及左足皮温明显升高，红肿明显，触痛加重，遂于我院就诊，门诊以"2 型糖尿病、糖尿病足"收入我科。自此次发病以来，精神、睡眠欠佳，饮食尚可，大便正常，多尿、泡沫尿、夜尿增多，近 10 年体重减轻约 15kg。

既往史：高血压病史 4 年。否认糖尿病家族史。

体格检查：体温 36.7℃，脉搏 90 次 / 分，呼吸 20 次 / 分，血压 130/77mmHg。营养中等，平车推入，神清差，双肺呼吸音稍粗，可闻及少许湿啰音。心率 90 次 / 分，偶闻及早搏，各瓣膜听诊区未闻及病理性杂音。腹部查体未见明显异常。肌力、肌张力正常。左下肢凹陷性水肿（++），伴局部皮温升高、皮肤发红，触痛明显，左足背动脉搏动差，左足大姆趾干性坏疽，未见脓性分泌物，局部皮肤无破溃，左足背近小趾处可见一大小约 1cm×2cm 黑色结痂（病例 42 图 1）；右下肢无明显水肿，右足足背动脉搏动可，右下肢不肿，双足趾甲增厚，呈灰色，双下肢痛温觉、粗触觉、位置觉基本正常。

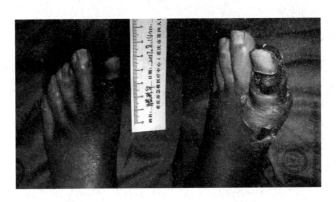

病例 42 图 1　首次入院情况（2017 年 8 月 14 日）

二、诊疗经过

入院后查血常规：白细胞数 9.58g/L、中性粒细胞数 7.53g/L，淋巴细胞 $1.29×10^9$/L，红细胞数 3.33T/L，血红蛋白 106g/L，余正常；超敏 C- 反应蛋白 89.3mg/L；糖化血红蛋白 9%；BNP 前体 1150pg/ml；肝功：白蛋白 33.5g/L，丙氨酸氨基转移酶 54U/L；血脂：低密度脂蛋白胆固醇 3.69mmol/L；D 二聚体 0.83mg/L。凝血四项、心肌酶谱、肌钙蛋白、血生化、降钙素原、甲功等未见明显异常。

心脏及血管彩超：主动脉瓣硬化；二尖瓣后瓣钙化伴轻度反流；心室舒张功能减退（79%）。

颈动脉血管彩超：双侧颈总动脉斑块形成、内膜毛糙、内膜增厚。

双下肢血管彩超：①双下肢股、腘、胫前、后动脉硬化（以双下肢胫后动脉为甚）；②双下肢股、腘、胫前、后静脉未见明显异常。

心电图：频繁室性早搏，T 波改变。

腹部彩超：脂肪肝，左肾结石伴积水。

感觉阈值测定：轻度异常。

双下肢动脉 CTA：腹主动脉、双侧髂总动脉、髂内外动脉、股动脉、腘动脉、胫前后动脉硬化性闭塞症。患者胫后中下段动脉显影，但胫前至足背动脉显影可，提示左足侧支循环可。X片可见踇趾旁血管硬化影，供血中断断面整齐，其血供阻断原因考虑斑块、血栓或菌栓脱落堵塞足趾小动脉所致。

左足平片：左足第一趾近节趾骨基底部及第一趾骨远端关节面下骨质破坏，考虑感染性病变可能；双足骨质疏松；双侧足背动脉硬化。

动态心电图：窦性心律，频发室性早搏，37次成对室早，11次阵发性室性二联律，217次阵发性室性三联律。

胸片：左下肺轻度肺炎。

肾脏ECT：右肾血供及肾小球滤过功能轻度受损，左肾血供及肾小球滤过功能中度受损（右肾GFR约为正常低限80%，左肾GFR约为正常低限59.1%，总GFR69.5%）。

期间予以全身予以胰岛素控制血糖、抗感染、改善微循环、抗凝、营养神经等治疗。同时对患者足病局部针对性治疗。入院后给药换药、取药敏，之后进行扩创清创感染坏死组织，新型敷料填塞换药，创面负压引流以及跖骨钻孔促进创面愈合等治疗（病例42图2至图5）。患者拒绝截趾，故予患者行清创、换药等治疗，左足趾感染坏死，跖骨及趾骨暴露，清创时左足第一足趾脱落，期间多次行创面分泌物培养根据药敏结果调整抗菌方案，创面持续负压吸引，保湿抗菌敷料换药，以及全身营养支持治疗，患者创面见肉芽组织生长，同时配合外用表皮生长因子凝胶换药（病例42图6）。经过长期换药，完全愈合（病例42图7）。生物力学监测见病例42图8所示。

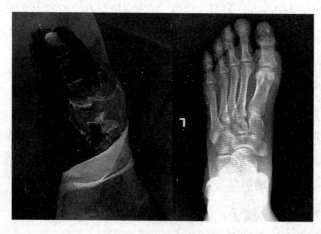

病例42图2　患者入院后足背部脓肿黑色结痂覆盖，予其脓液抽取行药敏检查，并行换药

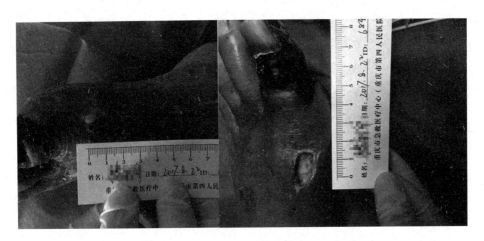

病例 42 图 3　患者硬痂周围有脓性分泌物，触之有波动感，予其扩大清创

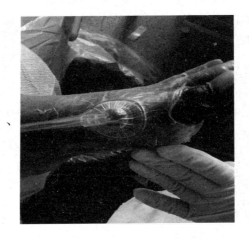

病例 42 图 4　对其行脓腔冲洗、抗菌敷料填塞换药后予患者行足背部负压吸引以促进创面愈合

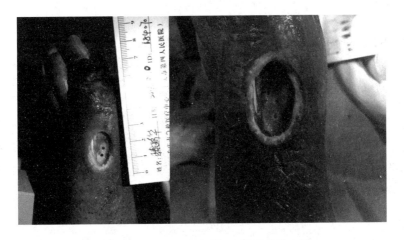

病例 42 图 5　跖骨钻孔打开骨膜改善血供

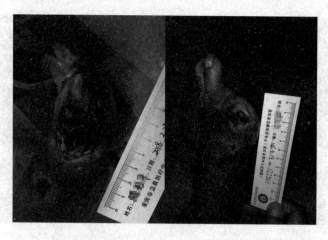

病例 42 图 6　踇趾趾骨换药时脱离

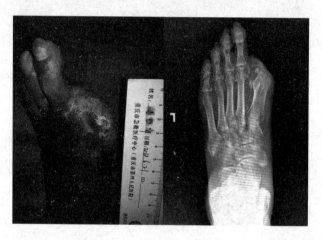

病例 42 图 7　之后长期换药，患者创面完全愈合，患足功能得以保全

诊断：①左糖尿病足伴感染 Wagner 4 级 蓝趾综合征；②2 型糖尿病 糖尿病周围神经病变 糖尿病周围血管病变 糖尿病肾病 糖尿病视网膜病变；③高血压病 3 级 很高危；④双下肢动脉硬化闭塞症；⑤冠状动脉粥样硬化性心脏病 频发室性早搏 心功能Ⅱ级；⑥颈动脉粥样斑块形成；⑦高脂血症；⑧左肾多发性结石 左肾积水；⑨双足骨质疏松 左下肢蜂窝织炎 左肾多发结石 左肾积水 左下肺炎 高脂血症 肝功能异常 低蛋白血症 双足足癣 低钾血症 脂肪肝 肝脾血管瘤 双眼白内障 过敏性鼻炎 右耳真菌感染。

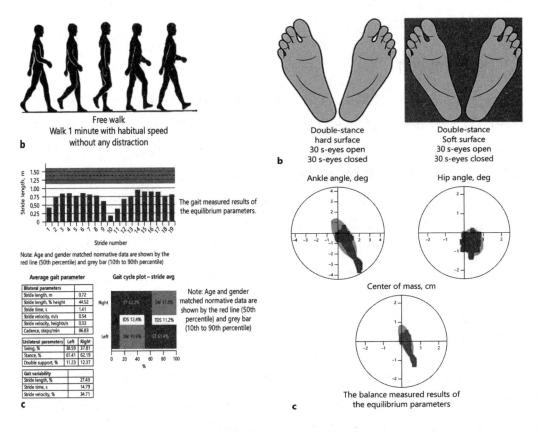

病例 42 图 8　生物力学监测

三、疾病介绍

糖尿病足是糖尿病严重并发症之一。随着物质生活条件的改善，糖尿病的发病率逐年上升，有研究预计至 2030 年糖尿病成年患者将达到 4.39 亿，占总人口约 7.7%，且发展中国家的增长速度远高于发达国家。随着糖尿病的发病率升高，糖尿病足的患病率也随之增高，其在于血糖控制不佳的基础上出现神经血管病变等，最终由于各种因素诱发导致糖尿病足的发生。糖尿病足的诊治是一个复杂的过程，对医护人员是临床医疗能力的考验，对患者的经济能力也会造成严重负担。一旦因病情不可逆转而不可避免的截肢，还会严重影响患者的心理和生活质量，故而如何有效地预防和诊治糖尿病足是一个非常紧迫的问题。

糖尿病足可根据其严重程度进行分级，其中最常用的是 Wagner 分级、Texas 分期，不同严重程度的分期有助于评估治疗方案的选择。随着糖尿病足发病机制的深入研究，各种针对性治疗的方案也在不断更新，尽可能改善糖尿病足的结局，减少截肢率，让患者的生存质量得以提高。

四、病例点评

本例患者为高龄男性患者，平素未规律行降糖治疗，血糖控制差；患者短期内出现左足踇趾干性坏疽，供血中断面整齐，其血供阻断原因考虑考虑斑块、血栓或菌栓脱落堵塞小动脉所致，符合蓝趾综合征诊断。对于出现糖尿病足等严重并发症的糖尿病患者，除常规行胰岛素强化降糖治疗外，同时针对于血管、神经并发症行相关扩管、改善循环、抗凝治疗，改善下肢及足部血供，抗凝过程中密切监测凝血功能，抗感染治疗需结合患者分泌物培养及药敏结果行特异性治疗。

患者足背部及胫后动脉搏动检查、血管超声、双下肢动脉 CTA 检查明确提示患者双下肢动脉闭塞，考虑患者糖尿病足溃疡患者的血管病变普遍存在微循环病变及糖尿病周围神经病变较重的特点，同时患者左足大趾干性坏疽，在患者足背部清创过程中，创面较大、较深，跖骨暴露，感染严重，血供差，创面情况严峻，结合患者配合差、考虑单纯负压吸引治疗效果差，根据既往经验建议患者截肢治疗，但患者拒绝，故在后续治疗中寄希望通过全身综合治疗、在严格控制血糖的基础上，强效特异性针对性抗感染治疗及扩血管、改善循环治疗等方法，以促进下肢血供的改善以行保肢治疗。结合局部创面逐步多次机械及化学清创、逐步清除坏死组织，尽量保存活组织，创面持续负压吸引，湿性敷料换药及表皮生长因子凝胶等新技术应用，使患者得以愈合并保全。整个治疗过程较长，但成功保全患者足部功能。下面再简单介绍蓝趾综合征的诊治进展。

蓝趾综合征是一种小血管疾病，主要是由于各种原因引起四肢远端微小血管堵塞，进而相应远端支配区皮肤出现蓝黑色改变伴有剧烈疼痛，病情进展逐渐出现缺血坏死、感染、组织缺损、坏疽，严重可导致截肢。1976 年 kamody 描述了第一例该综合征。目前认为是由于多种原因造成蓝趾综合征的发生。胆固醇晶体栓塞是引起蓝趾综合征的常见原因；胆固醇结晶可见于大动脉壁的动脉粥样硬化斑块，也可见于小至 100 ~ 200μm 的小血管。它主要发生于患有动脉粥样硬化性心脏病、高血压、糖尿病、肾衰竭、吸烟及主动脉瘤的患者，但也见于糖皮质激素使用、高凝状态、血管炎以及自身免疫性疾病如系统性硬化的患者。治疗上主要是在早起控制危险因素，改善远端肢体缺血状况。降脂、抗血小板、前列地尔在蓝趾综合征的急性期有一定效果，但是抗凝治疗、溶栓治疗是否有效仍存争议。未能在早起控制危险因素等，则可能出现明显缺血性改变，尤其是下肢多发血管狭窄，介入治疗开通血管是首选，越早开通血管，越有利于足病创面恢复和疼痛缓解，减少下肢缺血坏死等，但血管也可能存在再狭窄闭塞风险；部分患者由于各方面原因不能介入治疗者，也可以细胞治疗如干细胞治疗来改善患者创面情况及缓解疼痛，我们已根据患者病情在严重下肢缺血的临床疼痛控制中取得良好效果。

患者下肢血管影像学提示多血管钙化并狭窄，伴下肢疼痛，这提醒我们需注意另一个少见疾病钙化防御。钙化防御是由于各种原因导致血管钙化狭窄，进而出现缺血等症状。它最常见于慢性肾脏病的终末期，尤其是有透析的患者。目前将导致钙化防御的危险因素主要为4个方面：①影响最大也是最重要的危险因素就是肾衰竭，大部分患者均为透析或肾移植患者；②各种原因引起钙磷失衡所致；③维生素K缺乏，因其可激活钙化抑制因子；④肥胖、糖尿病以及女性也是危险因素。疾病诊断可结合患者临床表现、终末期肾病病史、影像学特点皮肤病理活检等明确。针对性治疗上目前可根据具体原因考虑硫代硫酸钠、维生素K、用六磷酸肌醇（静脉）、双磷酸盐等延缓钙化的持续发生。

患者经治疗后足部创面得以修复，但仍需注意再发可能，这过程中除了严格管控高危因素，还需重视的是足部生物动力学的相关检查，注意足底压力的动态观察，并予以适当减压矫形治疗。足部畸形、关节活动受限、局部截（肢）趾和其他结构畸形易发于糖尿病周围神经病变患者，造成足部负重、中心压力区和剪切力的异常，从而显著增加溃疡风险。我们及国外的多项临床研究明确足底减压治疗对糖尿病足有保护作用，以减少足病的复发。我们通过对生物力学的检测，以及对患者的平衡及步态相关数据的评估，也提示了减压对步态及平衡都有一定的好处。多个糖尿病足的工作组也在指南中建议患者穿合适的、具有足保护作用的鞋子，包括有足够的长度、宽度和深度，根据患者的实际情况选择合适的减压装置来预防或减少足溃疡的发生。

（邓 波 邓武权 重庆大学附属中心医院）

参考文献

[1]Shaw JE，Sicree RA，Zimmet PZ.Global estimates of the prevalence of diabetes for 2010 and 2030[J].Diabetes Res Clin Pract，2010，87（1）：4-14. doi：10.1016/j.diabres.2009.10.007.

[2]Sen P，Demirdal T，Emir B.Meta-analysis of risk factors for amputation in diabetic foot infections[J].Diabetes Metab Res Rev，2019，35（7）：e3165. doi：10.1002/dmrr.3165.

[3]Kehlenbrink S，Smith J，Ansbro É，et al.The burden of diabetes and use of diabetes care in humanitarian crises in low-income and middle-income countries[J].Lancet Diabetes Endocrinol，2019，7（8）：638-647．doi：10.1016/S2213-8587（19）30082-8.

[4]Ghotaslou R，Memar MY，Alizadeh N.Classification，microbiology and treatment of diabetic foot infections[J].J Wound Care，2018，27（7）：434-441．doi：10.12968/jowc.2018.27.7.434.

[5]Karmody AM，Powers SR，Monaco VJ，et al. "Blue toe" syndrome.An indication for limb salvage surgery[J].Arch Surg，1976，111（11）：1263-1268．doi：10.1001/archsurg.1976.01360290097015.

[6]Jucgla A，Moreso F，Muniesa C，et al.Cholesterol embolism：still an unrecognized entity with a high mortality rate[J].J Am Acad Dermatol，2006，55（5）：786-793．doi：10.1016/j.jaad.2006.05.012.

[7]Quinones A，Saric M.The cholesterol emboli syndrome in atherosclerosis[J].Curr Atheroscler Rep，2013，15（4）：315．doi：10.1007/s11883-013-0315-y.

[8]Choi KH，Yoo J，Huh JW，et al.Blue Toe Syndrome as an Early Sign of Disseminated Intravascular Coagulation[J]. Ann Dermatol，2016，28（3）：400-401．doi：10.5021/ad.2016.28.3.400.

[9]Deng L，Deng W.The evolution of blue toe syndrome in a diabetic patient [published online ahead of print，2022 Sep 20][J].Am J Med，2022，S0002-9343（22）00669-6．doi：10.1016/j.amjmed.2022.08.027.

[10]Tschetter AJ，Liu V，Wanat KA.Cutaneous polyarteritis nodosa presenting as a solitary blue toe[J].J Am Acad Dermatol，2014，71（3）：e95-e97．doi：10.1016/j.jaad.2014.03.037.

[11]Tounkara TM，Jachiet M，Frumholtz L，et al.Blue toe syndrome in cutaneous polyarteritis nodosa[J].Rheumatology（Oxford），2018，57（7）：1281．doi：10.1093/rheumatology/key061.

[12]Neuman R，Wabbijn M，Guillen S，et al.Blue toe syndrome as a first sign of systemic sclerosis[J].BMJ Case Rep.2018；2018：bcr2017221613．Published 2018 Jan 5．doi：10.1136/bcr-2017-221613.

[13]Noronen K，Saarinen E，Albäck A，et al.Analysis of the Elective Treatment Process for Critical Limb Ischaemia with Tissue Loss：Diabetic Patients Require Rapid

Revascularisation[J].Eur J Vasc Endovasc Surg，2017，53（2）：206-213. doi：10.1016/j.ejvs.2016.10.023.

[14]Jiang X，Yuan Y，Ma Y，et al.Pain Management in People with Diabetes-Related Chronic Limb-Threatening Ischemia[J].J Diabetes Res.2021；2021：6699292. Published 2021 May 8. doi：10.1155/2021/6699292.

[15]Bajaj R，Courbebaisse M，Kroshinsky D，et al.Calciphylaxis in Patients With Normal Renal Function：A Case Series and Systematic Review[J].Mayo Clin Proc，2018，93（9）：1202-1212. doi：10.1016/j.mayocp.2018.06.001.

[16]Nigwekar SU，Kroshinsky D，Nazarian RM，et al.Calciphylaxis：risk factors，diagnosis，and treatment[J].Am J Kidney Dis，2015，66（1）：133-146. doi：10.1053/j.ajkd.2015.01.034.

[17]Seethapathy H，Noureddine L.Calciphylaxis：Approach to Diagnosis and Management[J].Adv Chronic Kidney Dis，2019，26（6）：484-490.doi：10.1053/j.ackd.2019.09.005.

[18]Lavery LA，Vela SA，Lavery DC，et al.Reducing dynamic foot pressures in high-risk diabetic subjects with foot ulcerations[J].A comparison of treatments.Diabetes Care，1996，19（8）：818-821. doi：10.2337/diacare.19.8.818.

[19]Waaijman R，de Haart M，Arts ML，et al.Risk factors for plantar foot ulcer recurrence in neuropathic diabetic patients[J].Diabetes Care，2014，37（6）：1697-1705. doi：10.2337/dc13-2470.

[20]Jiang X，Li N，Yuan Y，et al.Limb Salvage and Prevention of Ulcer Recurrence in a Chronic Refractory Diabetic Foot Osteomyelitis[J].Diabetes Metab Syndr Obes，2020，13：2289-2296. Published 2020 Jun 30.doi：10.2147/DMSO.S254586.

[21]Zhang X，Wang H，Du C，et al.Custom-Molded Offloading Footwear Effectively Prevents Recurrence and Amputation，and Lowers Mortality Rates in High-Risk Diabetic Foot Patients：A Multicenter，Prospective Observational Study[J]. Diabetes Metab Syndr Obes，2022，15：103-109. Published 2022 Jan 10. doi：10.2147/DMSO.S341364.

[22]Du C，Wang H，Chen H，et al.The Feasibility and Effectiveness of Wearable Sensor Technology in the Management of Elderly Diabetics with Foot Ulcer Remission：A Proof-Of-Concept Pilot Study with Six Cases[J].Gerontology，2021，67（4）：493-502. doi：10.1159/000513729.

胫骨截骨横向骨搬移术治疗糖尿病足足趾坏疽

一、病历摘要

患者男，44岁，2021年11月30日以"右足踇趾干性坏疽1个半月"为主诉第1次入我院。初步诊断为2型糖尿病、糖尿病足Wagner 4级（TEXAS 3级D期）、糖尿病周围神经病、糖尿病下肢血管病、下肢动脉闭塞症介入术后、甲状腺功能减退症。

现病史：患者于2021年10月15日因"右下肢疼痛伴间歇性跛行，右足踇趾干性坏疽"就诊于外院，诊断为"2型糖尿病足、血栓闭塞性脉管炎"，于10月17日行"股动脉造影＋膝下动脉球囊扩张成形术＋足部动脉球囊扩张成形术"，术后症状无改善，复查下血管造影见血管再次闭塞，于10月27日再次行"下肢动脉造影术＋球囊扩张成形术"，术后效果不佳，于2021年11月3日行"腰交感神经损毁术"，术后下肢疼痛稍改善，仍有明显间歇性跛行，住院期间逐渐出现第2趾发黑、坏疽，遂至我院就诊。

既往史：吸烟史20余，有饮酒史20余年。

体格检查：体温36.5℃，脉搏90次/分，呼吸20次/分，血压149/89mmHg。神志清，精神差，心、肺、腹部查体未见明显异常。双下肢无水肿，右侧足背动脉、胫后动脉搏动未触及。左侧足背动脉及胫后动脉搏动弱。右足疼痛明显，VAS评分8分。左足皮肤完整，皮温稍低。右足皮温低，踇趾全趾干性坏疽，趾根坏疽边缘皮肤发红。右足第2趾内侧发黑伴坏疽，双足背皮温：左侧36.4℃，右侧35.6℃，10g尼龙丝试验阳性（病例43图1）。

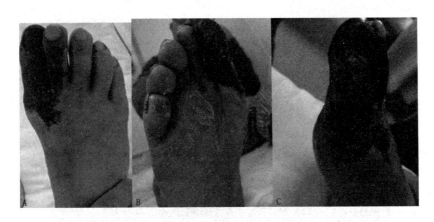

病例 43 图 1　首次入院创面情况（2021 年 11 月 30 日）

二、诊疗经过

入院后检查：

血常规＋ CRP：白细胞 7.83×10⁹/L，中性粒细胞 6.24×10⁹/L，中性粒细胞比率 79.7%，淋巴细胞 1.22×10⁹/L，红细胞 3.99×10¹²/L，血红蛋白 110.0g/L，CRP 47mg/L。

肝功能：丙氨酸氨基转移酶 33U/L，谷氨酸氨基转移酶 24U/L，碱性磷酸酶 69U/L，谷氨酰转肽酶 39U/L，白蛋白 38g/L。

肾功能：尿素氮 2.3mmol/L，肌酐 35μmol/L，尿酸 198μmol/L。

空腹血糖 6.63mmol/L。

甲状腺功能：三碘甲状腺原氨酸 1.02ng/ml，游离三碘甲状腺 3.01pg/ml（2.14 ～ 4.21pg/ml），甲状腺素 8.95ug/dl，游离甲状腺素 0.81ng/dl，促甲状腺激素 0.17μIU/ml。

血脂、心肌酶谱、尿常规、凝血等未见明显异常。

心电图：大致正常心电图。

给予控制血糖、改善循环、营养神经、抗凝等全身治疗，改善患者全身状况。考虑患足发凉、疼痛无改善，下肢仍存在严重缺血可能，建议行下肢动脉 CTA 检查。结果显示：腹主动脉下段，双侧髂总动脉、髂内动脉及髂外动脉动脉硬化，多发斑块形成，管腔轻度至中度狭窄。右侧胫前动脉中、远段，胫后动脉及腓动脉未见显影，考虑重度狭窄至管腔闭塞可能，左侧腓动脉下段中至重度狭窄。考虑患者两次行血管介入手术效果均不佳，故于 2021 年 12 月 2 日行"右侧胫骨截骨横向骨搬移手术"，术后按周期调整骨搬移架以改善右下肢微循环。术后于 2021 年 12 月 23 日去除骨搬移架，患肢皮温 38.6℃明显改善，VAS 评分 3 分，疼痛明显减轻（病例 43 图 2）。

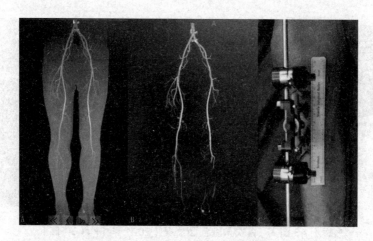

病例 43 图 2　患者下肢 CTA 及胫骨横向骨搬移治疗

2022 年 1 月 28 日，患者来院复查。体格检查：体温 36.7℃，脉搏 70 次 / 分，呼吸 18 次 / 分，血压 134/91mmHg。右足背皮温 36.6℃。右下肢 VAS 评分 2 分。右足 1、2 趾干性坏疽（病例 43 图 3）。

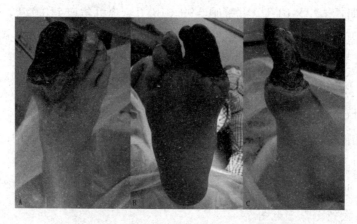

病例 43 图 3　复查创面情况（2022 年 1 月 28 日）

常规检查：

血常规＋ CRP：白细胞 4.66×10^9/L，中性粒细胞 3.16×10^9/L，淋巴细胞 1.29×10^9/L，红细胞 5.01×10^{12}/L，血红蛋白 140.0g/L，CRP 1mg/L。降钙素原＜ 0.2ng/ml，血沉 3mm/h。

肝功能：白蛋白 43g/L。

尿常规、肾功能、血脂、心肌酶谱未见明显异常。

心电图：大致正常心电图。

给予控制血糖、营养神经、改善循环、抗凝等治疗。于行"经跖骨第 1、2 趾离断术"，术后创面定期换药（病例 43 图 4）。

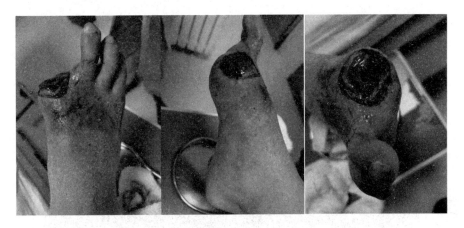

病例 43 图 4　截趾后创面（2022 年 1 月 30 日）

2022 年 2 月 19 日复查（病例 43 图 5），右足第 1、25 趾缺如，残端跖骨外露，无渗出，创缘干燥，右下肢皮温基本正常，无痛感，VAS 评分 0 分。8 天后创面红润（病例 43 图 6）。

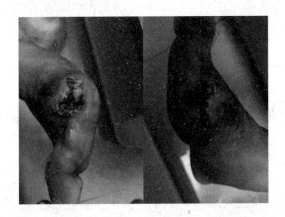

病例 43 图 5　2022 年 2 月 19 日复查

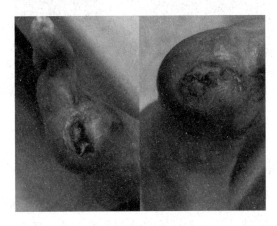

病例 43 图 6　创面情况（2022 年 2 月 27 日）

2022年3月1日行下肢动脉血管三维CT见远端血运明显改善（病例43图7）。3月15日创面完全愈合（病例43图8）。

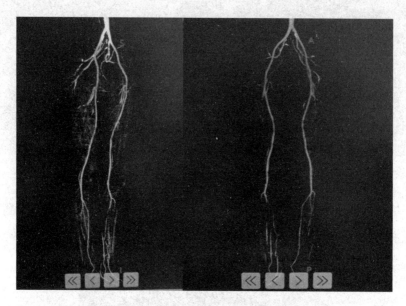

病例43图7　2022年3月1日行下肢动脉血管三维CT检查

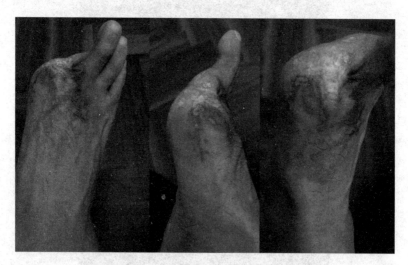

病例43图8　愈合情况（2022年3月15日）

三、疾病介绍及病例点评

胫骨横向骨搬移（tibial transverse transport，TTT）技术是我国医生在俄罗斯医生Ilizarov医师的动物实验结果基础上研发的一种手术方式。最早由曲龙教授于2001年应用于临床治疗血栓闭塞性脉管炎（thromboangiitis obliterans，TAO）等下肢缺血性疾病，并取得了良好效果。经过国内医生20余年的临床实践和摸索，对于最终不得已须选择截肢治疗的疾病，尤其是糖尿病足，TTT技术的保肢率达到了90%～97%。

最早的TTT技术是1972年Ilizarov和Ledjajev医师提出将骨皮质劈开后横向搬移来实现骨质增粗的方法。1976年，Ilizarov进一步发明了下肢骨的横向重塑技术，通过胫骨和腓骨的横向搬移改变骨的形态。由于骨组织具有良好的再生能力和可塑性，该技术被其应用于小腿较细需要增粗、恢复形态的脊髓灰质炎的患者，并获得了满意效果。同时该方法还可显著增加下肢血流量。基于上述现象，1982年Ilizarov开始了临床试验研究，通过横向搬移胫骨骨块发生的牵拉组织（血管）再生效应，改善外周动脉病变患者肢体远端的血供。1992年Ilizarov的著作 *Transosseous Osteosynthesis* 一书中介绍了TTT血管再生的动物实验。对犬的胫骨截骨开窗，术后第4天开始通过外固定器每天以1mm速度缓慢横向牵拉骨块，第21天就可看到再生的毛细血管网（包括淋巴管），但其中未涉及临床治疗内容。2019年8月，张永红医师在库尔干Ilizarov医学中心考察感染病房时，看到了Klyushin Nikolay教授为1例还未出现糖尿病足坏疽的患者实施了TTT手术，这也是我们看到的库尔干Ilizarov医学中心的首例临床病例。

2000年初，我国的曲龙教授和汤福刚工程师研发了TTT手术器械，并设计了手术步骤和手术方法，并于2000年末将其应用于一例血栓闭塞性脉管炎的患者，并取得了良好效果。2002年，世界断肢再植之父陈中伟院士提议将该技术更名为"骨搬移微血管网再生技术"。2012年，Yamano提出了以Ilizarov血管再生技术为基础的"Nanosurgery（纤微外科）"概念，即肉眼看不见的血管再生重建技术。从2015年开始，每年在天津、太原等地都召开了TTT治疗糖尿病足的专题学术研讨会。2019年中国医师学会骨科医师分会（CAOS）和中国中西医结合学会骨伤科专业委员会（CIMOA）也相继成立了TTT治疗糖尿病足的专业学组。2019年，由花奇凯、李刚等15位医师共同起草了《胫骨横向骨搬移技术治疗糖尿病足的专家共识（2020）》。

经徐海林教授和丁小方主任改良后的双骨瓣直切口胫骨横向骨搬移手术操作过程：不用止血带，局部麻醉骨膜下麻醉效果确切后，患者取仰卧位，患肢常规消毒铺巾，取患肢胫骨近端前内侧区域，以外固定架比对沿胫骨近端内侧纵轴中线区域分别打入远近端1枚3.0mm斯氏针穿过单层骨皮质，分别以3.0mm斯氏针为中心，沿长轴切开皮肤，钝性分离皮下组织，显露至骨膜。以斯氏针为中心，应用快速截骨器，以2.0mm钻头行四边打孔，每边长2.5cm，以直径5mm窄骨刀与骨面呈15°～30°角行骨膜下截骨，注意保护骨膜血运。安装外固定架并分别在远近端以4.0mm斯氏针固定，逐层缝合皮下组织及皮肤，敷料包扎。该术式与传统单骨瓣弧形切口有相似的临床疗效，但改良双骨瓣直切口胫骨横向骨搬移手术时间更短，能够有效降低术后并发症，是一种值得推广的改良手术技术。

该技术具有微创、保肢率高、手术时间短的优点，并且采用局部麻醉，显著降低了麻醉风险。

随着胫骨横向骨搬移技术在国内的广泛应用，其并发症也逐渐增多，主要包括胫骨截骨部位骨折、截骨区域皮肤坏死、骨搬运区骨髓炎、深静脉血栓形成。分析其原因，考虑有以下三点：①发生骨折的病例，多为传统截骨的胫骨中下段截骨。生物力学上认为胫骨中下段为下肢应力集中处，该处骨缺损导致局部应力缺失改变，故低能量的扭转暴力也可能发生骨折。糖尿病足患者由于创面原因，负重减少，平衡能力较差，因此在治疗中及治疗后患者需在保护下进行下肢肌力和平衡功能训练；②糖尿病患者切口本身就有很大的感染风险，同时在骨搬移过程中，传统截骨牵引骨块较大的压力长时间作用于固定区域皮肤，容易引起搬运区域组织缺血缺氧坏死。因此需要严密观察搬运区域皮肤血运，不能教条，要个体化、差异化进行骨搬移才可避免此类情况发生；③搬运区骨髓炎的发生是由于传统截骨术中截骨范围过大、骨膜剥离较多、钉道护理不当所造成的，术中截骨要轻柔，骨刀截骨方向应尽量平行于骨面，避免损伤骨内膜及骨外膜；此外，减少搬运戴架时间也可以减少此类并发症，文献报道大部分 3 ~ 6 周的针道感染均为局限性的，通常不会发展成为深部弥漫性骨髓炎，当完全拆除固定针后，其感染可快速好转。需要强调的是，针道渗出物会在斯氏针周围形成一个包裹性硬痂物，此类硬痂是局部组织避免钉道感染的保护性反应所产生的物质，它能起到避免软组织和斯氏针之间滑动和钉道被污染的作用，应特别注意保留。

（徐海林　北京大学人民医院）

（丁小方　纪坤羽　北京隆福医院）

参考文献

[1] 曲龙，陈蔚蔚 . "骨搬移哈尔滨现象"组织转化再生原理的发现与临床意义 [J]. 中华骨与关节外科杂志，2021，14（06）：553-557.

[2] 曲龙 .Ilizarov 胫骨横向骨搬移技术的前世，今生，来世——一个治疗方法诞生的岁月历程 [J]. 中国修复重建外科杂志，2020，34（08）：951-955.

[3] 曲龙 .Ilizarov 胫骨横向骨搬移技术的起源和发展 [J]. 中医正骨，2019，31（10）：4-6.

[4] 丁小方，袁玉松，徐海林，等 .传统单骨瓣弧形切口与改良双骨瓣直切口胫骨横向骨搬移治疗 Wagner 3/4 级糖尿病足的对比研究 [J]. 实用骨科杂志，2021，27（05）：448-452. DOI：10.13795/j.cnki.sgkz.2021.05.017.

[5] 丁小方，徐海林，王元利，等 .改良胫骨横向骨搬移微循环重建术治疗终末期糖尿病足 [J]. 中国骨伤，2021，34（05）：462-466.

[6] 丁小方，徐海林，王元利，等 .改良胫骨横向骨搬移微循环重建术治疗终末期糖尿病足的临床探讨 [C]//.2019 楚天骨科高峰论坛暨第二十六届中国中西医结合骨伤科学术年会论文集，2019：229. DOI：10.26914/c.cnkihy.2019.018918.

[7] 丁小方，徐海林，王元利，等 .胫骨横向骨搬移微循环重建技术治疗糖尿病足的临床观察 [J]. 华南国防医学杂志，2018，32（09）：628-631. DOI：10.13730/j.issn.1009-2595.2018.09.008.

——奔跑在从医路上

至今，终于把自己主编的专著《糖尿病足诊治病例图文精解》初稿完成，难免轻松不少。同时，也颇有感悟！

我家族四代行医，我是第三代。我祖父出生在 20 世纪 30 年代，是跟当地中医大夫学的中医，然后在农村行医谋生。那时候是解放前，我国经济文化水平很差，缺医少药。作为乡村大夫，比较辛苦也受人尊敬。20 世纪 60 年代，祖父医术高明，医德好，闻名当地，找他看病的人络绎不绝。寒冬腊月的某个夜晚，熟睡中的他被人叫醒，去十里外的一个村庄看病，有个老人高热。他二话不说，就带着药品冒着大雪寒风出诊。结果，第二天早上回家，他自己发热头痛。第三天，在床上养病的正值壮年的他突然停止了呼吸。现在推测，或许是中枢神经感染？重症肺炎？无论什么疾病，都与深夜出诊有关。那时候，没有媒体报道，实际上他才是最美的白衣天使。

因为祖父的去世，父亲初中辍学，自学中医。后来，改革开放，国家大力发展中医，中医人才缺乏，全国选拔中医人才，父亲考试通过，被安排到县卫校工作，一边教学一边看病。退休后一直没闲着，直到 3 年前，76 岁的他在我们儿女的劝说下，才停止接诊。我母亲也是赤脚医生，小时候熟睡中的我经常被狗叫、敲门声及喊叫声惊醒，村民临产、外伤等紧急情况，都是我母亲处理。那时，没计划生育，夜间生孩子的事特别多，母亲总是随叫随到，去孕妇家接生。因而，父母都很受人尊敬。从小到大在这家庭环境中，潜移默化地喜欢上医学，高考时就选择了临床医学，把解决患者病痛作为终身奋斗目标。参加工作后，临床工作很辛苦也很充实。

近 50 年，随着社会经济发展，糖尿病越来越多，糖尿病病足也越来越多。特别是近 20 年，糖尿病足患者急剧增多，这与糖尿病患者增加、对糖尿病心脑血管及肾脏并发症防治水平有待提高、老龄化等原因相关。因而，很大一部分糖尿病足患者具有年龄大、并发症及合并症多、病情复杂等特点。糖尿病足的诊疗复杂、牵涉多专业、风险大、又脏又累，这就要求糖尿病足的临床医务工作者要具有奉献精神、工作热情和合作精神。

近20年，我主要专攻糖尿病足诊治，全心专研业务，开展了不少新业务新技术。同时发现作为内科大夫搞糖尿病足，不参与清创等外科手术，就不能很好地了解病情和局部病变，很难做到相对完美的诊治。糖尿病足需要多学科合作，但是作为团队最核心的组织者，还是要涉猎多方面知识。于是，我就恶补足踝解剖学、外科手术、感染学等相关知识。所有患者的清创、截肢、植皮等手术，都全程参与。手术的时间有时不能按照预订的时间结束，所以经常加班手术，完全与以往规律的内科大夫作息时间不同。付出就有回报，通过参与手术，大大丰富和拓展了我对糖尿病足相关领域知识的认识。内科大夫经常参与开放手术，在全国乃至全球可能鲜见！我经常没日没夜泡在医院处理糖尿病足患者，亲自换药，观察病情。每天打开患者的创面前，都是那种高考揭榜前的心情，看到创面效果好就特别高兴，看到创面效果差就赶紧寻求原因，思考新疗法。

通过努力，诊治了大量疑难重症糖尿病足患者，在业内有一定影响力。糖尿病足患者都是各地各级医院医生介绍过来的。前年有位55岁的女患者被介绍过来，她骑三轮车碰伤了小腿，胫前皮肤溃烂，在当地医院治疗，溃疡越来越大，最后转诊来我科。入院后我常规治疗，效果不好，后来感染的细菌耐药逐渐加重，创面情况越来越差，经过多科会诊，转外科进行了皮瓣移植。3天后，患者的老公和儿子从外科病房来找我，让我看看他们手机中拍的刚刚打开敷料的皮瓣移植的照片。我一看照片，发现情况不妙，皮瓣移植失败！也就是说，从原创面附近取部分皮肤肌肉组织，移植到原创面，结果这次治疗又失败了。旧创面未好又出现新创面。当时，我心里也很难受，就不由自主地紧皱眉头，轻轻叹口气。这时，他父子俩突然下跪，痛哭流涕，用手抓住我的胳膊说："张主任，您救救她吧！"我赶紧扶起他们，劝他们，并表态再想想办法。那惊心一跪的场景至今在我脑海中挥之不去！当晚，我做了噩梦，自己患上了和病人同样的溃疡，一直不愈合！这种感同身受、痛苦难当的感觉让我始终难忘，发誓要攻克此医学难题。第2天，看到他们在朋友圈里发起水滴筹，我积极转发到我的朋友圈，发动亲戚朋友捐款，我自己也捐了200元。后来，我天天去外科亲自给她换药。最后我们采用载抗生素骨水泥治疗，才基本控制住病情。考虑到住院费用问题，以及骨水泥已经治疗病情得到控制。建议患者出院，1个月后复诊。出院时，她的医保报销有些问题，我出面积极协调，最终妥善解决。1个月后该复诊了，患者儿子发图片给我，我感觉创面四周还有轻度坏死，下一步治疗，我真的没招了！当晚，我又做了一次自己腿烂了的噩梦。又过一周，说好的来住院没消息了，我就联系她儿子，他说在外省一家小医院用中药膏药治疗，创面好多了，并发给我图片让我看。就是好多了！骨水泥去掉后，创面没有多少新鲜肉芽，通过几天膏药治疗，创面肉芽长的很好。我担心他们用的美颜功能和被这家医院欺骗了，图片不真实。第2天，自己就坐火车去了省外这家很小的民营医院。通过观察和随访其他病人，发现这个膏药疗效非常好。后来，我用这个膏药又治愈了不少难治性创面。2个月后，这个病人完全愈合。后来，我好好反思了这位患者的诊疗过程，发现自己的几点不足之处及中医药的优势。这个病例对我以后工作有很大促进，在本书中有具体介绍。

正是在20年的糖尿病足诊疗工作中，经常遇到棘手问题，经历过失败，通过积极寻求各种方法，基本都得到了满意解决。同时每次换药、手术都拍照片留取资料。因而，一直想把我诊疗的部分典型糖尿病足病例编撰成书，毫不保留地展现给读者，希望读者们有所收获，对糖尿病足诊治有相对全面的提高。同时，邀请了来自国内数家知名医院内分泌、手足外科、骨科、血管外科等相关专业的专家及德国的足病师，提供了部分他们诊治的典型病例。本书收集的病例，图文并茂，很详细地讲解了每个病例的诊疗过程，特别是病情分析及反思。这样很有利于读者透彻了解病情变化，深入思考诊疗方案。因而，这部专著对全国从事糖尿病足的医务人员是难得的临床参考专著，相信读者会有不少收获！当然，时间仓促，不足之处肯定有，期待读者们积极提出，期待明年修改后再版。

我在近20年的糖尿病足诊疗工作中，收到不少患者送的锦旗和同行的赞扬。这些成绩与我们河南省人民医院糖尿病足多科合作团队密不可分。在此，非常感谢我院谢振军主任带领的手足外科团队、翟水亭主任带领的血管外科团队等相关科室与我紧密合作！感谢各位专家同行对我的认可和信任，感谢来跟我学习的各位进修大夫，每当进修大夫学成离开时，都舍不得他们走，一起工作的时光总是很难忘！

很高兴，我儿子也热爱医学，目前在读临床医学专业，将成为我家第四代医生。希望他身体健康、自信快乐、学业有成，以后成长为一名德高业精的医学大家！

不忘初心，我会继续不停歇，奔跑在行医路上！